La llamada del río

*El viaje de un médico occidental
a través de la medicina tradicional
de plantas del Amazonas*

Joseph R. Tafur

La llamada del río

*El viaje de un médico occidental
a través de la medicina tradicional
de plantas del Amazonas*

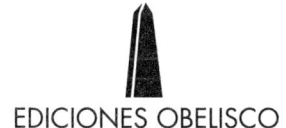

EDICIONES OBELISCO

Si este libro le ha interesado y desea que le mantengamos informado
de nuestras publicaciones, escríbanos indicándonos qué temas son de su interés
(Astrología, Autoayuda, Ciencias Ocultas, Artes Marciales, Naturismo,
Espiritualidad, Tradición…) y gustosamente le complaceremos.

Puede consultar nuestro catálogo en www.edicionesobelisco.com

*Los editores no han comprobado la eficacia ni el resultado de las recetas,
productos, fórmulas técnicas, ejercicios o similares contenidos en este libro.
Instan a los lectores a consultar al médico o especialista de la salud ante
cualquier duda que surja. No asumen, por lo tanto, responsabilidad alguna
en cuanto a su utilización ni realizan asesoramiento al respecto.*

**Las numerosas fotografías e imágenes relacionadas con este libro pueden verse en mi página web:
https://drjoetafur.com/the-fellowship-of-the-river/**

Colección Espiritualidad y Vida interior
La llamada del río
Joseph R. Tafur

1.ª edición: abril de 2019

Título original: *The Fellowship of the River*

Traducción: *Juan Tafur*
Maquetación: *Compaginem, S. L.*
Corrección: *M.ª Ángeles Olivera*
Diseño de cubierta: *Enrique Iborra*

© 2017, Joe Tafur
© Prólogo, 2017, Gabor Maté
(Reservados todos los derechos)
© 2019, Ediciones Obelisco, S. L.
(Reservados los derechos para la presente edición)

Edita: Ediciones Obelisco, S. L.
Collita, 23-25. Pol. Ind. Molí de la Bastida
08191 Rubí - Barcelona - España
Tel. 93 309 85 25 - Fax 93 309 85 23
E-mail: info@edicionesobelisco.com

ISBN: 978-84-9111-439-0
Depósito Legal: B-10.245-2019

Printed in Spain

Impreso en los talleres gráficos de Romanyà/Valls S. A.
Verdaguer, 1 - 08786 Capellades (Barcelona)

Reservados todos los derechos. Ninguna parte de esta publicación, incluido el diseño de la cubierta,
puede ser reproducida, almacenada, transmitida o utilizada en manera alguna por ningún medio,
ya sea electrónico, químico, mecánico, óptico, de grabación o electrográfico, sin el previo consentimiento
por escrito del editor. Diríjase a CEDRO (Centro Español de Derechos Reprográficos, www.cedro.org)
si necesita fotocopiar o escanear algún fragmento de esta obra.

A mi padre

y a todos los médicos y médicas, curanderos y curanderas.

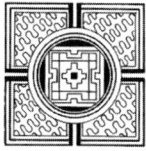

Prólogo

Como médico formado en Occidente, he sido consciente durante años de las limitaciones de la medicina moderna a la hora de abordar las dolencias crónicas del cuerpo y de la mente. A pesar de nuestros asombrosos logros, existe un gran número de dolencias que, como médicos, apenas podemos aliviar. Nos limitamos a buscar una cura, y, en este afán, la esencia de la curación se nos escapa. De aquí la popularidad de la ayahuasca y de la curación con plantas del Amazonas, a las que muchos occidentales acuden hoy en día para curar desde enfermedades físicas hasta la ansiedad, o simplemente en busca de sentido ante la alienación progresiva de nuestra cultura.

La ayahuasca y la curación mediante plantas son los temas de este trabajo de mi colega, el doctor Joe Tafur. Su libro cumple una función triple: relata una fascinante historia personal de autodescubrimiento a través del chamanismo; reúne un compendio de historias clínicas persuasivas acerca del potencial curativo de la ayahuasca; y, finalmente, ofrece una meditación científica informada acerca de cómo, bajo la guía de un chamán, esta liana de la selva y otras plantas relacionadas pueden dar pie a asombrosas transformaciones físicas, emocionales y espirituales. Tanto el doctor Tafur como yo mismo, hemos sido testigos de ellas durante nuestro trabajo con «la madre», como se conoce a la liana en la cuenca del Amazonas.

Entre los fallos más frustrantes de la práctica médica occidental figura la falta de conciencia acerca de la unidad del cuerpo y la mente. Esto, a pesar de las persuasivas, sofisticadas y voluminosas investigaciones que evidencian que distinguir entre el cuerpo y la mente no sólo es falso y acientífico, sino también imposible en la vida real. Joe Tafur se apoya con habilidad en esta evidencia para señalar que los «milagros» que tienen lugar en las ceremonias chamánicas son predecibles si uno parte de una comprensión holística del ser humano, tanto en la salud como en la enfermedad.

Sus exitosas historias clínicas incluyen la remisión de dolencias crónicas de las que la medicina convencional apenas logra controlar los síntomas, sin curar jamás la dolencia misma. Entre ellas figuran la psoriasis, las migrañas crónicas y las inflamaciones intestinales, junto con dolencias mentales como la depresión y la ansiedad.

Desde hace tiempo, el empleo de la ayahuasca para tratar problemas de salud refractarios ha sido objeto de estudio en países donde la paranoia oficial y la estrechez de miras no han vetado el uso médico de la planta, asentado en tradiciones culturales indígenas. Como señala un artículo de *The Medical Post*, «en un análisis de 28 estudios con sujetos humanos publicado recientemente en *Journal of Psychopharmacology*, los investigadores concluyeron que la experiencia de la ayahuasca no sólo pone de manifiesto su "potencial antiadictivo y antidepresivo", sino también sus efectos fisiológicos en el cerebro, que afectan al tamaño y al grosor de las áreas asociadas con el control de los impulsos, la toma de decisiones, el dolor y la memoria». Cabe decir que éstos son algunos de los sistemas cerebrales clave que se ven perjudicados en la adicción.

Desde mi primera experiencia personal con la ayahuasca, vi con claridad que la planta podía ser de utilidad para personas con problemas emocionales y espirituales. La ayahuasca me abrió de par en par. Me permitió experimentar tristezas y pérdidas reprimidas durante años y también un amor profundo, más grande que cualquier trauma o aflicción que hubiera podido experimentar. Los escáneres cerebrales muestran que la planta activa las áreas del cerebro donde se alojan los recuerdos emocionales infantiles y también aquellas donde la percepción se genera en la edad adulta.

Dentro de un contexto ceremonial apropiado, y con un guía compasivo y experimentado, la planta –o, como sostiene la tradición, el espíritu de la planta– pone a la persona en contacto con sus dolores y traumas reprimidos, es decir, con los factores que se encuentran en el origen de todos los estados mentales disfuncionales. Experimentar nuestro dolor primigenio de manera consciente afloja el lazo con el que nos mantiene atados. La ayahuasca, así, en unas pocas sesiones, puede conseguir resultados que la psicoterapia apenas puede vislumbrar al cabo de muchos años. A través de la ayahuasca, la persona reexperimenta cualidades internas perdidas tiempo atrás, como la plenitud, la confianza, el amor y la sensación de posibilidad. Literalmente, se recuerda a sí misma.

Pero ¿cómo es posible que esta planta también contribuya a curar dolencias como la inflamación intestinal crónica, la psoriasis y otras dolencias autoinmunes, tal como hemos corroborado el doctor Tafur y yo? Su experiencia y sus reflexiones teóricas proporcionan una respuesta más que plausible a la pregunta.

Mientras que la división cuerpo-mente prevalece en Occidente, muchas enseñanzas indígenas parten de un enfoque holístico. Como todos los sistemas aborígenes de curación basados en plantas, el uso de la ayahuasca procede de una tradición en la que el cuerpo y la mente son inseparables, tanto en la enfermedad como en la salud. Joe Tafur se apoya aquí en teorías científicas occidentales impecables que han confirmado ampliamente esta antigua sabiduría.

A lo largo de varios capítulos, el doctor Tafur explica e ilumina con ejemplos esta unidad del cuerpo y la mente. Nos muestra cómo un trauma emocional puede hallarse en el origen de una inflamación de la tráquea o de otros órganos; cómo el desequilibrio emocional puede desregular el sistema nervioso autónomo; cómo el estrés mina y confunde a nuestro sistema inmunológico. La conclusión aquí es que recuperar el equilibrio emocional, elaborar un trauma del pasado y conectar con nuestra humanidad profunda deben y pueden tener efectos fisiológicos sumamente beneficiosos. Esta transformación experiencial, cuando es genuina, puede afectar poderosamente al aparato hormonal, el sistema nervioso y el inmune, y todos los órganos, incluido el cerebro, el estómago y el corazón. Éste es el origen del potencial curativo de la ayahuasca. Como escribe el doctor Tafur, «reconectarnos con nuestros sentidos corporales implica también reconectar con nuestras sensaciones internas: ser conscientes de cómo sentimos con nuestro cuerpo, con nuestro corazón, con nuestro estómago y demás. Este sentido se llama interocepción, y a través de estas sensaciones experimentamos nuestras emociones. Estas sensaciones también nos informan acerca del estado fisiológico de nuestro cuerpo». Una vez más, nos recordamos a nosotros mismos.

Como nos muestra la nueva ciencia de la epigenética, el estrés emocional puede tener efectos negativos en el funcionamiento de los genes, y estos efectos pueden transmitirse a las generaciones futuras. Tafur especula que, como es plausible, las experiencias positivas también pueden revertir estos cambios o, incluso, inducir cambios positivos en la actividad genética.

Como él mismo señala escrupulosamente, no todo son buenas noticias. Es posible caer en manos de practicantes sin escrúpulos, o poco experimentados, que usan la ayahuasca para obtener beneficios o favores sexuales de clientes vulnerables, en particular de mujeres jóvenes. En el mundo de la ayahuasca, estos casos son notorios, al igual que las luchas de poder y los hechizos entre chamanes. Para entrar en contacto con el poderoso potencial de la planta, es indispensable encontrar un contexto correcto. Éste es el propósito del Centro Espiritual Nihue Rao, que Joe Tafur creó en Perú. Los retiros con plantas que yo mismo lidero y Templo del Camino de la Luz, ubicado en este mismo país, tienen el mismo sentido.

La ayahuasca no es una panacea. Algunas personas con dolencias mentales como la manía o la psicosis deben evitarla. En general, la planta suele abrirles caminos a muchas personas, pero esta apertura no supone ni de lejos una curación completa. Como aconseja Joe Tafur, y yo mismo he comprobado, la experiencia psicodélica tiene que procesarse e integrarse a través de una práctica sostenida para que emerjan sus plenos beneficios. «La meditación y otras prácticas espirituales que abren la mente —señala— ofrecen un camino más estable para expandir la conciencia. Puesto que nos enfrentamos al estrés continuamente, nuestra mente necesita mantenimiento una y otra vez. [...] Si no existe un proceso de integración, no se cuenta con apoyo emocional y/o no se produce un cambio de conducta, incluso las experiencias psicodélicas más iluminadoras pueden reducirse a una mera alteración temporal del pensamiento. Sin embargo, a corto plazo, estas experiencias pueden proporcionarnos el impulso que necesitamos para encontrar un camino más estable».

Este impulso puede ser potente y cambiar por completo nuestras vidas. Con el fascinante relato de su propio viaje y su recuento de las experiencias de curación que integran este libro, descritas a través de los ojos de un médico alopático, el doctor Tafur nos ha ayudado a avanzar un gran trecho hacia los puentes que enlazan dos mundos aparentemente incompatibles: la curación chamánica y la práctica médica occidental.

Gabor Maté, médico
Otoño de 2016

Capítulo 1

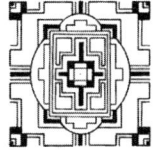

La llamada del río

La carretera fue una vez un río y por eso aún tiene hambre.

BEN OKRI, *The Famished Road*

¿Alguna vez ha ido al médico porque algo le inquieta y le han dicho «todo está en orden, el problema está en su mente»? Algunas veces, efectivamente, el problema está allí, pero en otras ocasiones se trata de algo más. Recuerdo mis visitas al médico cuando era estudiante de medicina. No me sentía bien y tenía quejas vagas y subjetivas. Sobre todo, estaba preocupado por mi respiración, porque sentía los pulmones rígidos y no conseguía respirar hondo. El médico me examinó y me hizo una radiografía del tórax y unos análisis de sangre. Los resultados, objetivamente, fueron normales. Sin embargo, y aunque esto ya suponía algún consuelo, yo seguía sin sentirme bien. El problema que tenía superaba el rango de las radiografías y los análisis. Estaba enfermo del alma, enfermo a nivel espiritual. Durante nuestro breve encuentro, el médico apenas me preguntó cómo me sentía o cómo estaba mi corazón. No puedo culparlo. Lo más probable es que nadie le hubiera enseñado a tener en cuenta esas cosas.

Lo sé mejor que nadie, porque yo también soy médico. Pero, antes que médico, soy un ser humano; en efecto, mis problemas respiratorios estaban relacionados con mi salud mental. Estaba deprimido en la facultad de medicina. Y para sentirme mejor tendría que aventurarme más allá de la práctica médica establecida. Lo que necesitaba era una cura espiritual.

Cuando la encontré, mi mente se sosegó y empecé a respirar mejor. Comprendí que necesitaba aprender más acerca de las curaciones espirituales. Llegado el momento, dejé atrás mis libros y mis exámenes y viajé a la selva amazónica. Permanecí allí varios años, formándome y trabajando. La educación tradicional que adquirí en la selva me proporcionó una visión más amplia de la salud y de la enfermedad. Esta nueva perspectiva, que por lo demás coincide con la bioquímica, la anatomía y la farmacología modernas, también reconoce la profunda influencia de lo inmaterial dentro de la medicina y las dimensiones emocionales y espirituales de la salud.

El presente libro aborda esta intersección entre la biología, la emoción y la espiritualidad. Para compartir lo que aprendí, en las páginas siguientes contaré una serie de historias: las historias de mi viaje al chamanismo.

En parte, mi interés por viajar al Amazonas surgió de un deseo de entender a un nivel más profundo la depresión que padecí durante mi formación como médico. La facultad de medicina me aportó conocimientos, habilidades y competencias profesionales, pero no se mentí del todo completo.

Como para muchos otros colegas, la propia formación fue traumática. No me veía capaz de completarla sin ayuda. Pese a mi escepticismo inicial frente a las sustancias psicodélicas, encontré un poderoso aliado en el peyote (en el capítulo 4, detallo mi experiencia con esta planta medicinal). En lo profundo del desierto de Arizona, el peyote me ayudó a calmar la mente y a reconectar con mi corazón, y esta experiencia aumentó mi curiosidad acerca de las plantas medicinales y la medicina psicodélica en general. Durante mi estancia como médico residente, seguí interesándome por diversas tradiciones médicas y tuve nuevos encuentros con otras formas de curación.

En 2007, una vez concluida mi etapa como médico residente, viajé por primera vez al Amazonas. Tomé un vuelo a Iquitos, Perú, en compañía de Keyvan, un buen amigo que era también médico. Keyvan y yo habíamos coincidido en varias etapas de nuestra formación: los dos hicimos el pregrado en la sede de Los Ángeles de la Universidad de

California (UCLA), estudiamos luego medicina en la sede de San Diego (UCSD) y volvimos a la UCLA para trabajar como residentes en medicina familiar.

Durante una década, Keyvan y yo habíamos padecido los programas prescritos de la medicina occidental, y estábamos deseando probar algo más arriesgado. Por lo general, al concluir la residencia, se optaba a un programa de especialización afín a la vocación o a los intereses. Keyvan y yo decidimos crear en broma nuestra propia especialización: nos decíamos que, más que una vocación o un interés, estábamos siguiendo *la llamada del río*, en referencia al Amazonas. Durante ese primer viaje, entramos en contacto con la Medicina Tradicional de Plantas del Amazonas (MTPA) y el misterioso mundo chamánico de la ayahuasca.

Había leído sobre la ayahuasca y sabía que en la selva amazónica la consideraban una planta sagrada, además de medicinal, que podía inducir visiones poderosas. Nuestra especialización de cinco semanas comenzó con una ceremonia de ayahuasca extraordinaria en un centro de curación tradicional a las afueras de Iquitos. Tras una serie de experiencias increíbles, navegamos río abajo por el Amazonas hasta Brasil y, tal como habíamos planeado, después nos fuimos a la playa. Concluida la aventura, volvimos a casa para emprender nuestras carreras como médicos.

En mi caso, sin embargo, el río siguió llamándome. La aventura no había hecho más que comenzar. Poco después, me embarqué en una investigación posdoctoral en el Departamento de Psiquiatría de UCSD, un laboratorio especializado en medicina cuerpo-mente. Durante un receso, volví por mi cuenta a Iquitos, de nuevo en busca de la medicina tradicional y las ceremonias de ayahuasca. La llamada del río se hizo aún más potente después de esta segunda visita. La especialización que habíamos imaginado se convirtió en la siguiente fase de mi formación como médico, y regresé al Amazonas una y otra vez.

Al comienzo no entendía del todo qué me guiaba, y simplemente estaba siguiendo mi curiosidad. Sin embargo, la vida me reservaba otros planes.

Había estudiado medicina porque desde siempre había querido ser sanador. La ayahuasca me abrió los ojos al universo de la sanación espiritual. En 2009, dos años después del primer viaje con Keyvan, comencé a llevar grupos a Iquitos, tanto para guiarlos en su experiencia de los rituales tradicionales de la ayahuasca como para experimentarlos yo mismo a un nivel más profundo. Durante estos viajes, conviví con los chamanes amazónicos y fui testigo de los beneficios de sus métodos de sanación en muchas personas. El empleo de las plantas sagradas como sistema de medicina, y sus resultados, me impresionaban como médico. Empecé a sopesar la posibilidad de formarme como curandero.

Con el tiempo, entablé una relación más cercana con Ricardo Amaringo, un maestro ayahuasquero al que conocía desde 2007. Le ayudaba como traductor y nos hicimos amigos. En 2010, Ricardo me contó que tenía la visión de crear un nuevo centro de curación en el área de Iquitos. Me invitó a unirme al proyecto junto con algunas otras personas y, al año siguiente, la artista y sanadora canadiense Cvita Mamic, Ricardo y yo nos hicimos socios y fundamos el centro de sanación espiritual Nihue Rao. Con la ayuda de un equipo de individuos maravillosos, hicimos realidad la visión de Ricardo.

En Nihue Rao, me inicié como aprendiz de chamán según el uso tradicional. Ricardo, mi maestro, es un curandero shipibo. Los shipibos son una etnia originaria de la cuenca del Ucayali, en el Alto Amazonas peruano. Conservan gran parte de su cultura precolombina, incluida su lengua y la tradición mística de la medicina de plantas. Para muchos de ellos, el vocablo foráneo *chamán* no describe con precisión a los curanderos formados en esta tradición. Se refieren a ellos como maestros, curanderos de las plantas, o con el nombre shipibo *onanya*, que significa «uno que ha aprendido de las plantas».

Como muchos otros maestros, Ricardo se había convertido en un *onanya* tras curarse él mismo. Tras una infancia difícil, y varios años de depresión, recurrió a la cultura de sus ancestros en busca de ayuda. Según su propio relato, la medicina tradicional de los shipibos y la ayahuasca le salvaron la vida al entrar en la edad adulta. Estaba sumido en la desesperación cuando las plantas le ayudaron a construir una nueva vida, y él se consagró a trabajar con ellas desde entonces. Es un maestro serio, con un espíritu lleno de juventud.

Durante años, trabajé con Ricardo en las ceremonias de ayahuasca. Fueron las clases donde seguí la persistente llamada del río. Igual que la cirugía sólo acaba de aprenderse en el quirófano, el oficio de curandero sólo se aprende en las ceremonias. En Nihue Rao adquirí una experiencia muy valiosa a través de casos muy diversos.

Durante esos años, vi beneficiarse de estos tratamientos tradicionales a cientos de occidentales, sobre todo de Norteamérica y Europa. La medicina de las plantas maestras, que nos enseñan al nivel del espíritu, cambió sus vidas a través de potentes visiones y transformó su percepción. Las historias de sanación de Russ, Colleen, Nathan y muchos otros, que contaré en los capítulos siguientes, demuestran que esta medicina y otras técnicas espirituales pueden contribuir a sanar enfermedades y dolencias modernas, que abarcan desde el trastorno de estrés postraumático (TEPT) y la tos crónica hasta la enfermedad de Crohn, la ansiedad y la depresión, entre otros estados psicosomáticos.

Durante el ejercicio de mi profesión en Estados Unidos, he conocido a muchos pacientes que pasan años buscando un tratamiento para estos problemas y otras dolencias relacionadas. Gastan miles de dólares, recurren a ejércitos de especialistas, pero no logran llegar a la raíz del problema. Con frecuencia, el enfoque médico occidental desestima las dimensiones emocionales y espirituales de estas dolencias crónicas y las concibe sólo como condiciones físicas. El curanderismo de las plantas logra sanarlas en la medida en que profundiza en el ámbito emocional y espiritual; como otros métodos de curación espiritual, altera nuestra conciencia, y en esto radica su eficacia. Como sugiere Stephen Buhner, la mente trasciende por esta vía los límites ilusorios de su software operativo.[1] Se abre al corazón y a las energías que afectan a nuestro ser emocional.

Como otras formas de pensamiento médico tradicionales, el curanderismo nos habla de un «cuerpo emocional» con el que experimentamos emociones y sentimientos. La ciencia moderna ha corroborado su existencia y, de hecho, puede describir su anatomía: se trata de una compleja red que conecta nuestra psicología con el sistema nervioso, el sistema endocrino y el sistema inmune. Nuestros traumas emocionales y nuestras «heridas espirituales» afectan a esta red y, en gran medida, comprometen nuestra salud.

Desde siempre, los curanderos han sabido que si el cuerpo emocional se encuentra enfermo, el cuerpo físico no puede curarse. La medicina de plantas maestras nos abre la puerta a reinos místicos del espíritu, donde podemos identificar y curar estas heridas profundas y liberarnos de su carga emotiva. Éste es el camino para recuperar la salud emocional y, con ella, nuestra capacidad innata de curar nuestra mente y nuestro cuerpo.

A lo largo de cinco años, completé mi formación inicial como curandero bajo la guía de Ricardo y me convertí en un *ayahuasquero* principiante, con suficiente preparación para celebrar mis propias ceremonias de ayahuasca y curar a través del canto chamánico. Hasta finales de 2016, seguí trabajando y formándome en Nihue Rao. A día de hoy, he concluido mi formación y me dispongo a embarcarme en nuevas empresas, manteniendo mis fuertes vínculos con la comunidad amazónica. Como toda especialidad médica, el curanderismo se aprende con la práctica y, ciertamente, yo sigo aprendiendo. Sin embargo, siento también que ha llegado el momento de compartir.

A menudo, en las dolencias en las que el cuerpo emocional se encuentra crónicamente enfermo, no hay horizonte de curación mientras no se aborden sus necesidades. Mi experiencia me ha confirmado que la toma ceremonial de ayahuasca ofrece un camino profundo para abordar estas necesidades, que vienen del alma y el corazón, siempre que las ceremonias tengan lugar dentro de una práctica responsable de la medicina tradicional de plantas del Amazonas (MTPA).

La llamada del río me permitió redescubrir el arte de la medicina y el valor de la curación espiritual, y despertó en mí una nueva vocación. En la actualidad, aspiro también a tender puentes entre el mundo de la ciencia médica moderna y los reinos místicos del curanderismo tradicional.

Las siguientes páginas recopilan mis experiencias en el camino del curanderismo y algunas de las notables curaciones espirituales de las que he sido testigo. Como médico, intento enlazar estos casos personales con la investigación clínica moderna en campos como la medicina psicodélica, la medicina mente-cuerpo y la epigenética, con la esperanza de iluminar un paradigma médico más amplio.

La llamada del río cuenta una historia, o más bien, una serie de historias, acerca de la magia de la naturaleza y sus enseñanzas. Para mostrarles de qué hablo, los invito a venir conmigo en este viaje al Amazonas.

Capítulo 2

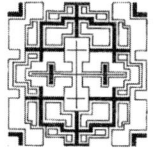

Habla la planta: «Si me ayudas, te ayudaré»

> El reconocimiento de las esencias espirituales de la naturaleza está en la base de la cosmovisión de los pueblos indígenas, igual que lo estuvo entre nuestros antepasados de las sociedades preindustriales.
>
> RALPH METZNER, *Sacred Vine of Spirits: Ayahuasca*

Keyvan y yo empezamos nuestra especialización con un vuelo a Iquitos. Para ser francos, la idea de tomar ayahuasca me daba miedo. Me habían comentado que la experiencia podía ser extremadamente intensa. Keyvan, sin embargo, me decía que no me preocupara. Había probado ya la ayahuasca y me aseguraba que no tendría problemas: *la Madre Ayahuasca* sería como una vieja amiga, un espíritu que me guiaría.

Keyvan y yo nos hicimos amigos en la universidad, durante unas clases prácticas de biología. Es de origen persa y llegó a Los Ángeles siendo un niño, procedente de Irán. Sus amigos lo llamamos Kave. Se graduó de la universidad un año antes que yo, y durante un tiempo nos perdimos el rastro. Más tarde me enteré de que se había embarcado en varias aventuras, entre ellas un viaje por Sudamérica al estilo Che Guevara. Después de darse una vuelta por Brasil, Uruguay, Argentina y

Bolivia, se encontró solo en Iquitos, en la selva peruana. Fue allí donde, a finales de la década de 1990, conoció a la madrecita Ayahuasca, «la liana del espíritu».

En 2003, después de completar una residencia en Arizona, el estado donde crecí, volví a encontrarme con Keyvan en el programa de medicina de familia de la UCLA. Hacia el final de la residencia, planeamos nuestro primer viaje a Perú para seguir «la llamada del río».

La intención de Keyvan era completar su viaje anterior por Sudamérica bajando en barco por el Amazonas desde Iquitos hasta la costa norte de Brasil. Yo quería ir a Iquitos. En Arizona, había tenido experiencias transformadoras con el peyote, y la ayahuasca me despertaba gran curiosidad. Había leído libros como *The Cosmic Serpent,* de Jeremy Narby, y *DMT: The Spirit Molecule,* y sabía que la liana se empleaba en ceremonias de curación en todo el Amazonas, y que podía inducir visiones profundas, que incluso podían cambiar la vida de un individuo. Desde hacía algún tiempo, le daba vueltas a la posibilidad de que la ayahuasca pudiera enseñarme cosas y ayudarme a nivel personal. Había llegado el momento de comprobarlo por mí mismo.

Cuando los occidentales hablan de la ayahuasca se refieren por lo general a una infusión elaborada con la liana de la ayahuasca (*Banisteriopsis caapi*) y otras plantas psicotrópicas oriundas de la cuenca amazónica. Cuando se toma sola, la liana generalmente no induce experiencias psicodélicas, pero mezclada con estas plantas puede generar potentes visiones. Para los shipibos, en cuya tradición me inicié más tarde, la ayahuasca es un espíritu curador al que se puede apelar bebiendo té de ayahuasca en una toma ceremonial. Durante la ceremonia, quien bebe el té entra en conexión con una inteligencia espiritual que está más allá de la comprensión ordinaria. Los shipibos se refieren a ella como el espíritu de la Madre Ayahuasca, y la perciben como una forma de conciencia vegetal. Es una entidad femenina, el espíritu de la Madre Naturaleza, y a través de ella es posible acceder a la sabiduría curativa de otras plantas que son su familia.

La palabra *ayahuasca* procede del quechua, en el que *Aya* significa «muerte» o «espíritu» y *huasca,* «liana»; es decir, la «liana del espíritu». Tradicionalmente, la planta recibe muchos otros nombres en las diversas culturas aborígenes de la región amazónica (*yagé, hoasca, caapi,* etc.).

En los últimos años, se ha dado a conocer como herramienta espiritual y ha dado paso a un «turismo de la ayahuasca» que cada año atrae al Amazonas a más y más personas en busca de *la medicina*. Vienen de todas partes del mundo y, como Keyvan y yo mismo, se dirigen a lugares como Iquitos y se ponen en manos de ayahuasqueros y ayahuasqueras. En el vuelo de Lima a Iquitos, había otros gringos como nosotros. Supuse que algunos viajaban en busca de la ayahuasca, y otros sólo querían conocer la selva y disfrutar de su belleza.

Iquitos, con su puerto sobre el Amazonas, está rodeado de selva por todas partes. No está comunicado por carretera con el resto de Perú, y para llegar hay que tomar un avión o remontar el río. Cuando el avión desciende para aterrizar, el gran cauce de color marrón se atisba tras las ventanillas, serpenteando por entre un interminable océano de color verde esmeralda. Nos encontramos, como dice la expresión, en lo profundo de la jungla. Nada más bajar del avión, el aire caliente y pastoso de la selva golpea la cara del visitante. El día que llegamos no hacía demasiado calor. Había algunas nubes pero no llovía.

Recogimos el equipaje y nos encaminamos a la zona de «transporte terrestre». Teníamos contratado de antemano un mototaxi que debía llevarnos al centro de sanación adonde íbamos, y Marco Antonio, el chófer, ya estaba esperándonos. Hablaba un poco de inglés y se abrió paso hasta nosotros por entre el tumulto de taxistas que nos ofrecían sus servicios. En las agitadas calles de Iquitos, el mototaxi, que es parte moto y parte *rickshaw,* y está emparentado con el tuctuc asiático, es el principal medio de transporte. Marco Antonio, nacido en la ciudad, nos contó que llevaba años transportando pasajeros a los centros de ayahuasca. Nos pareció un espíritu afín, que comprendía las inquietudes de los buscadores occidentales. Llevaba una bandana atada a la cabeza y conducía como un loco. En la actualidad, sigue trabajando en Nihue Rao.

Le dijimos que queríamos llegar pronto al centro de sanación, pero él nos aseguró que había tiempo para dar una vuelta por la ciudad. La experiencia puede resultarle apabullante a un extranjero, porque Iquitos tiene cerca de 400.000 habitantes y un tráfico caótico. Sin embargo, para los locales, el recorrido forma parte de la diversión. Marco Antonio se abrió paso pitando por entre las callejas atestadas hasta el mercado de Belén, cuyos incontables puestos al aire libre venden desde táperes de plástico hasta carne de animales salvajes.

Finalmente, salimos de la ciudad rumbo a nuestro destino, que era un centro de sanación tradicional shipibo. En cuanto las calles quedaron atrás, sentimos el aire más limpio y el paisaje se abrió ante nuestros ojos. Nos adentramos en la selva, mi parte preferida de Iquitos. Por la carretera de Nauta, cerca del kilómetro 14, giramos en un camino de tierra y nos dirigimos hacia el Norte.

Encontramos poca gente por el camino. Al cabo de un kilómetro de tierra arenosa, llegamos a la entrada del centro de sanación, donde también íbamos a alojarnos. Un guardia abrió el portón y Marco Antonio enfiló a todo gas por un desvencijado puente de madera estilo Indiana Jones. Al cabo de una larga serie de baches y varios ataques de risa nerviosa, habíamos llegado.

El centro era un complejo de sólidas casas de madera organizadas en torno a una gran maloca circular. Había duchas e inodoros, e incluso una piscina.

Las casas, techadas con paja, se alzaban en medio de la selva, y más allá varios senderos se adentraban en la espesura. La maloca, o espacio ceremonial, recibía el nombre de Rao Shobo, que en shipibo significa «casa de la medicina».

Nos asignaron una habitación en la «casa grande», un sobrio edificio de dos plantas con capacidad para varios huéspedes. Los cuartos eran espartanos y contaban con anjeos para mantener alejados a los mosquitos. La directora nos mostró luego el centro. Era una persona amigable y generosa con su conocimiento.

Dimos una vuelta, nos hicimos una idea del sitio y conocimos a los otros «pasajeros» que serían nuestros compañeros de viaje. También conocimos a un hombre llamado Wilder, que estaba cocinando ayahuasca en una hoguera. Llevaba puesta una gorra de los Suns de Phoenix, y le dije que yo era de Phoenix. Wilder me sonrió. Para él, no era más que una gorra.

El proceso de preparación de la ayahuasca me interesaba. En Perú, el té de ayahuasca suele elaborarse hirviendo el tallo de la planta, que se machaca y se cocina con hojas de chacruna (*Psychotria viridis*), un arbusto rico en dimetiltriptamina (DMT), el poderoso alucinógeno que provoca las visiones de la ayahuasca. Existen otros métodos para preparar el té, que emplean otras fuentes de triptamina o bien otras plantas.

Desde el primer día, adoptamos la dieta tradicional shipiba, conocida también como dieta *vegetalista*. Esta última puede variar bastante, según el curandero que la prescriba. En el centro donde estábamos, empezamos por tomar un vomitivo (que era exactamente lo que indica su nombre). Se trataba de una sopa aguada elaborada con azucena (*Liliam spp.*) y ojé (*Ficus insípida*). Nos explicaron que la purga nos limpiaría nuestros estómagos y los prepararía para la ayahuasca. Limpios los dejó.

Empezamos luego *la dieta* propiamente dicha, en la que estaban prohibidos la sal, el azúcar, la carne roja, la carne de cerdo, los lácteos, las comidas grasas, el picante, el alcohol, las drogas y el sexo. Estas prohibiciones permanecieron vigentes durante toda nuestra estadía, que duró cinco días. A la hora de las comidas, tomábamos pescado, plátano y algún carbohidrato sin mucho sabor. Los shipibos creen que esta dieta de limpieza es fundamental para curarse en profundidad, pues abre la puerta a una conexión más fuerte con las plantas maestras. Según la tradición, las plantas mismas impusieron estas restricciones y se las comunicaron a los onanyabo (plural de onanya en shipibo) a través de sueños y visiones.

A la noche siguiente, participamos en nuestra primera ceremonia. La recuerdo como si fuera ayer. Entré en la maloca nervioso y asustado y coloqué una estera en medio de la penumbra. Era una maloca grande, en la que cabían unas 25 personas, típica de la arquitectura tradicional del Amazonas. Tenía un poste central en el medio y un techo de paja en forma de cono, sostenido por vigas de madera. El alto techo cónico le daba cierto aire de catedral. El suelo de tierra estaba cubierto de esteras de fique, lisas, suaves y a la vez intrincadas, como la piel de una serpiente. En el centro, sin embargo, no había más que tierra. Pensé que nuestras visiones cabrían de sobra bajo la gran bóveda.

Pasadas las ocho de la noche, el maestro fue llamándonos uno por uno para brindarnos el té de ayahuasca a la luz de las velas. Cada uno bebió una taza del líquido turbio, que no siempre sienta bien al estómago. Por suerte, ingerí esa primera dosis sin dificultad. Más tarde me enteraría de que ése no siempre era el caso.

Me encaminé de vuelta a mi sitio, todavía con el regusto de aquel líquido espeso que sabía a selva. Me senté en la estera a esperar sus efectos y, para quitarme el sabor, encendí un cigarrillo de *mapacho*, el tabaco negro del Amazonas (*Nicotiana rustica*), tal como me habían recomendado en el centro de sanación. Era bastante eficaz, y seguí fumando sin inhalar, como me habían dicho, recostado contra el sólido tabique de madera de la maloca.

Una vez servidos todos los huéspedes, los maestros también se sirvieron. Justo antes de beber, entonaron un canto dentro de la taza. Era una especie de murmullo, como un silbido, una invocación rítmica. Más tarde supe que estaban «soplando la ayahuasca», insuflándole sus intenciones para la ceremonia. Estos «soplos» son una forma modesta de los *ícaros*, las canciones místicas que los ayahuasqueros entonan para curar durante el ritual.

Según la tradición shipiba, las plantas mismas enseñan los ícaros a los onanyabo. Cada ayahuasquero tiene los suyos propios, y los ha aprendido siguiendo una dieta de plantas maestras, que son sus guías en el reino espiritual. Las propias plantas dirigen la melodía y los onanyabo cantan en shipibo, siguiendo las visiones. En el curso de la noche, y a medida que hacía efecto la ayahuasca, los oímos entonar sus ícaros a todo pulmón: los espíritus de las plantas cantaban místicamente a través de sus voces trepidantes. Estos cantos nos guiarían en nuestro viaje al mundo de la ayahuasca y sus visiones.

En la ceremonia había una docena de extranjeros, entre hombres y mujeres, En algún momento, a lo lejos, los guardias cortaron la luz y el generador de gasolina se apagó con un ronroneo. La última vela se extinguió y nos envolvió la oscuridad. El silencio se llenó con el canto de la selva: los gorjeos, los zumbidos, los chasquidos, los silbidos de la noche de la selva. Me entregué a la oscuridad y recorrí mi cuerpo y mi mente en busca de signos de la «mareación», como se conoce el efecto de la ayahuasca.

Al cabo de una media hora, empecé a sentir como oleadas de energía que fluían desde mi cabeza hacia el resto de mi cuerpo. También sentí que la cabeza y el pecho se me expandían y tenía turbada la visión. Mi respiración empezó a ralentizarse. Mis pensamientos se convertían en sentimientos que me reverberaban en las tripas y seguían pulsando más allá de mi cuerpo. Una extraña pesantez se apoderó de mí y me tendí en la estera.

En un momento dado, comencé a ver colores brillantes en la oscuridad. Cuando las puertas de la percepción empezaban a abrirse a una dimensión más extraña, los maestros irrumpieron en lo oscuro con su canción, primero con voz queda y luego con más fuerza. La ceremonia se hacía más intensa cuando cantaban dos a la vez, o los tres juntos. Nunca he escuchado ningún canto parecido. El influjo de la ayahuasca amplificaba su potencia. Las canciones y la vibración de las voces parecían enlazar la energía de las visiones, que a su vez parecía fluir hacia mí y a través de mí. Recuerdo que oí a alguien vomitando y no me importó.

Los ícaros llenaban la maloca y se fundían rítmicamente con los sonidos nocturnos de la selva. Colmaban mis sentidos. Tenía la sensación de que estaba conectándome con un ámbito distinto de la conciencia, con el mundo de las plantas, que me resultaba a la vez ajeno y muy familiar. Eran cánticos rítmicos, místicos, remotos, hermosos… Los maestros seguían entonándolos y yo los sentía vibrar en el fondo de mi alma. Empecé a ver diseños geométricos y paisajes selváticos, como en un sueño muy intenso. A pesar de estas visiones no me sentía embriagado. En mi mente había claridad. Sabía que estaba allí en la maloca y que me hallaba bajo el influjo de la ayahuasca… pero también comprendía claramente que una entidad espiritual estaba visitándome.

Los sonidos reverberaban en ondas visuales estroboscópicas. De repente, en medio de un carrusel de paisajes de selva, murciélagos fantasmagóricos y rostros que gruñían, un espíritu femenino vino a saludarme. Era un ser hermoso, y a la vez me daba miedo. Era amigable, seductora, dulce y severa al mismo tiempo. Su rostro cambiaba todo el tiempo y se materializaban en él caras aterradoras, inspiradoras, sexis, llenas de amor. Su pelo y su cuerpo estaban hechos de lianas que revoloteaban sin cesar, cubiertos de hojas verdes y anaranjadas. Una luz danzaba a su alrededor.

Me tenía completamente fascinado. Alargó una mano hacia mí, invitándome a seguirla. Había visto que me sentí un poco solo, así que tiró de mi mano con coquetería y me llevó a otro sueño, en un viaje. Dejamos atrás la maloca y también la noche. Con gentileza, me llevó de paseo a la orilla de un lago y salimos a la luz del sol. Por momentos, nos envolvía una bruma translúcida. En otros momentos la luz nos iluminaba desde abajo. Yo veía el paisaje con completa nitidez: el sol que se reflejaba en el lago, el verde exuberante de la selva alrededor, un cielo azul encantador. Encontramos un lugar apacible entre la hierba y la arena y nos tendimos allí. Pasé toda la tarde con ella, tumbado en la playa, disfrutando de su dulce compañía.

Sabía bien con quién estaba. Era la Madre Ayahuasca. No podía asegurarlo, y sin embargo estaba seguro. Había oído hablar de ella: era el espíritu de la naturaleza, de la planta, una extensión viviente de la tierra y la luz divina. Me llevó con ella a un reino mágico, que parecía completamente real y hacía parte de un continuum en mi consciencia.

Al cabo de esa tarde feliz en otro mundo, en aquel lugar más allá del tiempo, me condujo de vuelta a la noche, a mi lugar en la maloca. Me miró por última vez, con una mirada intensa, y antes de marcharse me dijo: «Si me ayudas, te ayudaré». Fue como si hubiera soplado las palabras dentro de mi consciencia y se hubieran quedado allí reverberando, imposibles de olvidar.

«Si me ayudas, te ayudaré».

Al cabo de un rato, los efectos más intensos empezaron a disiparse. Me volví de costado hacia mi amigo Keyvan.

—¿Cómo vas? –le susurré.

—Chévere. ¿Y tú, loco?

—Muy muy chévere –respondí, con las visiones todavía borrándose.

Los maestros callaron y me pareció que la ceremonia entraba en una segunda fase. Ricardo, el onanya asistente, nos preguntó con tono juguetón:

—¿Alguien quiere más ayahuasca?

Parecía que estaba proponiendo una travesura.

Yo me sentía bastante bien, pero me parecía que llevaba una eternidad teniendo experiencias visuales casi catatónicas. De repente, Keyvan se sentó con una compostura sorprendente.

—Yo, sí.

«Bueno, aquí vamos otra vez», pensé. Y ambos tomamos la segunda dosis.

Esta vez, el viaje interno fue más profundo. Tumbado en la oscuridad, di un repaso a mi vida y a los problemas que creía tener. Los misteriosos ícaros de los onanyabo me estimulaban y me guiaban a través del recorrido. Perdí de nuevo la noción del tiempo.

Cuando el efecto empezó a pasar, abandoné estas introspecciones y me pregunté dónde podía estar ella, el hermoso espíritu de la ayahuasca. Justo cuando pensé en buscarla, la vi deslizarse fuera por la puerta de la maloca… No había llegado a verla por un instante. Pero sabía que, aunque no la viera, ella estaba conmigo.

Ricardo Amaringo, el maestro risueño, se me acercó entonces en la oscuridad. Entre las tinieblas creí que era alguien más. De hecho, estaba convencido de que era el cocinero de ayahuasca al que había conocido antes, el de la gorra de los Suns de Phoenix.

—¿Quién eres? –le pregunté.

Se percató de que yo aún estaba un poco perdido por los efectos de la ayahuasca. En lugar de estimular más mi mente con una respuesta verbal, soltó otra risita y me observó para sintonizar con el estado en el que me hallaba.

—Yo sé quién eres –dije, aparentando que estaba en una pieza.

Ricardo volvió a reír y siguió observándome. Se sentó cerca de mí. En el momento adecuado, empezó a cantar. El ícaro estalló en mí con un resplandor que revolucionó la ayahuasca a través de todo mi cuerpo. Todas y cada una de mis células vibraron llenas de vida. En cierto momento, su pierna se rozó con la mía. Se convirtió de golpe en una serpiente y sentí su piel suave, la envergadura musculada de una boa constrictor. Una visión de pieles de serpiente relampagueó en mi mente.

Más tarde, le di las gracias por la canción. El resplandor que había generado en mis visiones no dejaba de asombrarme. Me preguntó cómo estaba yéndome con la experiencia. Mencioné que su pierna acababa de convertirse en una serpiente. Él se echó a reír y me susurró en lo oscuro:

—Eso es la ayahuasca.

Me echó encima el humo de mapacho de su pipa y se deslizó hasta otra persona sin hacer ruido.

La ceremonia volvió a perder intensidad. Después de un último canto, los maestros anunciaron que había terminado y podíamos hablar entre nosotros. La conversación nos confirmó a todos que habíamos vivido una experiencia increíble. Algunos se fueron a descansar a sus habitaciones. Yo permanecí en la maloca.

Estaba sobrecogido. No cerré los ojos en toda la noche. Sin embargo, cuando salió el sol seguía sintiéndome lúcido y descansado.

«Si me ayudas, te ayudaré». Las palabras todavía repicaban en mi mente.

Capítulo 3

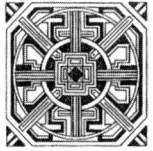

El curandero herido

bendice aquello
que te ha roto
y te ha abierto
de par en par
porque el mundo
te necesita abierto

Rebecca Campbell

Con frecuencia, la gente me pregunta cómo es posible que yo, un médico formado en Estados Unidos, haya acabado en Perú comunicándome con los espíritus de las plantas. La respuesta es que estuve interesado desde siempre en la medicina alternativa, en una medicina más integral. Supongo que no es tan común que un médico occidental se interese por otras formas de curación, pero en realidad, tampoco fui nunca un aspirante a médico estándar.

Me crié en el seno de una familia colombioano-estadounidense en la que tenía gran peso la espiritualidad. Crecí escuchando historias de curaciones milagrosas que habían tenido lugar en Sudamérica y otras partes del mundo. Como hijo de inmigrantes, las perspectivas culturales diferentes siempre me inspiraron curiosidad.

Mi padre era también médico. Tras trabajar como médico de familia en Colombia, decidió formarse como psiquiatra en Estados Unidos. Cuando mi hermano mayor era apenas un bebé, la familia se mudó a

Missouri, y más tarde a Kansas, donde nacimos mi hermano menor y yo. Cuando mi padre completó la residencia en psiquiatría, encontró trabajo en Phoenix, Arizona, donde pasé mis años de formación.

Desde niño, yo quería ser médico como mi padre. Sin embargo, ya en la adolescencia, empecé a interesarme por otros sistemas médicos. En Arizona conocí la medicina tradicional de los nativos americanos y, más tarde, en California, entré en contacto con la medicina tradicional china y la curación espiritual de los pueblos de África occidental. Este contacto con otras tradiciones curativas me permitió permanecer abierto y alimentó mi interés por ciertas dimensiones de la salud que la medicina occidental tiende a ignorar.

En el pregrado, seguí el itinerario de cursos conocido como premed, pero para cuando me gradué, en 1996, había cambiado de idea. No estaba seguro de que yo mismo encajara en la cultura médica, y resolví buscar un camino menos trillado. Exploré las posibilidades de ser biólogo de campo. Sin embargo, el campo de la salud seguía llamándome. Durante nueve meses, trabajé como asesor médico con pacientes de sida latinos de Los Ángeles. Gracias a este trabajo, me familiaricé con la acupuntura, la curación energética y algunas otras terapias alternativas. También entré en contacto con diversas prácticas religiosas y espirituales, que iban desde la meditación zen hasta la santería afrocubana.

En 1998, me mudé a San Diego siguiendo a mi novia. Ella me ayudó a encontrar trabajo en una institución para adolescentes con problemas emocionales. Al cabo de unos meses, conseguí un empleo como orientador en la Clínica para Estudiantes de la Universidad de California en San Diego (UCSD), que estaba justo enfrente de la facultad de medicina. Mientras trabajaba allí, asistí a un curso introductorio en el Pacific College of Oriental Medicine (PCOM), y durante algún tiempo valoré la posibilidad de estudiar acupuntura y medicina natural.

Mi padre, que era un médico entregado a su profesión, había empezado a inquietarse con mis idas y venidas. Entendía mi interés por la medicina alternativa y la medicina integral, que empezaban a estar en auge, pero, en su opinión, la mejor manera de cambiar el sistema era hacerlo *desde dentro*. Me sugirió que, para hacer algo de valor en este campo, primero tenía que estudiar medicina y convertirme en médico. Andando el tiempo, seguí su consejo.

Me presenté a varias universidades, entre ellas la UCSD. Fue allí, durante un tour por el campus, donde me encontré inesperadamente con Keyvan, a quien no había visto desde el pregrado. Ambos estábamos contentos de vernos y, hacia el final de la conversación, Keyvan se sintió en el deber de prevenirme acerca de la facultad de medicina, en la que llevaba estudiando un año. El ambiente, según me dijo, era más bien frío, y podía resultarle bastante duro a un espíritu poco convencional como el mío. Su primer año había sido difícil y, de hecho, estaba pensando en hacer una pausa en los estudios.

La UCSD me aceptó. A pesar de la advertencia de Keyvan, entré a la facultad de medicina en el otoño de 1999. Estoy muy agradecido a la facultad y a la universidad, y me siento muy orgulloso de ser médico. Me ha abierto muchas puertas en la vida, y el ejercicio de la profesión me ha deparado muchas satisfacciones. Pero, como dicen, no todo fue un camino de rosas. Mi paso por la facultad fue difícil y me enseñó duras lecciones sobre el sufrimiento mental y las dolencias del alma. Fue este mismo sufrimiento lo que me empujó a buscar una cura entre las plantas sagradas. Irónicamente, fue la facultad la que me llevó a seguir la llamada del río.

En 2016, un estudio concluyó que cerca de un tercio de los estudiantes de medicina estadounidenses padecen depresión.[1] Yo fui uno de esos estudiantes. Cuando pienso en mí mismo en esa época, siempre recuerdo algo que Ricardo, el curandero, me dijo sobre la depresión. En su opinión, en el origen de esta última ese encuentran el enfado y la ira.

En la facultad de medicina yo estaba enfadado. Estaba furioso, porque para la cultura médica en la que habíamos entrado, nosotros, que éramos el futuro de la medicina, apenas importábamos. No nos sentíamos apoyados por la facultad; por el contrario, muchos teníamos miedo de exteriorizar nuestros problemas, porque eso podía poner en riesgo nuestro futuro profesional. Recuerdo una ocasión en la que me citaron porque había tenido un bajón en mi desempeño académico. Era el segundo año de carrera y había perdido una asignatura.

—Explícame qué ha pasado –me exigió la persona en cuestión, en una reunión a puerta cerrada–. Porque si no tenemos una explicación, tendré que hacerles saber a los programas de residencia que tienes tendencias depresivas. Tendré que poner algo en tu expediente.

No sentía ningún deseo de contarle nada de mí. Tal vez fuera un exceso de orgullo, pero por su tono de voz, no me pareció que le importara realmente.

—Creo que debe poner lo que le parezca correcto –le contesté.

Me enfurecía tener que tolerar esas faltas de respeto por parte de personas que se aprovechaban de la cultura del miedo. Puede que fueran unas pocas, pero estaba harto de que nuestros profesores se esmeraran en humillarnos en público y en privado. Ellos mismos me parecían bastante frustrados e infelices. Pensaba en la pasión que mi padre y sus colegas sentían por su trabajo. Tal vez la cultura médica estaba cambiando. O quizás me había tocado en suerte un grupo de médicos menos satisfechos.

(En 2015, la revista *Medscape Physician Lifestyle* reportó que el porcentaje de médicos estadounidenses que se sienten quemados había ascendido al 46%, desde el 40% en 2013).[2]

También estaba furioso porque no sabía si tantos esfuerzos valían la pena. Y en medio de mi frustración, enfocaba esta ira contra mí mismo. Empecé a volverme hipercrítico y cada vez más inseguro. Estaba atrapado en mis pensamientos e iba perdiendo el contacto con el mundo a mi alrededor. Me avergonzaba sentirme tan perdido. No sabía qué hacer al respecto. Fue así como acabé yendo al consultorio estudiantil, para quejarme de que me costaba respirar. Me diagnosticaron síndrome de estudiante de medicina.

Más tarde, en el tercer y el cuarto año de carrera, el trabajo con los pacientes me proporcionó un objetivo y una motivación para sobrellevar aquella cultura perturbadora. Sin embargo, la formación de los primeros dos años me deprimió. Tenía buenos amigos que me apoyaban, pero mi mundo se fue oscureciendo. Trataba de mantener la conexión con cosas que me alimentaban, con la naturaleza y con la gente natural, pero todo me costaba demasiado, y acabé fundiéndome.

Intenté tragarme la ira, la inseguridad, la tristeza, todos mis sentimientos negativos… No funcionó. Llegado un momento, ya no quería sentir nada. Sólo quería cortar con mis propios sentimientos. Por desgracia, por este camino, perdí mi propia conexión con la fe.

¿Por qué formarse como médico deprime tanto a algunas personas? ¿Por qué el propio trabajo médico quema a tantos profesionales?

En mi opinión, nuestra cultura materialista ha generado un sistema de salud que resulta demasiado duro para nuestros corazones. Como nuestras sociedades, este sistema está cada vez más dominado por los así llamados valores corporativos. Entre tanto, perdemos nuestros valores humanos. El afán de lucro se antepone a la propia salud o a la felicidad de los pacientes y los propios médicos. Estamos demasiado ocupados para detenernos en lo que sentimos.

Una cultura que niega la empatía natural entre las personas es una cultura deshumanizada. Tampoco la mente puede negar el corazón por mucho tiempo: simplemente, el cuerpo no puede soportarlo y acaba quebrándose. Ningún ser humano puede negar su propia humanidad.

Como cultura, estamos comenzando a recordarlo. Para estar sanos y sentirnos plenos, debemos estar en contacto con nosotros mismos, con nuestras comunidades y con el medio. El doctor Malidoma Somé, estudioso y curandero tradicional africano, ha diagnosticado que la enfermedad de las sociedades occidentales es su desconexión con tres necesidades humanas básicas: la naturaleza, la comunidad y el ritual, entendido como canal para acceder a la espiritualidad.

Antes de entrar en la facultad, me sentía *conectado* conmigo mismo, con la naturaleza, con mi comunidad y con el ámbito del espíritu. En algún momento de mis primeros dos años de carrera perdí esa conexión. En consecuencia, perdí la fe y me deprimí.

Para la medicina tradicional, en todas las culturas, es prioritario que el aspirante a sanador se encuentre bien, incluso si su formación tiene algún potencial traumático. La formación de un onanya shipibo, en la que me instruyó el maestro Ricardo Amaringo, es ardua y rigurosa. Entre otros requisitos, exige pasar un año en la selva apartado del contacto social, sin practicar sexo ni consumir alcohol ni drogas y observando la dieta *vegetalista*, que excluye la sal, el azúcar, los condimentos, las grasas, los lácteos, el cerdo y la carne. En los formatos más estrictos, los aspirantes (o *dieteros*) únicamente comen ciertos tipos de pescado asado, plátano, agua y ocasionalmente jugo de plátano. También procuran hablar lo mínimo posible. Otras personas se encargan de cuidarlos cuando empiezan a debilitarse y a desnutrirse.

El sacrificio del aspirante tiene un propósito: que su ego y su persona pública se disuelvan y el espíritu tenga espacio para aflorar. A lo largo del proceso, el curandero le da ánimos para que abra la mente y se mantenga conectado con su corazón. En nuestro centro de Nihue Rao, varias personas han completado esta estricta dieta de un año. Sufren, pero al final salen fortalecidos. Como señala Ricardo, su cuerpo se debilita, pero su espíritu y su mente se hacen más fuertes. Concluida la dieta, vuelven a comer de la manera habitual, y en un par de meses sus cuerpos se recuperan. Por lo general, cuando terminan se encuentran mejor que cuando empezaron y se sienten más completos a nivel físico, mental y espiritual.

Como describiré más tarde, yo mismo seguí una variante de este adiestramiento. Sin duda, al final de la dieta *vegetalista* estaba más sano que antes de empezar. En cambio, mi formación como médico alópata me dejó traumatizado y quebrado, sin que nadie hubiera previsto un plan de recuperación. En esta cultura de la competencia, donde cada uno se abre paso a codazos, la promesa del lucro material se antepone a la salud y a la vitalidad.

En la facultad de medicina aprendí muchas cosas importantes y fascinantes. Pero también aprendí a desconectarme de mi corazón. Como muchos otros estudiantes, caí prisionero de mi mente y quedé a merced de pensamientos negativos, dudas sobre mí mismo y una autocrítica feroz. En retrospectiva, puedo entender que esta experiencia de la depresión era necesaria. Yo era un sanador frustrado, y esta experiencia fue parte de mi iniciación. Pero, aunque ahora doy las gracias, entonces fue muy dura.

Durante esos años, volvía de cuando en cuando a visitar a mi familia en Arizona. Les extrañaba verme tan decaído porque nunca había sido así. Tampoco conseguía explicarles qué me pasaba. Se suponía que estudiar medicina era una oportunidad magnífica, pero a mí no me lo parecía tanto. Mi padre, por lo demás, había vivido una experiencia muy distinta cuando estudiaba medicina en Colombia. En su cultura, se respetaban mucho más las emociones humanas y la vida espiritual.

Mientras estaba en mi casa, trataba de descansar y de quedarme callado. Pero tarde o temprano, empezaba a lamentarme por haber entrado en la facultad. Le decía a mi familia que la carrera estaba enfermándome, que los profesores pretendían que estuviera a sus pies aunque no los respetaba, que con demasiada frecuencia era una experiencia sin corazón.

Volvía luego a la facultad y me sentía todavía peor. Realmente necesitaba ayuda. Durante un período, estuve yendo a una cabaña de sudación* a las afueras de San Diego, bajo la dirección de una curandera apache. Se llamaba María y había venido al campus a dar una charla en un curso de antropología médica. Sus palabras y el enfoque de la charla habían resonado en mí. Las visitas a la cabaña me ayudaban y me infundían cierto ánimo.

Entre tanto, mi familia estaba cada vez más preocupada. El más preocupado era mi padre. Hasta ese momento, nunca había conocido su faceta de sanador. La psiquiatría es una profesión discreta y solía separar el trabajo de su hogar. Sin embargo, un día eso cambió.

Me encontraba otra vez de visita en Arizona. Mi padre estaba sentado en su sillón, mirando cosas en el ordenador. Yo pasé a su lado con cara de angustia y, de repente, me detuvo. Me preguntó por qué estaba tan triste. Y por algún motivo, me quedé helado. Su energía, el tono de su voz, la manera en que me miró hicieron aflorar de repente todas mis emociones. Ya no era sólo mi padre: era un sanador. Su presencia agitó algo en mi interior y me eché a llorar, descargando la pena que traía a cuestas. Hacía muchísimo tiempo que no lloraba.

Compartí mis sentimientos con él, y más tarde también con mi madre. Ambos me ofrecieron su apoyo. Estaban muy preocupados. Por entonces, yo estaba terminando el segundo año de medicina y me quedaba un largo camino por delante. Mi padre me sugirió que probara a tomar un antidepresivo durante un tiempo. Conocía bien mi mente y estaba bastante seguro de que me ayudaría tomar citalopram, un medicamento ISRS (inhibidor selectivo de recaptación de serotonina). Me daba vergüenza probar, pero realmente necesitaba sentirme mejor. Más tarde, me enteré de que varios de mis compañeros también estaban siguiendo tratamientos con antidepresivos.

---

* Las cabañas de sudación, también conocidas como temazcales, forman parte de la tradición de varios pueblos nativos de Norteamérica. Las personas se reúnen en el interior de la cabaña para purificarse bajo la guía de una curandera o de un curandero. *(N. del T.)*

Durante cerca de seis semanas, tomé citalopram y me ayudó. Todavía tenía pensamientos negativos, pero no me consumían del mismo modo. Tampoco me sentía tan desconectado del mundo. Podía disfrutar de un día soleado como no lo había disfrutado en tiempo. Me sentía mejor y me costaba menos sonreír. En resumen, estaba bastante satisfecho. Pero también notaba algunos efectos secundarios bastante extraños. Veía una especie de aura en la periferia de la visión. Me recordaba alguna experiencia con hongos de psilocibina, con los que había experimentado más de una vez. También sentía la mandíbula tensa como una vez que había probado Ecstasy, el popular psicodélico que cambia el humor, creado a partir de la MDMA (3,4-metilendioxianfetamina).

Aunque los antidepresivos me ayudaron, al cabo de seis semanas decidí dejar de tomarlos. No a causa de los efectos secundarios, sino porque sentía que no eran lo correcto para mí. No recuerdo si llegué a mencionárselo a mi padre.*

Por encima de todo, yo quería curarme. Pero también quería encontrar un remedio más natural para mi situación. Encontraría la clave en el ámbito del espíritu, a través del camino del peyote.

---

*   Cabe señalar que antes de dejar un antidepresivo es indispensable consultar con un médico, porque algunos requieren un período de reducción gradual.

Capítulo 4

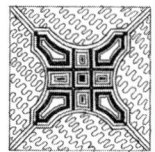

El camino del peyote

El peyote es un sacramento para todos. No es «propiedad» de ninguna iglesia, ninguna raza, ningún gobierno.

IMMANUEL TRUJILLO,
padre de la Iglesia de Dios del Camino del Peyote

Mi primer contacto con los espíritus sanadores de las plantas tuvo lugar cuando aún estaba en la facultad. Ocurrió en Arizona, en la Iglesia de Dios del Camino del Peyote. Desde finales de la década de 1970, está Iglesia legalmente reconocida ha dispensado el peyote como sacramento en una ceremonia conocida como la Caminata del Espíritu. Mi primera Caminata del Espíritu me dio las fuerzas que necesitaba para completar mi formación médica.

Como explico en el capítulo anterior, en ese período yo estaba atrapado en mi mente, en una espiral de pensamientos negativos, y me había desconectado de mi corazón y mis sentimientos. En una sola noche, el peyote me ayudó a reconectar: me apaciguó y me abrió la mente, y me ayudó a conectarme de nuevo con las cosas que para mí eran más importantes. Desde luego, me quedaba mucho trabajo por hacer. Pero el peyote me puso en marcha.

Durante mi adolescencia en Arizona había oído hablar más de una vez del cactus de peyote. Sabía que era un psicoactivo potente y que formaba parte de la tradición médica de algunos pueblos nativos americanos. Más tarde, en el pregrado, leí lo que Carlos Castaneda cuenta sobre el peyote (*mezcalito*) en su libro *Las enseñanzas de Don Juan*. Fue mi primer contacto con la idea de que el espíritu de una planta podía convertirse en un aliado. La idea me atraía mucho.

Entre otros compuestos, el peyote contiene mescalina, un alcaloide psicodélico que se encuentra concentrado en el ápice de esta pequeña planta. Los botones que crecen en el ápice pueden cosecharse sin dañar el resto de la planta y se emplean para usos ceremoniales. Pueden consumirse frescos, secos, en infusión o incluso en polvo (después de molerlos). La evidencia arqueológica indica que su uso ceremonial en Norteamérica se remonta a hace 5.000 años.[1,2]

Como la ayahuasca, el peyote está en la base de varias tradiciones de la región. En Estados Unidos, la más difundida es la de la Iglesia Nativa Americana, o Native American Church (NAC). Aunque algunos consideran que el peyote es una «droga», la Corte Suprema de Estados Unidos ha reconocido oficialmente que la NAC tiene derecho a administrarlo como sacramento. El precedente ha dado pie a otros estatutos legales que protegen el uso sacramental del peyote, como el de la Iglesia de Dios del Camino del Peyote.

El peyote me interesaba como alternativa para mi depresión. Aunque los antidepresivos la habían mitigado, yo quería encontrar un tratamiento que hiciera algo más que modular la química de mi cerebro. Y quería que fuera un tratamiento natural. Por otra parte, tenía ciertos resquemores, porque había oído decir que el peyote era un psicodélico «fuerte». Mi experiencia con los hongos y el Ecstasy era mínima y, en general, la idea de ampliarla me asustaba. Era también consciente del estigma que rodea a los «alucinógenos»: se supone que son sustancias peligrosas que pueden hacerte perder un tornillo (para siempre). Los antidepresivos tenían también su estigma (que quienes los toman son personas débiles que no pueden con la vida), pero contaban con el respaldo de una industria farmacéutica enorme con generosos presupuestos de investigación, permisos del gobierno, recomendaciones médicas y buena prensa. El peyote no.

Cuando estaba en tercer año de carrera, se me presentó una oportunidad de participar en una ceremonia de peyote. De algún modo, logré hacerme a la idea, y con estigma o sin él, me decidí a probarlo. Por entonces, había empezado a informarme acerca del renacimiento de la investigación sobre sustancias psicodélicas a través de un compañero de clase llamado Barack, que era también un buen amigo. Barack se había matriculado en la facultad con la idea de investigar los estados alterados de consciencia, y en particular aquellos inducidos por la meditación y los psicodélicos. Parecía una chifladura, sobre todo en una institución generalmente conservadora como la nuestra, pero los tiempos cambian y él estaba logrando salirse con la suya.

La historia de la medicina psicodélica

Las sustancias psicodélicas como el LSD y la mescalina han sido objeto de estudios clínicos desde su descubrimiento en la década de 1940. Durante décadas, se investigó su potencial como medicamentos al mismo tiempo que se desarrollaba la psicofarmacología, la rama de la medicina que estudia los efectos que un fármaco puede tener efectos en el humor, las sensaciones, los pensamientos y el comportamiento de las personas. En esencia, todo lo que sabemos sobre la química del cerebro procede de estos estudios psicofarmacológicos. Durante cerca de treinta años, las sustancias psicodélicas fueron parte de este esfuerzo científico.

Las investigaciones sobre la psicodelia comenzaron en 1943, cuando el químico suizo Albert Hoffman descubrió accidentalmente el LSD. Más tarde, otros estudios lograron aislar químicamente la psilocibina de los «hongos mágicos» empleados por los curanderos mazatecas del sur de México. La investigación sobre estas y otras sustancias jugó un papel fundamental a la hora de averiguar cómo funcionan los neurotransmisores en el cerebro.[3] Estos últimos, entre los que se cuenta la serotonina, actúan como mensajeros moleculares que ayudan a las células cerebrales a comunicarse entre sí. En la actualidad, son el eje de la psicofarmacología moderna y de gran parte de los tratamientos psiquiátricos con fármacos.

Tras tres décadas de estudios prometedores, la investigación clínica sobre sustancias psicodélicas se detuvo en seco a finales de la década de 1960. Por entonces, el LSD se vendía en la calle y había adquirido fama como la droga de fiesta de los hippies, y su influencia disruptiva generaba incomodidad en el establecimiento. Para 1968, la posesión de psicodélicos (o de la mayoría de ellos) constituía un delito en Estados Unidos. La investigación clínica llegó a un final abrupto, pese a la evidencia de que algunas sustancias como el LSD y el MDMA (Ecstasy/Molly) podían ser útiles para tratar la adicción y los traumas psicológicos profundos.[4-7]

Las primeras investigaciones sobre la psicodelia habían revelado el influjo de la serotonina (conocida también como 5-hidroxitriptamina o 5-HT) en nuestros cambios de humor y su rol en nuestra psicología. El sistema serotonínico, que es la red de células cerebrales que depende más significativamente de este neurotransmisor, es, de hecho, el objetivo de los antidepresivos que más se recetan en la actualidad, incluidos los ISRS (Inhibidores Selectivos de la Recaptación de Serotonina), entre los que figuran el Prozac y el citalopram que yo había tomado. Antes de mis conversaciones con Barack, yo desconocía que el LSD, la psilocibina y el DMT, otros fármacos psicodélicos, también tenían como destino el sistema serotonínico.[4-7]

Los antidepresivos ISRS y los psicodélicos, según descubrí, estaban conectados a nivel bioquímico. Esta conexión estaba en la base de su utilidad mutua a la hora de tratar ciertos problemas de salud mental. También explicaba por qué yo había tenido la sensación de que estaba tomando una dosis reducida de hongos de psilocibina mientras tomaba el antidepresivo citalopram.

Una vez criminalizadas las sustancias psicodélicas, se las reclasificó como Narcóticos de Categoría I, o, en inglés, Schedule I Narcotics. La Administración para el Control de Drogas, más conocida como la DEA, por sus siglas en inglés (Drug Enforcement Agency), incluye en esta categoría las sustancias que supuestamente presentan un alto potencial de abuso y cuyo uso médico no garantiza ninguna seguridad, de modo que este mismo uso queda prohibido. No pueden prescribirse ni emplearse con fines terapéuticos o de investigación, salvo con autorización de la propia DEA. (Los estados, sin embargo, pueden desafiar esta normativa federal, y en el caso de la marihuana, algunos lo han hecho). La clasificación resulta controvertida, pues contradice la evidencia de que algunos psicodélicos no cumplen con los criterios de la propia Categoría I.[5-11]

No era de extrañar, así pues, que esta historia no figurara en ninguna parte en el currículo de la facultad de medicina.

Oficialmente, los estudios científicos acerca de estas sustancias psicoactivas se retomaron en la década de 1990. En 1991, el doctor Rick Strassman se convirtió en el primer investigador que recibía autorización de la DEA para reabrir una investigación de psicodelia, con su estudio sobre la DMT en la Universidad de Nuevo México.[12] Desde entonces, la ciencia y la medicina han vuelto la mirada a las sustancias psicodélicas. La DEA ha otorgado nuevas autorizaciones con fines científicos, que han dado pie a un número creciente de estudios y ensayos clínicos en Estados Unidos. Junto con algunas investigaciones adelantadas en otros países, estos estudios arrojan resultados prometedores de cara al tratamiento de diversos problemas de salud mental, incluido el TEPT (trastorno de estrés postraumático), la adicción, la ansiedad y la depresión.[5,6,13-15]

Uso sacramental

Leyendo sobre la relación entre la psicodelia y el tratamiento psiquiátrico, empecé a sentirme más cómodo con la idea de tratarme (y tratar de curarme) con un cactus místico. Durante un viaje por carretera por el desierto de Sonora, entre San Diego y Arizona, Barack me convenció de que contactáramos con la Iglesia de Dios del Camino del Peyote, que tenía su sede en Klondyke. Tras un difícil intercambio de correos electrónicos (los responsables de la Iglesia no aconsejaban que no fuéramos), y un nuevo viaje por carretera que acababa en cuarenta kilómetros sin asfaltar, nos plantamos un domingo por la tarde delante de la iglesia. Barack tenía flexibilidad de horario para su investigación. En cambio, yo tenía que estar al día siguiente por la mañana en San Diego, a 950 kilómetros de distancia, para empezar mi rotación de cirugía, que era una cosa mortalmente seria.

La reverenda Anne Zapf, una de las fundadoras de la Iglesia, era quien había contestado a nuestros correos. Nos había explicado en ellos que la ceremonia del peyote exigía preparativos adecuados, y que si aparecíamos sin más por la iglesia, era poco probable que pudiéramos hacer la Caminata del Espíritu. A nosotros nos parecía bien. Aspirábamos a conocer un poco el personal y hacer una visita de unas pocas horas. Eso nos daría margen para que yo estuviera de vuelta en mi clase el lunes por la mañana.

La iglesia está situada en el desierto de Arizona, en una zona remota y despoblada conocida como Aravaipa. El terreno colinda con la Reserva del Cañón de Aravaipa, un hermoso oasis de árboles con un arroyo que fluye todo el año. El área ha estado habitada durante milenios por diversos pueblos nativos y, en los últimos tiempos, por miembros de la Nación Apache. Es un lugar muy bonito, tradicionalmente conocido por sus ollas de barro.

El edificio principal de la iglesia es una casa remodelada y decorada por los fundadores de la iglesia: el reverendo Immanuel Trujillo, la reverenda Anne Zapf, su esposo el rabino Matthew Kent y su familia. Los tres son espiritualistas y también ceramistas y artistas visuales. Cuando llegamos, el rabino Matthew, muy amable y con afán de informar, salió a nuestro encuentro cubierto de polvo blanco.

Explicamos que estábamos interesados en recibir el sacramento, aunque sabíamos que había pocas posibilidades. Aunque yo tenía limitaciones de tiempo, no perdíamos del todo la esperanza. El rabino nos remitió a su esposa Anne. Insistimos de la manera más respetuosa. Nos sugirió que visitáramos la biblioteca mientas se lo pensaba y, al cabo de una hora, vino a buscarnos. Estaba dispuesta a darnos la oportunidad y nos explicó los requisitos que teníamos que cumplir.

Para caminar con el Espíritu teníamos que ayunar durante 24 horas dentro de los terrenos de la iglesia. Empezaríamos esa noche después de la cena y la Caminata tendría lugar el lunes por la noche. Haríamos una donación y, durante el día, exploraríamos los 160 acres de desierto alrededor de la iglesia para prepararnos debidamente. No podríamos regresar a San Diego antes el martes, como muy pronto. En otras palabras, yo llegaría dos días tarde y no podría asistir a mi rotación de cirugía hasta el miércoles. La idea me ponía un poco nervioso, pero no podía rechazar la oportunidad. Estaba decidido a descubrir lo que el peyote podía ofrecerme.

Esa tarde, ayudamos a preparar los botones de peyote para nuestro té. Nos sentamos con Ana alrededor de la mesa de la cocina y empezó a prepararnos para la experiencia. Nos describió la disposición de los terrenos de la iglesia y nos explicó dónde podíamos ir durante la ceremonia.

Después de la cena, nos quedamos un rato en la casa de la iglesia. Esa noche leí una copia de *El principito*, de Antoine de Saint-Exupéry, que había encontrado en la biblioteca. En un pasaje de la historia, un zorro le dice al principito: «Uno solo ve claro con el corazón. Lo esencial es invisible a los ojos».

El silencio reinaba esa noche en el desierto. Me ayudaba a sobrellevar el agobio de faltar a clase al día siguiente.

Llamé a la facultad el lunes por la mañana y les avisé de que llegaría dos días tarde porque había tenido una avería en medio del desierto de Arizona. La conversación no fue demasiado bien. El coordinador de la rotación no parecía muy convencido, o simplemente no me creía. Ambos acabamos levantando la voz y amenazó con hacerme repetir la rotación de doce semanas. ¡Doce semanas más! Increíble, pensé: ¡sólo por faltar a los primeros dos días de las lecciones introductorias! El corazón se me encogió. Ya era demasiado tarde.

Entonces, para mi sorpresa, soltó un suspiro y habló en otro tono. Dijo que tendría que hablar con mi consejera en la facultad antes de tomar una decisión. Eso era música para mis oídos. Joyce, mi consejera, era uno de los ángeles que estaba ayudándome a sacar adelante la carrera. La llamé y le dejé un mensaje en el que le hablaba de la avería, implorando su ayuda. Luego colgué y ya no pensé más. Empezaba a creer que todo saldría bien.

Para emprender la Caminata del Espíritu, primero hay que tomar una dosis de té de peyote en una ceremonia que se celebra a cielo abierto. Luego hay que quedarse en medio de la naturaleza, idealmente a solas y bajo las estrellas. Para parafrasear al reverendo Immanuel, el contacto social nos presiona a esgrimir nuestra personalidad y nuestro ego, y ambos interfieren con el contacto espiritual profundo. Sin embargo, también está permitido caminar con el Espíritu en compañía. Barack y yo decidimos vivir juntos la experiencia. Él conocía ya los psicodélicos y yo estaba un poco asustado. Acordamos que cada uno respetaría el espacio del otro y hablaríamos sólo lo indispensable.

Por la mañana recorrimos los terrenos en busca de un lugar adecuado. El personal de la iglesia nos ayudó a montar un campamento con una hoguera y unas tumbonas. Al final de la tarde Anne vino a nuestro encuentro con el té de peyote. Nos dio a cada uno una jarra de medio litro para que nos lo tomáramos a lo largo de dos horas (esta cantidad es mucho mayor que la que se bebe en una ceremonia de ayahuasca). Al comienzo, no me pareció que el té tuviera tan mal sabor. Pero a medida que iba tomándolo, se fue volviendo más amargo. Los últimos sorbos fueron repugnantes. Mis labios se rebelaban y se apartaban solos de aquella jarra implacable, pero después de una lucha tenaz, conseguí terminármela y Barack se terminó también la suya. Si uno no tiene cuidado, puede acabar vomitando todo el té a causa de las náuseas.

La Caminata con el Espíritu empieza después de beber el té, bien esté uno de pie y propiamente caminando o recostado en la tumbona. La experiencia puede durar toda la noche, y algunos efectos continúan hasta el día siguiente. Esa noche ocurrieron muchas cosas, de las que sólo explicaré unas pocas. Al principio me sentí bastante mal. Pasé un tiempo impreciso en el purgatorio, meciéndome en la tumbona y rezando para que mis tripas se calmaran. Me parecía que algo había salido mal. Había sido todo un error terrible. Me había apuntado sin pensar a una noche espantosa, y para empeorar la situación, iba a tener que repetir la rotación de cirugía. ¡Qué desastre!

En cambio, Barack estaba en calma. Parecía estar meditando en silencio, en el suelo, al lado del fuego. Realmente lo envidiaba. De repente, en un momento mágico, todo cambió. Mi estómago dejó de retorcerse. Alcé la mirada. El cielo nocturno estaba hermoso. Las estrellas resplandecían desde lo alto. Hacía un tiempo muy agradable. Me sentí a gusto. Me senté y sentí que algo se desplazaba dentro de mi mente. Sentí una presencia en mi interior y también a mi alrededor. Era el peyote, el «mezcalito». Miré a Barack, que estaba del otro lado de la hoguera.

—Mezcalito ya está aquí –le informé.

Él asintió en silencio. Estuvimos un rato sentados junto al fuego y luego decidimos dar un paseo. La calma del desierto me atravesaba los sentidos. Tenía un zumbido en el oído que me rompía los pensamientos pero no me molestaba. Anduvimos juntos un rato y luego yo seguí andando solo. Barack había hincado una rodilla, aparentemente para recibir una transmisión cósmica. Seguí andando por donde veía el sendero, y el efecto medicinal llegó a su ápice. Se me pixeló la visión y empecé a acercarme a lo que desde lejos parecía ser un caballo.

En el estado alterado en el que estaba, pensé que podía hallarme en *Furia de Titanes*, acercándome a Pegaso. En realidad, se trataba de Molly, la yegua de la iglesia. Me acerqué bastante. En un momento dado, Barack se incorporó y empezó a buscarme. Cuando por fin me vio, vino corriendo hacia mí. La yegua se espantó y salió corriendo también.

—¿Lo hueles? –me preguntó Barack–. ¿Hueles lo que acaba de soltar esa yegua?

Lo olí entonces. Era un olor a orina y a paja, y también a almizcle. Justo en ese momento, el semental que se apareaba con ella se precipitó fuera de lo oscuro, piafando y encabritándose. Habíamos olido las feromonas de la yegua. Y él también. Todo era asombroso y fantástico. Nos disculpamos y retrocedimos. La situación se había disipado.

Un poco más tarde, nos sentamos en una loma pedregosa. Para entonces, el efecto se me había ido pasando y veía con bastante claridad. Me sentía estupendamente, en paz, lleno de júbilo. Uno de los gatos de la iglesia se nos acercó, nos rozó al pasar y volvió a alejarse.

Yo seguía allí sentado, rebosante de gratitud. Mi menté estaba en silencio. Por una vez no había diálogo interno. Ninguno. No estaba criticándome, no me sentía inseguro. Mis sentidos embargaban mi conciencia, junto con la simple sensación de existir. En lugar de atormentarme y preguntarme por mi propia identidad, simplemente estaba siendo yo mismo… sin comentarios. Por último, en ese estado de calma y silencio, sentí compasión también por mí mismo. Comprendí que mi vida empezaba a tomar un rumbo positivo. Estaba conectado con mi corazón y con el cosmos, tenía la mente abierta de par en par: había reencontrado la esperanza. La fe ya no me parecía sólo un concepto abstracto, sino una conexión tangible con el cosmos: el sentimiento de participar en todo lo que existe.

Mis pensamientos se volvieron entonces hacia las personas a las que había herido mientras yo mismo estaba sufriendo. Pensé en una novia que había tenido y vi que no había valorado sus sentimientos. Vi otras cosas que habría podido hacer mejor. El peyote me había abierto un espacio para contemplarlas sin juzgarme y para plantearme cómo mejorar mi comportamiento.

En las ceremonias de peyote, vomitar es bastante común. Yo no lo había hecho pero, entrada la noche, le dije a Barack que necesitaba volver a la iglesia para ir al baño. A la entrada de la casa, nos topamos con el reverendo Immanuel. Debían ser las tres o las cuatro de la madrugada. Él estaba allí en el porche, escrutando la oscuridad. Era un hombre bastante mayor, veterano de la segunda guerra mundial, que había reencontrado sus raíces nativas en Arizona. Después de trabajar bastantes años como curandero en la Iglesia Nativa Americana, había fundado la Iglesia de Camino del Peyote con Matt y Anne. Vivía allí, en medio de la nada, y conocía la quietud. Llevaba puesta una bata y traía la blanca cabellera suelta. En sus ojos no había ambigüedad. Había pasado la noche pintando en su habitación y luego había salido a esperarnos. Estaba mascando un botón de peyote y la planta se olía en su aliento.

Hablamos un rato de la medicina y del hecho de vivir en el desierto. Estuvo muy amable con nosotros.

Al día siguiente, me compré una camiseta muy bonita que decía «Peyote Way» para recordar la experiencia. Más tarde, enfilamos la carretera de vuelta a San Diego. Me presenté a clase el miércoles y nadie se dio ni cuenta. Dos compañeras de clase habían quedado atrapadas en un huracán en Cabo San Lucas y estarían allí toda la semana, y las noticias sobre lo duro que había sido barrieron cualquier discusión sobre mi ausencia. Al final no hubo ningún problema. (Y ellas volvieron a salvo también).

Había valido la pena correr el riesgo para Caminar con el Espíritu. Esa noche me dio la vuelta por completo. Al cabo de meses y meses de sufrimiento mental, la ceremonia del peyote no sólo había aplacado mi mente y me había mostrado que eso era posible: me había dado la oportunidad de empezar de nuevo.

Capítulo 5

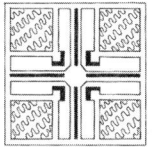

Mente, sentimiento y fe

> Vi un alma en el infierno
> Del espíritu que no logra
> Seguir su camino, del tiempo
> detenido en medio de la nada
> Entre dos estados del ser
>
> Laurens van der Post

Gracias al peyote, logré sacar adelante mi carrera en la facultad. La Caminata con el Espíritu había vuelto a encarrilarme, me había reconectado conmigo mismo y había dado un propósito a mi vida. Al cabo de un tiempo, decidí especializarme en medicina de familia. Me pareció que era la especialidad que me ofrecía un rango más amplio de prácticas y alternativas de formación, y un camino potencial hacia una carrera en medicina integral.

Después de graduarme, regresé a Phoenix un año para empezar mis prácticas en medicina de familia en el hospital de Saint Joseph. Las prácticas me dieron la oportunidad de utilizar los conocimientos médicos que tanto me había costado adquirir y realmente las disfruté. La medicina occidental tiene sus puntos ciegos, pero puedo dar fe de que sigue salvando vidas y ayudando a muchísima gente.

La experiencia en el hospital fue positiva, pero deseaba con fuerza volver a California. Hacia el final de ese año, Keyvan me avisó de que había una plaza libre en el programa de residencia de la UCLA, porque uno de los residentes tenía que prestar el servicio militar e iban a enviarlo a Oriente Medio. Fue así como, en 2004, volví a mudarme a la acogedora Los Ángeles para terminar mi residencia.

El programa de la UCLA fue una buena experiencia también. En general, los profesores eran amables y de mente abierta. En el Center for East-West Medicine (Centro de Medicina Oriente-Occidente), tuve ocasión de explorar más la acupuntura y las técnicas de diagnóstico de la medicina tradicional china. También empecé a pasar cada vez más tiempo en el ambulatorio de la clínica de medicina de familia. Adquirí experiencia con los pacientes, con la comunidad local y con el sistema de salud. Entre tanto, regresé varias veces a la Iglesia del Camino del Peyote, solo o con amigos.

Para entonces, Mario, mi hermano mayor, también se había mudado a Los Ángeles. Llevaba varios años trabajando en defensa de los derechos humanos en Amnistía Internacional y conectando a los ciudadanos de Los Ángeles con la lucha global contra la opresión. Por su oficina pasaba gran variedad de gente, desde celebridades de Hollywood hasta disidentes políticos y jefes de comunidades indígenas.

Una noche, Mario vino a mi apartamento y me preguntó si quería «pasar un rato con unos bosquimanos del Kalahari». Yo había oído decir que los bosquimanos, conocidos en propiedad como el pueblo san, descendían de la cultura más antigua de la Tierra. Me había enterado de su existencia por la película *Los dioses deben estar locos*, filmada en Botsuana en la década de 1980, y más tarde había visto documentales sobre la vida austera que llevaban en la espesura. Recordé que empleaban un lenguaje peculiar, compuesto de variaciones de tonos y chasquidos con la lengua. ¡Sí! Por supuesto que quería ir a pasar un rato esa noche con los bosquimanos.

Resultó que una comitiva de bosquimanos de Botsuana y Sudáfrica estaba de gira recaudando fondos y concienciando al público acerca de su lucha por los derechos de sus tierras en Botsuana. Un amigo de Mario daba una fiesta para ellos y algunas personas que los apoyaban, en el oeste de Los Ángeles. Había invitado también a Mario y Mario me había invitado a mí.

Era una noche fresca y clara. Al llegar, entramos por una puerta lateral y nos encontramos con unas doce personas en el jardín de atrás. Había una hoguera encendida y varias tiendas de campaña. Saludamos a todos y enseguida nos sentimos bienvenidos. Yo me había puesto mi camiseta del Camino del Peyote. En la parte delantera había un venado estilizado y un cactus de peyote. Fui mezclándome entre la gente y acabé hablando con Roy Sesana, el líder político del grupo, que venía del desierto del Kalahari. Al cabo de dos o tres frases, se fijó en la camiseta.

—Me gusta tu camiseta –me dijo en su inglés pedregoso–. ¡Dámela!

Hacía bastante fresco y le dije que se la daría más tarde. Le hablé del diseño, del peyote y del suroeste americano, y eso despertó su interés. Después de algunas preguntas más, quiso saber dónde podía conseguir ese peyote. Le expliqué que eso sería difícil. A lo largo de la noche, fuimos haciéndonos amigos. (Al día siguiente le di la camiseta y él me correspondió amablemente y me ofreció una cola de oryx que servía para ahuyentar a las moscas).

En un momento dado, nos sentamos alrededor del fuego. Nuestros amigos del pueblo san empezaron a contar historias, como lo han hecho durante decenas de miles de años. Muchos habían nacido y se habían criado en la sabana, o habían vivido allí durante años, cazando y recolectando entre rinocerontes y elefantes. Contaban que habían cazado kudús a caballo, y habían peleado con leopardos, y habían aplacado leones con la mirada.

Uno de los invitados era un sanador san que venía de Sudáfrica. Se había abrigado bien para hacerle frente a la noche californiana. Se levantó sonriendo y dispuesto a reírse de nosotros. Nos prestamos encantados al intercambio cultural.

—¿Por qué la gente tiene pesadillas? –preguntó–. ¿No lo saben? ¿No lo recuerdan? ¿Nadie sabe por qué la gente tiene pesadillas?

Se oyeron varias respuestas. Él las desechó todas con un gesto de la mano.

—¡No!, ¡no!, ¡no! ¡Se les olvidó todo! ¡De todo se olvidaron!… Pues olvídense de esa pregunta también. Veamos. ¿Por qué el bosquimano siempre duerme así?

Ilustró entonces la pregunta:

—El bosquimano siempre duerme tendido de lado, así, con la mano ahuecada contra el suelo y la oreja encima de la mano. ¿Por qué duerme así el bosquimano?

El público volvió a lanzar respuestas:

—¡Por los insectos!

—¡Sí, por los insectos...!

El hombre pareció otra vez decepcionado.

—No, no, no... ¡no! Se les olvidó todo.

Explicó luego que, en la sabana, el bosquimano duerme así para poder descansar mejor. La mano ahuecada amplifica las vibraciones del suelo, y eso le permite percibir desde lejos si hay pasos acercándose. El contacto lo mantiene consciente de potenciales peligros, de modo que puede dormir tranquilo.

El sanador volvió entonces a la primera pregunta. ¿Qué pasa cuando alguien tiene pesadillas? Pues ocurre que la mente viaja a un lugar lejano... una tierra de puro terror, un mundo hecho de pensamientos completamente desconectados de donde estás, del aquí y del ahora. Para salir de esta ilusión, hay que reconectar con los sentidos. Sólo así es posible evaluar si existe alguna amenaza real. La mente y el cuerpo reaccionan en consecuencia, y cuando todo está en orden, la persona puede descansar. Y tener dulces sueños.

Visiones aterradoras

La concepción que el sanador san tenía del miedo y de las pesadillas tiene un curioso parecido con la de los shipibos. En las ceremonias de ayahuasca, en efecto, los participantes pueden tener visiones de pesadilla y sentirse transportados a una tierra de puro terror. Esta sensación puede llegar a ser abrumadora, hasta el punto de que la persona necesita ayuda. Los maestros la socorren cantándoles sus ícaros, cuya energía y vibración le permiten afrontar mejor las visiones. Los ícaros, además, tienen también letra, y tradicionalmente ésta se improvisa para afrontar situaciones que surgen en las ceremonias.

Años más tarde, Ricardo, mi maestro, me enseñó a cantarle a los cinco sentidos de una persona para ayudarla a remontar estas visiones aterradoras. El propósito de estos ícaros es centrar y fortalecer los sentidos del participante y apaciguar así su mente. El maestro puede alargar el canto para que la propia mente se centre más y se reconecte con los sentidos y con el canal que lleva al corazón. La persona cobra así conciencia de ese otro sentido que conocemos como interocepción. Éste es el sentido interno que nos dice cómo se encuentran nuestro cuerpo, nuestro corazón, nuestros intestinos y demás. Y estas sensaciones internas nos informan acerca del estado fisiológico de nuestro cuerpo. A través de ellas, podemos experimentar nuestras propias emociones.

Cuando tenemos miedo, o nos embargan los pensamientos negativos, quedamos atrapados en nuestra mente. Si la dejamos a su libre albedrío, puede llevarnos a un «lugar lejano», como describía el sanador san, en el que estamos desconectados de lo que nos rodea y de nuestros cuerpos. En estas circunstancias, es muy difícil sentirse seguro o relajado. Por otra parte, una mente hiperactiva y desconectada puede caer en pensamientos limitados y recurrentes. Este tipo de pensamiento repetitivo e incontrolable está en la base de ciertos problemas de salud como la depresión, la ansiedad, la adicción y los trastornos obsesivo compulsivos (TOC). En la ansiedad, por ejemplo, predominan los pensamientos de temor. En la depresión, los pensamientos negativos y pesimistas.

La Red Neuronal por Defecto (RND)

Los antidepresivos me habían dado un respiro de mis propios pensamientos negativos. Gracias a ellos había vuelto a disfrutar de un día soleado y había reconectado con el mundo exterior. El peyote, por su parte, apaciguó mi mente de una manera mucho más profunda e impactante. En los últimos años, han surgido algunas teorías que explican de qué modo actúan en estos casos estas dos formas de medicina. En efecto, tanto los antidepresivos como el peyote y, en general, los medicamentos psicodélicos, afectan al sistema serotonínico, y su efecto contribuye a modular la función de una red cerebral conocida como la red neuronal por defecto (RND).[1-7]

Se ha comprobado que cuando se produce sobreactividad en ciertas regiones de la RND, la conciencia del mundo exterior y del propio cuerpo (la interocepción, o conciencia emocional) disminuye. Esta sobreactividad está asociada con patrones de pensamiento limitados y recurrentes. Del mismo modo que el pensamiento de mente abierta se asocia con el optimismo, el pensamiento cerrado se asocia con el pesimismo.[5]

Por otra parte, existe un correlato entre la sobreactividad en la RND y diversas dolencias mentales, incluidas la depresión, la ansiedad, la adicción y los trastornos obsesivo compulsivos (TOC).[3,5] Todas y cada una de estas dolencias están ligadas a patrones de pensamiento limitados y repetitivos, así como a una desconexión del mundo exterior y de los propios sentimientos. Los antidepresivos se emplean con resultados diversos para tratar estas cuatro dolencias, probablemente en virtud de sus efectos en la actividad de la RND.[2,3] Los medicamentos psicodélicos como el LSD, la psilocibina y la ayahuasca también ofrecen resultados prometedores en el tratamiento de la depresión, la ansiedad, la adicción y los TOC.[5-11]

Para superar la depresión y las demás dolencias mencionadas, es esencial trascender los patrones de pensamiento limitados. Los traumas emocionales y el exceso de estrés (como el que genera estudiar medicina, por ejemplo) dejan cicatrices en la mente y reducen nuestro acceso a la creatividad, al sentimiento y al mundo a nuestro alrededor. Durante la ensoñación de experiencias psicodélicas como mi Caminata con el Espíritu, las puertas de la mente vuelven a abrirse y dan paso a «experiencias emocionales fluidas y de corazón abierto y a una consciencia sensorial más elevada».[5] Los medicamentos psicodélicos, igual que la práctica espiritual (la meditación) pueden expandir el pensamiento más allá de ciertos patrones inadaptados.[2-14] Esta expansión de la consciencia es igualmente vital para curarse a nivel emocional y espiritual, puesto que permite que nuestra mente vuelva a abrirse a nuestro corazón.

Esa noche, alrededor del fuego, nuestro amigo el curandero san nos recordó que para tener la mente en paz teníamos que permanecer conectados con nuestros sentidos. Tanto él como sus compañeros se habían enfrentado a grandes peligros en múltiples ocasiones. Sin embargo, ninguno parecía ansioso, deprimido o preocupado. Cuando nos conectamos con el presente, tanto por dentro como por fuera, la mente se calma. Era así como el peyote me había encaminado fuera de la depresión: ayudándome a reconectar. Pero para seguir sano, yo mismo tenía que encontrar otros caminos para mantener esta conexión viva.

La meditación y otras prácticas espirituales ofrecen un camino más estable para expandir la conciencia. Puesto que está sometida continuamente al estrés, la mente necesita un mantenimiento asimismo continuo. Aunque el camino de la meditación es más lento, sus efectos son más duraderos que los de las sustancias psicodélicas. En mi experiencia, el servicio a los demás, como práctica espiritual, también puede fortalecer nuestra salud mental. En ausencia de alguna forma de integración, de apoyo emocional o de un cambio de comportamiento, incluso la más iluminadora de las experiencias psicodélicas terminará diluyéndose en un desplazamiento pasajero de nuestra manera de pensar. Sin embargo, a corto plazo, este tipo de experiencia puede darnos el estímulo que necesitamos para encontrar un camino más estable.

Curiosamente, este tipo de estímulo, que involucra alteraciones en la RND y expansión de la conciencia, puede inducir muy a menudo una experiencia mística, como yo mismo pude comprobar. Este tipo de experiencias pueden transformar nuestra percepción del significado y el propósito de nuestra vida, lo cual nos trae de vuelta al tema de la ayahuasca.[15-16]

Capítulo 6

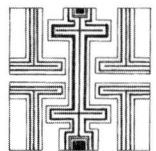

Tukuymanta

> A mediados del siglo XVIII, Richard Spruce y Alexander von Humboldt se convirtieron en dos de los primeros europeos que tuvieron delante la decocción de ayahuasca. Habían oído historias acerca de los efectos mágicos de la bebida: historias acerca de visiones, «viajes fuera del cuerpo», predicciones del futuro, recuperación de objetos perdidos y contacto con los muertos. Tras experimentarlo ellos mismos, corroboraron las propiedades mágicas del té.
>
> RICK STRASSMAN, *DMT: The Spirit Molecule*

Concluí mi residencia en medicina familiar en 2006 y, al año siguiente, emprendí mi primer viaje al Amazonas. Durante esa visita, tuve otras dos experiencias muy profundas con la ayahuasca. Con cada ceremonia, la propia experiencia me resultaba más familiar. Cuando llegó la hora de marcharnos, me eché a llorar. Lloraba de gratitud. Sentía que las ceremonias me habían «devuelto» mi conexión con la tierra de América del Sur. Aunque nací en Estados Unidos, siempre había sentido que mi espíritu estaba un poco fuera de lugar. Los shipibos me habían reunido con mis raíces y con la Tierra. Nunca había sido consciente de cuánto añoraba esa conexión. En mi interior, una nueva vocación empezaba a aflorar.

Desde Perú, Keyvan y yo bajamos alegremente por el río hasta Brasil. La travesía por el Amazonas fue increíble. Nos divertimos muchísimo y también tuve bastante tiempo para meditar sobre mis experiencias en Iquitos. Una vez concluida la aventura, regresé a Los Ángeles con la certeza de que volvería un día a la selva amazónica. Sin embargo, primero tenía que desarrollar mi carrera como médico.

Durante la residencia, había estado pluriempleado en una clínica de urgencias de una mutua de salud. Volví a trabajar allí y empecé a hacer turnos en la clínica de atención primaria. Había tomado el trabajo a media jornada, para seguir explorando en el campo de la medicina integral.

La investigación también me interesaba. Había seguido estudiando la integración de la medicina tradicional china y la medicina alopática en la UCLA, y también había estado investigando por mi cuenta en el área de la fototerapia. La doctora Sandra Daley, una panameño-estadounidense que era una fuerza de la naturaleza y había sido una de mis consejeras y ángeles de la guarda en la facultad, me animaba a dedicarme al trabajo académico. Después de mi primer viaje al Amazonas, me ayudó a encontrar fondos en la Facultad de Medicina de la UCSD y fue así como, a mediados de 2007, regresé a San Diego con una beca de investigación posdoctoral en el departamento de psiquiatría. La beca me permitió explorar el estudio académico de la medicina mente-cuerpo, que examina la influencia de los pensamientos y las emociones en nuestra salud física. Permanecí en la UCSD dos años, y el trabajo que hice allí dio forma y dirección a mis estudios posteriores sobre la «psiquiatría amazónica», como la llamaban algunos colegas de Ricardo.

En San Diego trabajé bajo la supervisión del doctor Paul Mills, en la sección de Medicina del Comportamiento. El doctor Mills ha recibido financiación durante años del National Institute of Health (NIH, Instituto Nacional de la Salud) para sus investigaciones clínicas, y es un experto en procesos psiconeuroinmunes en la salud y la enfermedad. La psiconeuroinmunología (PNI), también conocida como inmunología psico-neuroendocrina, estudia la interacción entre los procesos psicológicos y los sistemas nervioso, inmune y endocrino de nuestro cuerpo. En esencia, investiga los mecanismos que se encuentran en la base de la conexión cuerpo-mente. En 2007, el laboratorio de Paul estaba investigando diversos temas, entre ellos el efecto del ejercicio en la inflamación del sistema cardiovascular y su efecto en la depresión.

Paul es un hombre espiritual que ha meditado durante años. Realizó su primera investigación doctoral en la Universidad Maharishi, en Iowa, acerca de los efectos de la meditación en el sistema nervioso autónomo y el sistema inmune. Ha sido una de mis principales influencias académicas y uno de mis maestros espirituales. Por esa época tendría algo más de cincuenta años. Es un hombre alto y delgado, con unos profundos ojos azules. Sólo con mirarlos, se nota que le gusta nadar en la parte honda de la conciencia humana.

Mientras trabajaba para Paul, tuve ocasión de asistir a unas cuantas conferencias académicas. En 2008, acudí a una sobre suplementos naturales en el Centro Scripps de Medicina Integral. Una de las charlas versaba acerca de la curación con hierbas alrededor del mundo y recogía las investigaciones realizadas hasta la fecha sobre la medicina tradicional de plantas. La presentación en Power Point, que duró una hora, abarcaba un territorio bastante amplio.

La medicina tradicional china y la medicina ayurvédica de India estaban ilustradas con docenas de diapositivas que mostraban una hierba tras otra. Sin embargo, al llegar a la medicina tradicional de plantas del Amazonas, había una única diapositiva: era una foto de un burro llevando una carreta tan cargada de plantas que el peso lo había levantado en el aire y tenía las patas colgando. No se proporcionaba ninguna otra información, aparte de que eran demasiadas plantas para un solo burro. Mirando con cuidado, descubrí que la foto ni siquiera procedía de Sudamérica: por la ropa, las personas alrededor de la carreta vivían en sudeste asiático. Como médico colombiano-estadounidense interesado en la medicina natural, sentí vergüenza.

Sí, es cierto que apenas se han llevado a cabo estudios clínicos controlados con placebos en la selva… pero, ¿solamente una foto de un burro? Yo tenía muy claro que la medicina de plantas amazónica daba para bastante más. Había sido testigo de los efectos de esas mismas plantas. Aún más, un gran amigo de mi abuelo había forjado su carrera estudiando los remedios tradicionales que proporcionan las plantas amazónicas.

Mi abuelo materno se llamaba José (Pepe) Palomares Bernal. Su mejor amigo era un médico botánico de Bogotá que se llamaba Hernando García Barriga. En la década de 1940, el doctor García Barriga se hizo muy conocido por sus viajes a caballo por el Amazonas colombiano, donde estudió con sanadores de las tribus nativas. Gracias a la convivencia con ellos, se convirtió en un reconocido estudioso de la botánica y la medicina de plantas. Colaboró en la fundación del primer instituto botánico de Colombia y del primer jardín botánico. Más tarde, en 1974, publicó su obra *Flora medicinal de Colombia*, un compendio en tres volúmenes que fue definitivo para su época. Como mi madre a menudo me recordaba, la Universidad de Harvard le había otorgado un reconocimiento especial por su trabajo.

Mi abuelito Pepe murió cuando yo era muy pequeño y vivíamos en Estados Unidos. Cada dos o tres años viajábamos a Colombia, tanto a Bogotá como a Medellín, para visitar a mi abuela y a mis abuelos paternos y pasar las vacaciones con el resto de la familia. Cuando estábamos en Bogotá, mi madre nos llevaba siempre a visitar también a Hernando García Barriga para que nos hablara de nuestro abuelo, que había sido su gran amigo.

Además de su trabajo académico, el doctor García Barriga desarrolló su propia marca de remedios a base de hierbas. Con ellos trató a mi hermano menor, que tuvo asma en la infancia, y a otros amigos y parientes que tenían otras dolencias. Cuando empecé a hablar de mi interés por las medicinas alternativas, mi madre me animó más de una vez a que me fijara en su trabajo. En esa época yo no podía imaginar que un día estaría tan interesado en los curanderos del Amazonas.

Mientras crecía, en Phoenix, Arizona, no pensaba muy a menudo en Hernando García Barriga. Con el paso de los años, lo visitamos unas cuentas veces, y tengo el recuerdo de un hombre mayor, amigable y gentil. Recuerdo también que en su casa había pieles de ocelote en las paredes y muestras de plantas exóticas amontonadas en los rincones.

Por el camino, en algún momento, tal vez en un documental o en una revista, me enteré de la existencia del *yagé*, la versión colombiana de la ayahuasca. En una de nuestras visitas, cuando todavía era adolescente, le pregunté por él a Hernando. La verdad, no me dijo gran cosa. Como para disuadirme, digo algo acerca de lo desnutridos que estaban los indígenas y me aconsejó que no idealizara su estilo de vida. En el año 2005, falleció con noventa y dos años. De cuando en cuando, yo volvía a ver sus libros, cuando regresaba a mi casa en Arizona, en la estantería de la oficina de mi padre.

Durante la presentación en el Centro Scripps, me acordé del doctor García Barriga. Y se lo mencioné a Paul Mills. Paul había mostrado gran curiosidad acerca de mis experiencias en el Amazonas y, en general, apoyaba mi interés por la ayahuasca y el curanderismo. Reservé algunos días de vacaciones en el laboratorio para volver por mi cuenta a Iquitos. Esta vez, iría por dos semanas. Quería adentrarme todavía más en el mundo de las plantas.

Aterricé en la ciudad pasado casi un año de mi primera visita. Era una alegría estar de vuelta y respirar el aire tibio de la selva. Me subí a un mototaxi con otro chófer, que me llevó directamente al centro de sanación. Había tenido la esperanza de encontrar allí a Ricardo, pero esta vez el maestro del centro estaba trabajando con Rolando Tangoa Murayari, uno de sus aprendices más experimentados. Rolando es un poco más campechano. Le encanta contar chistes y le faltan todos los incisivos superiores: tiene una sonrisa única, puntuada por los caninos. En su opinión, la risa es el más interesante de los temas espirituales. Es un hombre inteligente y un curandero consagrado al que he tenido ocasión de conocer cada vez más en estos años.

Rolando se crio a las afueras de Pucallpa, en el seno de una familia con muchos hermanos, algunos de los cuales hoy son profesionales, ingenieros y políticos. Como muchos nativos del Amazonas, creció en una zona que se inundaba durante la época de lluvias. La familia vivía en un palafito, que se convertía en muelle de canoas. Según asegura, su madre, que era de la etnia Cocama, entrenó al perro de la casa para que hiciera sus necesidades acurrucado en el borde de una canoa: cualquier otra cosa sería poco civilizada. Cuando lo conocí, Rolando tenía unos cuarenta años, un par menos que Ricardo. De hecho, había sido él quien había dirigido a Ricardo hacia el curanderismo de las plantas, después de tratarlo como paciente años atrás.

Yo había llevado una hamaca de regalo para Ricardo, pero como no estaba, se la di a Rolando. Nos hicimos amigos enseguida. Como necesitaba hablar con los *pasajeros*, me pidió ayuda como traductor, y yo le traduje igual que había hecho con Ricardo y los otros maestros. En realidad, estaba deseoso de ayudarlo, porque eso me daba la oportunidad de conocerlo más íntimamente. En esa época, el centro celebraba seis ceremonias de ayahuasca a la semana. Los huéspedes podían participar en una ceremonia cada tercer día, o bien en las seis, pagando un suplemento. Esta última opción intensiva representaba una oportunidad única para mí.

Me apunté a las seis ceremonias por semana, de domingo a viernes, durante dos semanas. Una vez más me tomé el vomitivo y empecé mi dieta shipiba tradicional. Me reuní con los maestros para explicarles mis intenciones. Ellos me prescribieron una mezcla de plantas, conocida como las 21 plantas, para que recuperara la vitalidad después de mi larga formación en medicina. En lugar de alojarme en una habitación, me decidí por uno de los tambos que había en medio de la selva. Para profundizar en las plantas se recomienda estar a solas, para no mezclar las propias energías con las de los demás. Como había aprendido en la Iglesia del peyote, el contacto social estimula el ego y la personalidad, a menudo a expensas de una vivencia espiritual más profunda. El tambo me ofrecía más aislamiento.

Mi tambo estaba situado en uno de los muchos senderos que recorrían los terrenos del centro. Constaba de unas vigas de madera y un techo de paja, y debajo había una cama con su mosquitero, una hamaca y una mesita de madera. No estaba muy lejos del centro –de los baños, las duchas, la cocina, el comedor y el área común–, pero me permitía estar a solas.

El centro, por lo demás, estaba lleno de huéspedes. Algunas noches se celebraban dos ceremonias, una en la maloca principal y otra en una casa grande de madera. Noche tras noche, los ícaros resonaban en el aire y daban pie a experiencias extrañas y misteriosas. Al día siguiente, yo conversaba con los onanyabo o socializaba con los otros pasajeros, pero sobre todo, me retiraba a mi tambo para descansar y reflexionar. En la espesura solía haber muchos más mosquitos, así que solía tenderme en la cama, bajo la protección del mosquitero.

En cuanto caía el sol me dirigía a la nueva ceremonia. Con la ayahuasca, cada noche es distinta, cada ceremonia es única. Cada noche de las seis, durante la primera semana, me adentré un poco más en mi exploración del mundo de la ayahuasca. Durante el día aprendía también muchísimo, escuchando a los maestros y traduciendo las experiencias de otros pasajeros. Para el comienzo de la segunda semana, mis ceremonias se habían hecho cada vez más visuales.

Entre dos mundos

En la novena ceremonia, que era ya mi decimosegunda experiencia con la ayahuasca, tuve mi primera experiencia entre dos mundos. Estaba sentado en mi estera, simplemente escuchando. Los onanyabo estaban cantando al otro lado de la maloca. La oscuridad era total. De repente, se me abrió la visión. Primero vi un velo blanco, con un bordado muy intrincado, que flotaba delante de mí. Unos niños jugaban al otro lado. Sus sombras danzaban detrás del velo. Se trataba de una invitación. Entonces, el velo se abrió y me encontré en una habitación muy iluminada, que se yuxtaponía a la maloca de la realidad, que seguía a oscuras. Fue mi primera visión tridimensional con la ayahuasca. Esta visión me rodeaba como un universo paralelo, al estilo del muelle holográfico de *Star Trek*.

Cuando volvía la cabeza y recorría con la vista la maloca, también recorría el espacio visual de esa otra dimensión. Ahí estaba: arriba, abajo, a mi alrededor. Me encontraba en una sala elegante. Era un poco como la sala de mi abuela en Bogotá, con cada mueble en su sitio, salvo que se trataba de mi abuela cósmica, o de la abuela ayahuasca, o de alguna combinación de todas. Me pareció que había otros espíritus presentes pero no podía estar seguro. Era como si estuvieran esperando que la abuela los atendiera. Ella estaba al final de un pasillo al otro lado de la habitación, detrás de otro velo.

De cuando en cuanto, todo vibraba con un latido de energía, y una onda diseminaba diseños sutiles por encima de todas las superficies de la habitación. Todas las paredes, todos los muebles eran blancos y brillantes. En una pared, a la izquierda, había un cuadro grande en el que un cocodrilo dorado emergía de un fondo rojo. La cabeza, el lomo y la cola, hechos en bajorrelieve de oro macizo, flotaban en una superficie roja plana y aterciopelada, y el lomo se arqueaba porque el cocodrilo estaba nadando. En otra pared había un aplique de cristal que parecía el busto de una serpiente e irradiaba luces rosadas, azules y naranjas.

Había algunos otros sofás para sentarse y una gran mesa de centro blanca. Esperé, disfrutando de ese ambiente acogedor. Parecía que en algún momento alguien iba a traer un té o alguna otra cosa. Me sentía bienvenido, aunque no llegué a tener contacto directo con nadie. Miré a mi alrededor y los intrincados diseños de luz reverberaron por encima del escenario. La habitación se fundió poco a poco en la oscuridad. Me recosté en el suelo, para escuchar y contemplar.

Como Rolando me había explicado, la dieta estaba ayudando a limpiarme y a abrirme más al reino de las visiones. Las ceremonias recurrentes, las plantas y los ícaros me abrían cada vez más a la dimensión espiritual. Para la décima ceremonia, llevaba cerca de diez días siguiendo la dieta. Ya la noche anterior había experimentado otra realidad en tres dimensiones, pero no había logrado abandonar mi cuerpo para adentrarme en ella. Estaba clavado en mi estera y no alcanzaba a atisbar más allá del velo al otro lado de la habitación. En la ceremonia de la décima noche, un miércoles, la ayahuasca me invitó otra vez al mundo de las visiones.

La noche empezó como todas las demás. Me senté en silencio, con respeto. Me acerqué y tomé la ayahuasca. Medité sobre mi intención para la ceremonia. Luego encendí un mapacho en lo oscuro, a la espera de que afloraran los efectos. Al cabo de un rato, la ceremonia se puso en marcha. Había varios maestros cantando, pero Rolando parecía liderar el canto. El ícaro que entonaba atrajo mi atención. Por lo general, sus ícaros parecen venir de lo más hondo de su ser y a veces transmiten cierta pena. El de esa noche, sin embargo, era más vibrante.

Como me habían aconsejado, me concentré en el ícaro, en su ícaro, para sintonizar con su poder curativo, dejándolo entrar e influenciar mi mundo. Una visión nueva se abrió y me vi delante de un sendero de tierra. Sin pensar, sumido en la *mareación*, mi espíritu saltó fuera de mi cuerpo y echó a andar por el sendero. A un lado y otro había plantas de colores, de todas las formas y tamaños, que parecían iluminadas desde abajo.

No reconocí ninguna planta en particular. Me parecía que el sendero recorría distintos paisajes selváticos. Todas las plantas parecían despiertas, e irradiaban brillos rosados y morados, como en las escenas nocturnas de la película *Avatar*.

Mientras seguía el sendero, me acerqué a Rolando, rastreando su voz a través de la maloca. En un momento dado, me encontré de pie delante de él y lo vi con claridad. Estaba sentado, cabizbajo, concentrado en su canción. Su cuerpo se había transformado en el de un felino grande, un león, o un jaguar, con un pelaje terso y rojizo. Apoyaba el cuerpo en las patas traseras. Su cabeza era ahora la de una anaconda negra, de ojos vigilantes, que miraba alrededor mientras él seguía cantando el ícaro. Alrededor de esa cabeza de serpiente había una gran melena de flores de pétalos amarillos. La canción, mística, rítmica, me atrajo más y más. Estaba penetrándome la mente.

Reculé con asombro ante aquel maestro león serpiente y flor que cantaba el ícaro. Justo cuando empezaba a sentirme cómodo, uno de los enormes pétalos amarillos brotó de su cabeza y se aplastó contra mi cara. La canción continuó, y el pétalo amarillo colmó mi campo de visión. Se transformó luego en una hoja verde enorme. Con una precisión digital, una luz brillante recorrió cada vena de la hoja, dándole existencia. La forma de la hoja, su Gestalt, cada una de sus células y sus moléculas fueron grabándose a fuego en mi mente, cada vez con más intensidad.

De pronto, en un lamparazo final, una voz me susurró:

«Joe... no has estado prestando atención. Estas plantas que te he mostrado son de verdad. Si hicieras preguntas, tal vez aprenderías algo... Mañana encontrarás esta hoja».

La visión se disipó y me encontré de vuelta en mi estera. Rolando y los otros maestros seguían cantando del otro lado de la habitación. Yo había oído decir que las visiones de ayahuasca instruían a los curanderos acerca de las plantas medicinales. Estaba muy excitado, porque parecía que estaba ocurriéndome algo parecido.

Cuando la ceremonia terminó, salí de la maloca y me acosté. Caminé los cincuenta pasos por el sendero hasta mi tambo, alumbrándome con la linterna. Luego me metí en la cama por debajo del mosquitero, apagué la linterna y me recosté. Cerré los ojos y sonreí. Era la hora de descansar. En la oscuridad de la noche, me dormí acunado por la sinfonía de la selva.

A la mañana siguiente, me desperté con la intuición de que iba a encontrar la hoja de la visión. Me calcé las chanclas y caminé esperanzado por el sendero, rumbo al comedor donde desayunábamos. Todavía hacía algo de fresco y la luz del sol se filtraba por entre los árboles. Iba mirando las plantas por el camino, tratando de reconocer alguna. La encontré al cabo de unos pocos pasos. Ahí estaba: una mata pequeña, al lado del sendero. La había visto mil veces antes. Tenía unas flores rojas inconfundibles que me recordaban los «labios calientes» de los Rolling Stones.

Pensé que era cosa de mi imaginación. De un exceso de esperanza. Sin embargo, mi intuición no tenía dudas. Era la misma hoja, idéntica a la que había visto la noche anterior. Con los pétalos de un rojo intenso, casi plástico, y el centro amarillo, igual que en mi visión. Cogí una hoja y me la llevé conmigo al desayuno.

Por el camino me encontré con el maestro. Le conté lo que me había pasado y le mostré mi hojita verde. Identificó la planta enseguida: era un «beso de novia», y la llamaban así por los «labios calientes» de las flores. Le pregunté para qué se usaba y me explicó que a veces los shipibos la mezclaban en el curare (el beso de novia es *Psychotria poeppigiana*, emparentada con la chacruna. Este veneno, elaborado con gran variedad de plantas por diversas tribus amazónicas, se usa tradicionalmente para cazar.

Las orejas se me erizaron. Eso sí que era curioso. En la facultad de medicina sólo se mencionaba a los chamanes del Amazonas para hablar del descubrimiento de los paralizantes musculares. Los científicos y los médicos occidentales se habían enterado de la existencia de estas sustancias, que se usan hasta hoy en cirugía, gracias a los chamanes. El veneno conocido como curare, en efecto, contiene alcaloides que interfieren con la transmisión nerviosa a los músculos esqueléticos y los paralizan. Las tribus amazónicas lo elaboran a partir de diversas plantas y untan con él sus dardos para cazar animales que se mueven en los árboles, como los monos.

Supongamos que un cazador nativo le lanza un dardo envenenado a un mono con la ayuda de una cerbatana. El veneno del dardo bloquea enseguida la transmisión nerviosa de los músculos esqueléticos del mono, incluidos los de sus brazos y piernas. Los músculos se tornan flácidos y el animal cae al suelo. El veneno puede paralizarle también el diafragma y detener su respiración. En sí mismo, no mata necesariamente al mono, sólo hace que caiga del árbol. Aunque la caída puede ser peligrosa, es posible que el mono sobreviva. En cualquier caso, tras envenenar al mono, el cazador suele cocinarlo y comérselo. El curare puede consumirse sin peligro, puesto que el tracto intestinal no lo absorbe.

En cuanto los científicos occidentales obtuvieron muestras de esta mezcla de plantas, empezaron a experimentar. Se cuenta que envenenaron con curare a un burro (a un burro distinto, por cierto) y se dieron cuenta de que podían mantenerlo vivo insuflando aire con un fuelle en sus pulmones paralizados. Pasado cierto tiempo, el efecto del veneno pasó y los músculos del burro volvieron a funcionar con normalidad. El burro se levantó y se marchó por su propio pie. Esta parálisis temporal resultaría bastante útil en los quirófanos y en los hospitales en general. Desde entonces, se han derivado diversos paralizantes musculares basados en el curare.

Los paralizantes musculares abrieron posibilidades revolucionarias para la cirugía. Los anestésicos empleados hasta entonces debían administrarse en dosis casi mortales para impedir que el paciente reaccionara por reflejo al escalpelo. Con los paralizantes derivados del curare, la dosis podía ser mucho menor, y sólo había que mantener la asistencia respiratoria. Hoy en día, la anestesia se administra independientemente del paralizante/relajante, y puede ajustarse por separado para reducir la toxicidad. Estos avances dieron origen entre otras cosas a las películas de terror en las que a un paciente paralizado lo operan mientras es del todo consciente. El curare amazónico, sobre todo, contribuyó a que la anestesia quirúrgica fuera más segura en general y dio pie a un gran salto cualitativo en la práctica quirúrgica.

Como médico, me quedé de una pieza cuando aquel curandero del Amazonas mencionó el curare en respuesta a mis preguntas. La visión de la hoja ya había sido impresionante de por sí pero… ¿curare? No podía ser una simple coincidencia. Me quedé pensando, todavía sorprendido. El maestro se marchó por su camino.

La conexión familiar

Al cabo de otras dos ceremonias, volví a California y empecé a contarles mis experiencias en Iquitos a mi familia y a mis amigos. No dejaba de pensar que alguien tenía que filmar un documental acerca de aquella medicina mística.

En una visita a Los Ángeles, hablé con mi amigo Fred, que trabajaba como productor de documentales para Discovery Channel. Se interesó por mi historia y también por el turismo de la ayahuasca. Sin embargo, tenía otros proyectos entre manos y me dejó muy claro que, antes de embarcarse en un proyecto así, nosotros teníamos que hacer nuestros deberes. Había que revisar todos los documentales disponibles sobre la ayahuasca para comprobar que no habían tratado temas similares.

Fred investigó un poco y me pasó una lista de documentales para que los viera. Le interesaba en particular uno titulado *Del peyote al LSD: la odisea psicodélica*. Por entonces, sólo estaba disponible en el History Channel, y yo no tenía televisión por cable en San Diego. Sin embargo, un día que estaba en Arizona visitando a mis padres empezamos a pasar los canales de la televisión y de repente, ¡ahí estaba! No sólo era una grata sorpresa, sino también una oportunidad de compartir con ellos lo que había estado investigando. Como se pueden imaginar, no les hizo demasiada gracia enterarse de que su hijo, al que le habían costeado la carrera de medicina, andaba por el Amazonas tomando tés alucinógenos con curanderos indígenas. Sin embargo, el documental les proporcionó información sobre la medicina de plantas psicodélicas dentro de un contexto académico respetuoso.

Del peyote al LSD es un documental sobre la vida del etnobotánico de la Universidad de Harvard Richard Evans Schultes. El narrador/presentador es un antiguo estudiante suyo, Wade Davis, autor del libro *One River*, que es en parte una biografía de Schultes. Este pionero de la etnobotánica, que sirvió de inspiración a muchos de sus alumnos, vivió entre 1915 y 2001. En *One River*, Davis cuenta que en una época el doctor Schultes tenía una cesta con botones de peyote en la puerta de su oficina como tarea opcional de laboratorio. Por supuesto, faltaban muchos años para que el peyote fuera clasificado como sustancia prohibida.

Antes de ver el documental, yo no había oído hablar de Richard Evans Schultes. Lo vi allí en el sofá de mis padres, completamente fascinado. Según explicaba el programa, el doctor Schultes había desarrollado una carrera académica única como etnobotánico. Había escrito su tesis de pregrado sobre el uso ceremonial del peyote entre los kiowa de Oklahoma. Para documentarse había participado en muchas ceremonias de peyote con los kiowa. Más tarde, en su tesis doctoral, había abordado el uso tradicional de los hongos y las plantas psicodélicas en Oaxaca, con un trabajo de campo similar. Me sorprendió enterarme de todo lo que había conseguido y de su profundo interés por la medicina de las plantas.

Schultes fue uno de los primeros científicos que experimentó con psicodélicos. También colaboró muchísimo con Albert Hoffman, el mencionado químico suizo que descubrió el LSD. En 1942, en medio de la guerra mundial, Schultes fue enviado al Amazonas colombiano en busca de nuevas fuentes de caucho y otros recursos naturales que pudieran ser de utilidad para los aliados. Simultáneamente, el profesor consiguió financiación para proseguir con sus investigaciones etnobotánicas. Esto le permitió seguir las huellas de su héroe, el explorador Richard Spruce, que registró la existencia de la decocción de ayahuasca en el siglo XIX. Para proseguir con su exploración del uso ritual de plantas psicoactivas, Schultes participó en numerosas ceremonias con plantas maestras.

El viaje había sido financiado por el Consejo Nacional de Investigación de Estados Unidos y, entre sus cometidos, Schultes tenía el encargo de identificar las plantas de origen del curare, retomando las investigaciones del aventurero estadounidense Richard Gill. Aunque los científicos occidentales ya habían tenido acceso a preparados de curare, necesitaban identificarlas para aislar los alcaloides clave. Dada su experiencia con las culturas indígenas en Estados Unidos, Schultes era el candidato ideal para la misión. Al parecer, los locales lo acogieron en parte por su entusiasmo al respecto de la medicina chamánica de plantas.

Al doctor Schultes se le atribuyen numerosos descubrimientos etnobotánicos. Sin embargo, lo que más me interesó de él fue enterarme de que se le atribuía la identificación de las plantas de origen del curare, que habían dado paso a la mencionada expansión en la cirugía. Ahí estaba yo, viendo la televisión en la casa de mis padres… Y otra vez, ahí estaba el curare. Me acordé de la hoja de la visión y de las palabras del maestro.

Regresé a San Diego y al laboratorio. Busqué a Chris, un buen amigo, que es un consagrado espiritualista e investigador académico y, según él mismo, también un «ángel de paradigmas»: le gusta conectar anónimamente a investigadores afines para ayudarles a expandir sus paradigmas. Chris me lleva algo más de veinte años y vivió la década de 1960.

Fue él quien me instruyó acerca de la primera ola de investigaciones académicas sobre psicodélicos y estaba ansioso por saber cómo me había ido en el Amazonas. Le expliqué la historia de la hoja de la visión y de cómo había descubierto a Schultes por casualidad. No podía creer que yo no estuviera al tanto de Schultes ni de su obra.

—Tienes que conseguir sus libros. ¡Y estudiarlos! –me aconsejó–. ¡Llévatelos al Amazonas y estúdialos con los chamanes!

Pedí copias usadas de algunos títulos en Amazon, incluidos *Las plantas de los dioses*, coescrito por Schultes y Hoffman; *One River* de Wade Davis y algunas obras más académicas de Schultes. Mientras ojeaba los libros, me percaté de que se refería con frecuencia a un botánico colombiano... ¡el doctor Hernando García Barriga! Fue también una sorpresa, pero parecía de lo más lógico. Tanto el amigo de mi abuelo como Schultes eran botánicos y profesores universitarios, estaban en Colombia y, además, eran contemporáneos.

Una noche, estando a solas en mi apartamento, comencé a trabajar en un *collage* para mi hermano Mario. Era una obra inspirada en la abuela materna de Pepe, mi abuelo materno. Había oído decir que era una mujer mística. Estaba ordenando las imágenes para el *collage* encima de la alfombra afelpada de mi dormitorio. Tenía al lado los libros de Schultes, desperdigados por el suelo. Estaba en silencio. Sin música. En silencio, nada más.

De repente, por primera vez en mi vida, sentí la presencia de mi abuelo Pepe. Mi abuelito Pepe me habló. Era una presencia invisible, como una brisa de pensamiento que soplaba dentro de mi mente. Me dijo: «Joe, Schultes era amigo de Hernando García Barriga; era amigo nuestro».

Igual que el pétalo amarillo de la flor se había transformado en la hoja, cristalizando velozmente todos sus átomos, la historia se materializó en mi mente. Mi abuelo había sido el mejor amigo de Hernando.

Y Schultes era un colega cercano de Hernando. Eran buenos amigos todos.

Miré la copia de *One River* que tenía en el suelo. Supe enseguida que el doctor García Barriga tenía que figurar en el índice. Abrí el libro y, efectivamente, ahí estaba, en la página 204. Hernando García había sido «colega y amigo» de Schultes y «el único otro botánico que había trabajado en Sibundoy (hogar de una numerosa comunidad indígena)».[1]

Durante mis conversaciones con él, Hernando nunca me había dicho mucho acerca de la ayahuasca. El propio Schultes, al cabo de incontables ceremonias, declaró públicamente que sólo había visto colores. Más tarde, cuando ya me había enterado de todo esto, empecé a leer más acerca de Hernando García Barriga y su ilustre carrera. Leí que, en 1985, se había referido en estos términos a los chamanes de la ayahuasca: «estos indios salvajes que nunca han salido de la selva, que por supuesto no conocen la vida civilizada, describen, en su particular lenguaje y con bastante precisión, casas, castillos y ciudades pobladas por multitudes».[2]

Antes de tomar ayahuasca, y de hacer la dieta, de adentrarme en las plantas y en los ícaros, yo no había oído hablar jamás de Richard Evans Schultes. Sin embargo, las propias plantas me habían llevado hasta él, por este camino tan misterioso. Éste es un ejemplo de cómo enseñan las plantas. ¿Y la condecoración que Harvard le había otorgado a Hernando García Barriga, esa de la que mi madre siempre quería hablarme? La busqué: era el premio Richard Evans Schultes. Darío, el hijo de Hernando, me confirmó luego que el doctor Schultes había sido íntimo amigo de la familia. En conversaciones posteriores, me explicó que, de hecho, su padre tomó muchas de las célebres fotografías que existen de Schultes en lo profundo del Amazonas. Me los imagino a los tres tomándose un tinto en algún rincón de Bogotá: Richard, Hernando y Pepe.

Hernando García Barriga es el héroe colombiano olvidado de la historia del curare. Apenas se lo recuerda, como tampoco se recuerda a los maestros indígenas que le enseñaron su saber, tanto a él como a Schultes. La cultura occidental y la cultura latinoamericana moderna suelen menospreciar la sabiduría de las tradiciones indígenas. Muy pocos académicos han tenido la humildad de aprender de los curanderos del Amazonas por la vía tradicional. Schultes y García Barriga estudiaron respetuosamente con estos maestros. Ambos desarrollaron luego brillantes carreras en la botánica y la etnobotánica.

Después de esta revelación misteriosa, cobré consciencia de que también yo quería servir de puente entre dos mundos, el de la ciencia occidental y el del curanderismo indígena. Además, quería abrazar mi propia herencia cultural y estudiar con los maestros amazónicos en un entorno tradicional. Decidí seguir el ejemplo del mejor amigo de mi abuelo. Y esto puso en otro contexto las dificultades que había tenido en la facultad. La educación científica que traía de base, a la que siempre me había resistido, me proporcionaba en realidad una perspectiva única para combinar esos dos mundos. Así pues, seguí trabajando en el laboratorio y seguí volviendo al Amazonas.

En el año 2009, tuve el honor de contar esta historia del curare en la conferencia Tukuymanta –un vocablo que, según me explicaron, evoca el bienestar en ciertas culturas–, organizada por una tía mía en Bogotá. Paul Mills, Darío García, el hijo de Hernando y un maestro shipibo participaron todos en ella. Fue una conferencia maravillosa, de la que surgieron muchas discusiones interesantes. Me brindó también la oportunidad de presentar mis respetos a la medicina ancestral de nuestra tierra. El diálogo entre los académicos y los hombres y mujeres del saber tradicional aún tiene un largo camino por delante. En la conciencia latinoamericana merodean todavía restos del colonialismo español, incluidos los prejuicios contra los indígenas y la vergüenza de tener raíces indígenas. Los latinoamericanos, en realidad, tendríamos que enorgullecernos de contar con este poderoso saber, que por supuesto incluye la práctica de la medicina tradicional de plantas del Amazonas.

Capítulo 7

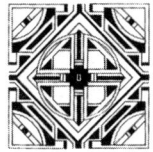

Por una práctica responsable

Ten cuidado con lo que pides.

Anónimo

La medicina tradicional de plantas del Amazonas es fruto de la experiencia y la sabiduría de las culturas indígenas. Tiene sus raíces en un respeto reverencial hacia las plantas maestras, que han enseñado su saber a generaciones de curanderos. Muchas de estas plantas ejercen apenas un efecto sutil en nuestra mente. En cambio, el té de ayahuasca es altamente psicoactivo y debe abordarse con mucha cautela, pues entraña ciertos riesgos. Los turistas que acuden en busca de potentes experiencias visionarias a menudo supeditan su propia curación a estas experiencias. Muchos se encuentran con algo distinto de lo que preveían y algunos acaban peor que cuando llegaron.

En principio, un chamán competente debe saber guiar a los participantes en sus ceremonias a través de las experiencias más alucinantes. Sin embargo, siempre es posible que se presenten circunstancias imprevistas. La sabiduría nos enseña a ser cautos y a aprender de las experiencias de otros.

Durante esa permanencia de dos semanas en el centro, llegué a conocer a varios de mis compañeros de estadía. Recuerdo ahora a Jean, un francés delgado e inteligente con una gran cabellera de rastas rubias. Cuando llegaba la hora de tomar ayahuasca, siempre quería más, y más, y más, para llevar más lejos la experiencia.

En las ceremonias, los maestros sirven la ayahuasca según su propio criterio, pero están dispuestos a aumentar la dosis si les parece adecuado. Jean no dejaba de insistir en que le dieran más, pero Rolando no estaba de acuerdo. En vista de su insistencia, y como Jean seguía pidiéndole más, noche tras noche, decidió darle lo que buscaba. Eso sí, le aclaró que las consecuencias serían responsabilidad suya, y no de los curanderos.

Más de una vez, en situaciones parecidas, he oído a un maestro decirle alguien lo que Rolando le dijo a Jean al servirle el té: «Castígate». (En realidad, Rolando había ya había resuelto que Jean podía manejar una dosis más alta. Lo ayudaría si era necesario, pero en principio lo dejaría sufrir para que aprendiera la lección).

Una vez más, esperamos a que el té nos hiciera efecto. Esa noche Jean estaba sentado en una estera a mi derecha. La ceremonia comenzó. Yo mismo tuve una experiencia muy potente, y durante un rato largo fui incapaz de hablar y de moverme. Sin embargo, alcanzaba a volver ligeramente la cabeza, y veía a Jean retorciéndose, al parecer en medio del dolor. En un momento gimió por lo bajo y luego logró arrastrarse hasta la parte delantera de la estera. Se quedó allí encorvado y empezó adoptar posturas extravagantes. Estuvo callado casi todo el tiempo, con los ojos clavados en la distancia y una mirada de aparente terror.

La ceremonia, como de costumbre, se alargó durante horas. Yo mismo había aterrizado con suavidad, pero no creía que fuera el caso de Jean. En cuanto los maestros terminaron, se levantó algo alterado y salió en silencio. Me quedé charlando un rato con Rolando y con los demás, y luego salí a ver cómo estaba el joven pasajero francés.

Jean había regresado a su habitación. Lo vi desde lejos, sentado delante de una vela. Cuando me acerque con la linterna, me llamó:

—¡Joe!

Estaba casi a veinte metros, pero Jean sabía que era yo. Tenía los sentidos abiertos de par en par y la intuición disparada. Acababa de vivir una de las experiencias más aterradoras de su existencia.

Me invitó a entrar en su dormitorio.

—Sabía que eras tú –me dijo–. He estado tratando de llamarte en la ceremonia, para que me ayudaras…

Le conté que me había dado cuenta de que estaba teniendo problemas. Pero que en ese momento me sentía incapaz de ayudarlo. No podía musitar ni una sílaba, y mucho menos hablar con él.

Jean me contó que la ayahuasca le había pasado por encima como un tren. Rolando y los maestros lo habían dejado solo ante la experiencia, tal como habían planeado. Al cabo de un momento, Jean se había transformado en lagarto y se había hundido en una forma baja de consciencia, según sus palabras. Había perdido el control de sí mismo por completo. Era un lagarto y se comportaba como tal. Su ego y su identidad estaban destrozados. El tiempo parecía durar una eternidad. Estaba perdido, aterrorizado, a merced de la Madre Ayahuasca y su cruel tutelaje.

Tras esta vivencia como lagarto, Jean había seguido transformándose en otras formas y, finalmente, se había visto reducido a un charco impotente de energía, estancado en el suelo de la maloca. Pasó el resto de la noche tratando de entender qué había pasado. A la mañana siguiente, empezó a recuperarse y a asumir poco a poco la experiencia. Durante varios días, notó que ésta le había abierto una especie de percepción extrasensorial.

Las experiencias con la ayahuasca varían según cada persona. Desde una perspectiva chamánica hay que tener mucho cuidado, porque bajo la influencia del remedio se perciben reinos energéticos. Durante las ceremonias, algunas personas pueden recibir información o ver cosas extraordinarias. Otras tienen una experiencia puramente física, sin visiones. En algunas ocasiones, puede ser también una experiencia chocante y sombría, incluso terrorífica.

Cuando traducía a Rolando y a los pasajeros, comentábamos experiencias difíciles como la de Jean y hablábamos también de otros viajes más personales. Una y otra vez, los huéspedes se quejaban y hacían las mismas preguntas:

—¿Por qué me sale esto en la ceremonia?

—Yo no quiero ver eso.

—Pensaba que ya había superado esa etapa.

—¿Dónde están las visiones maravillosas?

No sé cuántas veces tuve que traducir la respuesta de Rolando a preguntas parecidas. Él no había descubierto la ayahuasca durante unas vacaciones de unos días en el Amazonas. Era un ayahuasquero y había aprendido de una experiencia acumulada durante generaciones, tanto en su familia como en su comunidad. Le sorprendía que los gringos preguntaran casi siempre lo mismo: todos querían tener visiones bonitas. Tal vez no lo entendían del todo, o la ayahuasca no era para ellos. Las visiones oscuras son parte de la experiencia, incluso para los ayahuasqueros y para personas que creen que han superado todos sus problemas. El ayahuasquero tiene que aprender a manejar también estas visiones y el temor y las dudas que las acompañan.

Rolando me explicó entonces algunas de las repercusiones de su trabajo. Ahora que lo conocían como curandero y trabajaba con extranjeros, la gente lo evaluaba y hablaba de él, dejaba comentarios sobre él en Internet. Lo observaban cada vez más de cerca y esperaban que fuera un ser perfecto, dado que se dedicaba a la sanación espiritual. Cuando tenía algún traspiés, como podía tenerlo cualquiera, lo criticaban sin recato y podían llegar a decir cosas muy crueles.

Para Rolando, esto era equivalente a tener las visiones oscuras de la ayahuasca. Tenía que aprender a sortear estos golpes de negatividad. Con el tiempo, había descubierto que no tenía por qué sufrir, dijera lo que dijera la gente. En realidad, tenía que aprender a dar las gracias.

¿Por qué a dar las gracias? Porque lo que decía la gente probablemente era verdad. Y si era verdad, también lo había sido unos minutos antes, antes de que él lo oyera, cuando se sentía bien y sonreía contento. Nada había cambiado. La verdad era la misma que antes. Por eso él daba las gracias, porque las críticas y la negatividad de la gente lo ayudaban a ser más consciente.

La oscuridad nos abre la conciencia. Y tenemos que estarle agradecidos. Jean tuvo que aprender esta verdad a las malas.

La ayahuasca no es para todo el mundo

Jean sobrevivió a su aterradora experiencia y, en última instancia, aprovechó esta oportunidad para aprender y ser más consciente. Aunque en ocasiones la *mareación* de la ayahuasca puede parecer eterna y desoladora, suele asentarse al cabo de cuatro o cinco horas. Sin embargo, esto no siempre ocurre, y algunas experiencias con ayahuasca no son ni seguras ni productivas.

Durante su viaje, que fue más bien espeluznante, Jean sintió que su ego se disolvía por completo. Los investigadores han relacionado esta sensación con ciertos cambios inducidos por los psicodélicos en el cerebro, y, en particular, por la RND.[1] La sensación de disolución vertiginosa puede resultar muy intensa, y a veces problemática. El ego nos proporciona un eje, nos ayuda a contrastar la realidad, a hacer planes y a evitar incertidumbres. Si no estamos suficientemente preparados, su disolución vertiginosa puede hacernos zozobrar en el pensamiento mágico, en la paranoia y los delirios. El pensamiento de mente abierta es saludable, pero los pensamientos infundados pueden ser peligrosos.

Si una persona tiene antecedentes de desórdenes bipolares, esquizofrenia y/o síntomas psicóticos, no se le recomienda tratarse con la medicina chamánica de plantas. Por su condición, será en especial vulnerable a los efectos desestabilizadores de la ayahuasca, y tomarla puede causarle alteraciones de consciencia prolongadas y problemáticas.[2]

Conozco unos pocos casos en los que la ayahuasca ha sumido a una persona vulnerable en estados maníacos y psicóticos prolongados, que duraron días y semanas. Aunque intentamos calmarlos con métodos tradicionales, finalmente hubo que recurrir a una intervención médico-psiquiátrica para devolverlos a un punto de equilibrio.

Aunque la medicina chamánica de plantas es sagrada, no es para todo el mundo. Tanto el sanador como el paciente son responsables de las decisiones que se toman dentro del proceso médico. Cuando se valoran las alternativas para tratar cualquier problema de salud, hay que elegir con cuidado la modalidad y el entorno apropiados, y también al médico mismo.

Dicho esto, cabe agregar que, si se usan de manera responsable, la ayahuasca y las plantas maestras pueden tener efectos en gran medida terapéuticos en todo un rango de dolencias, incluidos los trastornos de estrés postraumático (TEPT). En 2009, cuando emprendí mi primer viaje como líder de grupo al Amazonas, tuve ocasión de comprobarlo.

Capítulo 8

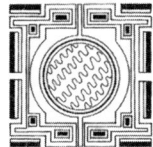

Tratando el TEPT en la Nave Tierra

Cuando una persona desarrolla un TEPT, la reiteración del trauma conlleva una sensibilización progresiva: cada vez que el trauma se revive, el nivel de angustia es más alto. El hecho traumático, que fue en su origen un proceso social e interpersonal, genera en estos individuos consecuencias biológicas secundarias, que una vez enquistadas son difíciles de revertir.

BESSEL VAN DER KOLK, *The Body Bears the Burden*

Empieza por hacer lo necesario, luego lo que es posible y de pronto te encontrarás haciendo lo imposible.

SAN FRANCISCO DE ASÍS

Después de la conferencia Tukuymanta, viajé una vez más a Iquitos a encontrarme con un grupo de buscadores a los que les había organizado un programa de diez días. Al grupo lo bautizamos cariñosamente como «la Nave Tierra», un meme cósmico inspirado en el viaje de nuestro planeta a través de la galaxia. En inglés, Spaceship Earth es también el nombre de una atracción futurista de Disneyworld.

Éste era ya mi cuarto viaje a Iquitos. El primero lo había hecho en 2007 con Keyvan, y el segundo por mi cuenta en 2008 (*véase* capítulos 6 y 7). En ese mismo año volví con mi amigo CG, que quería tratarse de una serie de problemas digestivos y dejar atrás una infancia emocionalmente traumática. En esa ocasión estaba presente Ricardo Amaringo, que nos ayudó mucho. Sólo teníamos tiempo para una experiencia de siete días, pero CG se marchó muy impresionado. Antes de que nos fuéramos, los administradores del centro me dijeron que si volvía con diez o más personas, la estancia me saldría gratis. Una vez de regreso en Estados Unidos, CG me ayudó a reunir a personas interesadas para «poblar» la Nave Tierra.

A través de una red de amigos y amigos de amigos, creamos un grupo muy interesante. Eran diez en total, nueve hombres y una mujer, y entre ellos había estudiantes, músicos, terapeutas corporales, acupuntores, educadores, jubilados e incluso un joven psiquiatra. Dentro del grupo estaba Miguel, que es profesor universitario en Phoenix y el suegro de mi hermano menor Camilo, y Russ, un amigo íntimo de Miguel, que se había jubilado como administrador de un hospital y era veterano de la guerra de Vietnam. La presencia de ambos era significativa para mí, pues Miguel es también muy amigo de mis padres.

La Nave Tierra despegó en la primavera de 2009. Por entonces yo estaba en mi segundo año como investigador en la UCSD y seguía trabajando a tiempo parcial como médico de familia.

Volé primero de Bogotá a Lima, donde me esperaban algunos «miembros de la tripulación». Los demás fueron llegando a Iquitos, donde teníamos previsto empezar el programa del grupo un viernes. Ricardo estaba de vuelta en el centro y Rolando había regresado a Pucallpa. Como onanya asistente principal, Ricardo llevaba sus propias ceremonias y se ocuparía de algunas de las de nuestro grupo, que eran privadas.

Como las veces anteriores, nos preparamos con el vomitivo y la dieta *vegetalista*. Además de la ayahuasca que tomaríamos en la ceremonia, los onanyabo nos recetaron plantas adicionales para reforzar los procesos de sanación de cada uno. Mi plan era permanecer en el centro una vez que el grupo se marchara y llevar a cabo una dieta de un mes con la planta maestra coca (*Erythroxylum coca*).

Como algunos habíamos llegado unos días antes, nos invitaron a una ceremonia extra el miércoles. La ceremonia fue más bien un fiasco. Tomamos ayahuasca dos o tres veces, pero nadie sintió efectos reseñables.

La ceremonia sirvió para aplacar los temores de mis pasajeros, pero yo me quedé inquieto: no sabía si el viaje de la Nave Tierra iba a salir bien. Se lo expresé al equipo a cargo del tratamiento y me aseguró que estaba preparando un ayahuasca «extra fuerte» para nuestra ceremonia del viernes. La consecuencia, según pude saber más tarde, fue que cuatro de nuestros diez tripulantes se hicieron sus necesidades en los pantalones. (La noticia salió a la luz al día siguiente cuando tuvimos la conversación posceremonia con los maestros. Ricardo soltó tal carcajada que se cayó de la silla y rodó por el suelo. Hacía algún tiempo que no veía a nadie hacer eso).

El viernes por la noche, nos reunimos en la maloca y esperamos a los maestros. Aunque yo era el más experimentado de los tripulantes de la Nave Tierra, había asistido a pocas ceremonias, y entre unas y otras había pasado bastante tiempo. Sin contar la ceremonia fallida de dos días antes, habían pasado siete meses desde mi último viaje a la selva con CG.

El grupo estaba de buen humor. Nos sentamos en las esteras y contamos algunos chistes. En un momento dado, Ricardo abrió la puerta y entró en la maloca. Me sorprendió verle entrar solo, porque solía trabajar al menos con un asistente. Se sentó en la estera a mi lado.

—¿Cuál es el plan, Ricardo? –le pregunté.

—Ah, pues vamos a tomar ayahuasca y a hacer la ceremonia.

—Pero estás solo. ¿Quién te va ayudar? –pregunté entonces.

—Me vas a ayudar tú, Joe –dijo con calma.

Eso no me gustó nada.

—¿*Yo*? Pero si no he estado en una ceremonia en siete meses… No estoy preparado. No, no me parece buena idea, Ricardo.

—Sí, Joe –reiteró Ricardo–. Tú me vas a ayudar.

En realidad no sabía qué quería decir eso. Me sentía responsable del grupo, pero no sabía qué esperaba de mí Ricardo. Decidí esperar. Ricardo sirvió la ayahuasca y nos la tomamos uno por uno. Luego él mismo bebió después de cantarle sus ícaros al vaso, como soplando. Nos reclinamos en el suelo y aguardamos en la oscuridad.

Para entonces, yo había tomado ayahuasca unas veinte veces. Desde entonces, la he tomado muchas veces más. En retrospectiva, esa noche tuve una de las experiencias más potentes de mi vida. Por así decirlo, me sentí «supermareado».

La ayahuasca me entró con toda su fuerza. A veces, cuando es así, hace efecto de un solo golpe, como un tsunami de energía abrumador. En este estado alterado extremo, se pierde la noción del tiempo y del espacio. Uno puede sentirse sumamente desorientado. Siente que se disuelve en el universo y a menudo pierde la habilidad de describir la experiencia.

Al comienzo, no podía discernir qué estaba pasando a mi alrededor. Por los gemidos que oía, varios miembros del grupo estaban vomitando. La situación era algo desordenada, pero Ricardo mantenía la compostura. En medio de aquel torbellino abrumador, su presencia chamánica me parecía sobrenatural. Permaneció un rato sentado, observando en silencio, y luego empezó a cantar. Al cabo de unos pocos ícaros, me llamó para que me sentara frente a él. Iba a cantarme para que me conectara con la dieta y con la coca. A través del ícaro, iba abrir mi conexión con el espíritu de la coca y con su medicina.

Me acerqué a cuatro patas y me senté delante de él. Veía remolinos de colores, una luz cada vez más brillante. Como hace en ocasiones, Ricardo empezó a cantar a un volumen impresionante. Desde la primera sílaba, cantó a voz en grito un ícaro mágico y sonoro. Yo ya tenía la mente prácticamente disuelta, y el ícaro dispersó los últimos fragmentos que quedaban. A medida que él seguía cantando, sentí que estaba elevándome en el aire. El ícaro danzaba a mi alrededor en un caleidoscopio brillante, rosado, naranja, amarillo, verde, púrpura. Cantaba en shipibo, y en medio de aquel caos cada vez más potente, yo escuchaba de cuando en cuando la palabra «coca» y veía la imagen de su rostro.

El ícaro me mantuvo allí suspendido, a más de medio metro por encima del suelo. Tuve la sensación de que era mi propio corazón el que me elevaba. Mis pensamientos ya no se relacionaban de manera coherente unos con otros; se extendían más allá de mi mente, no podían alcanzarse. Mis sentidos estaban desbordados, como suspendidos: tenía los ojos muy abiertos, la boca de par en par. Sólo podía recibir, experimentar aquella energía deslumbrante. No estaba tratando de ser humilde. Mi ego se había desvanecido.

Al cabo de no sé cuánto tiempo, Ricardo se detuvo y exhaló tres veces. Había concluido. Yo sentía el cráneo como un recipiente vacío. Oía a la gente a mi alrededor, pero no tenía certeza de mucho más.

—Muy bien, Joe, vamos a empezar –me dijo Ricardo.

«¿A empezar qué?», pensé. Lo miré sin entender. Lo único que sabía era que no estaba en condiciones de comenzar nada. Le dije que se me había olvidado todo: no sabía quiénes eran esas personas que había en la maloca, ni siquiera por qué estaban allí con nosotros.

Ricardo me comentó con calma:

—Concéntrate.

Me pareció que no sólo me pedía que enfocara mis pensamientos, sino que concentrara mi ser. Le dije que no podía. Él repitió sencillamente:

—Concéntrate.

Lo dijo al menos una vez más.

Luego cambió de táctica y me dijo que iba a ponérmelo fácil. Me pidió que lo llevara con el pasajero que estuviera más grave.

—¿Quién está más grave? –preguntó–. ¿Quién necesita más ayuda? Llévame con la persona que necesite más ayuda.

Más tarde, aprendería que éste era el camino para salir de la confusión: ir en busca de lo más obvio.

A mi alrededor había varias personas gimiendo y retorciéndose. Sin embargo, una de ellas destacaba entre las demás: Russ, el veterano de Vietnam, que tenía unos sesenta años y había venido con Miguel, el amigo de mi familia. Vomitaba ruidosamente, gemía, parecía inmerso en un auténtico combate. Más tarde nos enteramos de que estaba pasándoselo muy bien y disfrutando de una batalla galáctica entre unos extraterrestres y unos seres mitológicos que por la descripción podían ser hindúes. No obstante, desde fuera, su estado daba motivos para inquietarse. Yo mismo no estaba seguro de querer acercarme a él, pero le informé a Ricardo de que nuestro amigo Russ era el que estaba peor.

—Llévame con él –replicó Ricardo de inmediato.

Russ nació en Colorado, en una localidad rural llamada Trinidad, donde durante su infancia hubo episodios violentos. Al llegar a la mayoría de edad, se alistó en el ejército y lo mandaron a Vietnam. Lo asignaron primero a la infantería, y luego lo transfirieron como paramédico a «los recogedores» (el personal de ambulancias). Su trabajo consistía en evacuar soldados que tenían heridas graves y estaban muriéndose. Según cuenta Russ, a su helicóptero lo derribaron a tiros al menos siete veces y cayó por fallos mecánicos al menos otras siete. Tuvo varias esquirlas incrustadas en el cuerpo y, en resumen, vivió un infierno. Había estado expuesto a los horrores de la guerra, a lo peor que un soldado puede llegar a ver.

Tras su estancia en Vietnam, y convertido en un adicto a la adrenalina, regresó a una sociedad que en su mayoría no simpatizaba con los veteranos. Recaló en un rancho en Colorado, con la idea de ir descomprimiendo poco a poco. Con el tiempo, volvió a estudiar, se graduó de la universidad, hizo una maestría en consejería y otra en trabajo social. Consiguió reintegrarse en la sociedad y siguió vinculado a la reserva del ejército. Había hecho casi toda su carrera en el ámbito de la salud, en el área administrativa y en recursos humanos.

A comienzos de la década de 1990, cuando empezó la guerra del Golfo, Russ empezó a tener síntomas de trastorno de estrés postraumático (TEPT). Oficialmente, este trastorno se define como un desorden mental que puede desarrollarse después de que una persona se ve expuesta a un evento traumático, como una agresión sexual, un combate bélico, un accidente de tráfico, o una amenaza para la vida de la persona.[1] Los síntomas incluyen pensamientos perturbadores o sueños relacionados con los acontecimientos, malestar físico o mental ante factores ligados al trauma, intentos de evitar estos factores relacionados con el trauma y alteraciones en los sentimientos y en la manera de pensar.

Durante la segunda guerra del Golfo, Russ empezó a sentirse peor. Sobre todo tenía dificultades para controlar la ira. En su lugar de trabajo, según nos contó él mismo, «la gente me tenía miedo. Los intimidaba a todos». Él mismo no lo sabía pero padecía estrés crónico. «Yo solía pensar que el TEPT era una farsa de diagnóstico hasta que empecé a vivirlo en mis propias carnes –nos explicó más tarde–. Cuando la gente hablaba del tema, yo suponía que, para empezar, había tenido una infancia complicada. Creía que eran simplemente personas débiles, que no sabían salir adelante. El despertar fue brutal. Es un diagnóstico en toda regla».

Con el paso de los años, su salud también se vio afectada y es posible que surgieran otras complicaciones por haberse expuesto al agente naranja. Después de un episodio de dolor en el pecho, le diagnosticaron una enfermedad coronaria arterial (ECA) y acabaron operándolo y poniéndole un *bypass* coronario. También lo trataron por hipertensión e hipercolesterolemia. En 1997, le colocaron también *stents* para que la sangre siguiera fluyendo hacia su corazón. En 1998, le diagnosticaron una diabetes tipo II y empezó a medicarse también para eso. (Las personas con antecedentes de ECA o dolencias cardiovasculares pueden no ser aptas para participar en ceremonias de ayahuasca, pues pueden sufrir un infarto o un derrame por la intensidad de la experiencia. Antes de unirse a la Nave Tierra, Russ consultó con su cardiólogo y pasó una prueba de esfuerzo cardíaco).

Finalmente, en 2003, a Russ le diagnosticaron TEPT. Entre 2003 y 2009, siguió un tratamiento psiquiátrico por TEPT en la Administración para Veteranos (VA, por sus siglas en inglés). Le recetaron fluoxetina (el Prozac genérico) y bupropion (también genérico, comercializado por distintas marcas). Durante cinco meses, asistió, además, a terapias individuales y de grupo.

A menudo, a los veteranos con TEPT crónico les recetan psicoactivos.[2] A muchos también les ofrecen alguna forma de TCC (terapia cognitiva conductual) para ayudarles a mitigar los síntomas de evasión y los sentimientos de culpa y a manejar la aceptación, la confianza y la intimidad.[3]

A otros se les trata con terapia de exposición prolongada, que puede ser bastante efectiva.[4] En esta terapia, el terapeuta anima a los pacientes a relatar sus memorias traumáticas una y otra vez, hasta que sus reacciones emocionales se difuminan. Otros pacientes logran mejorar con ejercicios de desensibilización y reprocesamiento por movimientos oculares (EMDR, por sus siglas en inglés). En esta última terapia, los pacientes relatan sus recuerdos perturbadores y reciben al mismo tiempo uno de los varios tipos de información sensorial binaria (es decir, que hacen movimientos de un lado al otro con los ojos). Al parecer, la práctica de estos movimientos interrumpe el procesamiento de los recuerdos traumáticos y diluye su intensidad emocional.

Russ había tomado medicación, había ido a psicoterapia y también había probado con los movimientos oculares. Estos tratamientos le ayudaban a controlar los síntomas, pero no estaba curándose. Según admitía él mismo, quizá en ese momento de su vida no estaba realmente abierto a ninguna terapia. Sin embargo, sí estaba interesado en la medicina tradicional. En Nuevo México, su abuela había sido yerbatera, curandera tradicional y también partera.

En 2009, Russ dejó poco a poco el Prozac para prepararse para el viaje a bordo de la Nave Tierra. Antes había dejado de tomar Wellbutrin (bupropion). Aunque la información que tenemos es limitada, sabemos que la ayahuasca puede interactuar con ciertos antidepresivos (los ISRS) y, por lo menos en potencia, generar un síndrome de sobrecarga de serotonina que es peligroso. Para minimizar los riesgos durante su tratamiento con plantas, Russ había suspendido su medicación de manera paulatina y controlada. Su propia impresión era que no se sentía muy distinto antes y después de suspenderla.

Antes de la primera ceremonia, el equipo encargado de tratarlo tuvo una primera consulta con Russ para evaluar sus antecedentes de salud físicos y mentales. Los curanderos le preguntaron por qué había ido al Amazonas. Russ afirma que no recuerda la respuesta, pero que es posible les mintiera. Los curanderos, sin embargo, notaron que traía a cuestas mucho estrés y se lo mencionaron. Russ lo negó y dijo que nunca se había visto como una persona estresada. Acordaron que estaban en desacuerdo.

Al consultar con el equipo, decidimos también suspender los medicamentos que tomaba para la hipertensión, la hipercolesterolemia y la diabetes durante los diez días que iba a durar el programa. A lo largo de la experiencia, fuimos monitoreando sus niveles de azúcar en sangre y su presión arterial, que se mantuvieron dentro de los límites normales mientras siguió la dieta *vegetalista*.

Cuando Ricardo y yo nos acercamos en esa primera ceremonia de la Nave Tierra, Russ se hallaba absorto por la experiencia. Cuenta que veía su cuerpo plagado de sanguijuelas negras que se abrían paso hasta su piel desde su estómago y sus intestinos. La ayahuasca, como dicen los shipibos, estaba extrayéndole la oscuridad. Su cuerpo supuraba las sanguijuelas, que salían correteando en todas direcciones. Curiosamente, Jared, otro tripulante que estaba sentado a su derecha, vio también estas criaturas. En las ceremonias de ayahuasca, puede ocurrir que varias personas vean lo mismo.

Me senté detrás de Ricardo, sin saber del todo qué estaba pasando. Después de observar a Russ unos momentos, Ricardo abrió con un ícaro implacable, como una ametralladora, que parecía adentrarse a más y más profundidad en Russ. En cuanto comenzó el canto, las sanguijuelas que veía Russ ya no rezumaban fuera de su cuerpo, sino que salían disparadas. Jared, que también las veía, tuvo la impresión de que Ricardo sacaba bichos cada vez más oscuros, que estaban más y más profundos. Algunos tenían clavos atados a ellos, y del cuerpo de Russ saltaban chispas azules. Jared, aterrado, veía estremecerse las chispas. Ricardo seguía con su ardua labor. Russ permanecía sentado en su estera, vomitando de vez en cuando.

Yo seguía sentado en la oscuridad, tratando de recomponerme. El ícaro duró unos quince minutos, y luego Russ se fue apaciguando. La limpieza chamánica había terminado. Ricardo estaba satisfecho.

—Sigamos, Joe –me dijo.

Teníamos que buscar a la siguiente persona que necesitara más ayuda.

Russ siguió teniendo potentes visiones toda esa noche. En su mayoría, eran visiones inspiradoras. Por ejemplo, cuando salió más tarde al baño, vio las estrellas conectadas unas con otras en una red de luz que atravesaba el cielo. Como tardaba en volver del baño, salí a buscarlo y me lo encontré allí, sentado con comodidad, y fascinado con unas hermosas serpientes de colores que lo rodeaban de la manera más amistosa. En la cosmovisión shipiba, estas serpientes coloridas suelen ser espíritus de la medicina de la ayahuasca. Y curan energéticamente a las personas.

Durante los diez días del programa, además de las ceremonias y la dieta *vegetalista*, Russ recibió también tratamiento individual con tamamuri (*Brosimum acutifolium*, un árbol de la selva) y ajo sacha (*Mansoa alliacea*, un arbusto tropical). Le recetaron estas plantas maestras para apoyarlo en su viaje y con sus problemas de salud, en particular con la diabetes. Como el resto de la tripulación de la Nave Tierra, recibió tres baños florales durante nuestra estancia. Según decía, los baños le encantaban, y sentía que lo limpiaban y le infundían paz.

Después de esta intensa primera ceremonia, Russ participó en las otras cuatro que formaban parte del programa. Durante esos diez días, experimentó una mejoría significativa. El siguiente es el testimonio de sus experiencias con la medicina tradicional de plantas amazónicas:

La primera noche tomé la medicina, yo la llamo medicina, y fue como si se me hubieran disparado todas las sinapsis del cerebro. No puedo imaginarme ninguna otra terapia con un efecto parecido. Creo que me permitió reconfigurar mis patrones, mis neuropatrones.

De lo que más me arrepiento, con esto del TEPT, es de cómo fui con mis hijas. Con mis niñas. Creo que les hice mucho daño. Y es muy duro admitir eso. Si estaba en cualquier otra parte, la gente podía pensar: «qué tipo tan agradable, es un amor, es tan amigable y tan desenvuelto».

Ahora sé por qué hago ciertas cosas, por qué era como era con mis niñas. Era demasiado intenso con ellas, sobre todo con la hora de volver a casa. *¡No llegues tarde!* En Vietnam, cuando alguien se retrasaba teníamos que ir a buscarlo, porque quería decir que estaba en problemas. Y eso se me quedó en la mente toda la vida. Eso no fue bueno.

En una de las ceremonias, fui a visitar a mis hijas donde viven ahora. Estaban dormidas porque era tarde. Las miré y les pedí disculpas por todo lo que las hice sufrir. También hablé con mi madre y con mis abuelos, que están muertos, así como te estoy hablando a ti. Fue algo muy muy potente.

Con mi madre tenía asuntos pendientes. Cuando ella se estaba muriendo de cáncer, me preguntó: «Si las cosas se ponen mal, ¿tú me asfixiarías con la almohada?». Yo no me sentía capaz. Me lo dijo dos días seguidos y después yo me sentí muy culpable. Ella era muy fan de Kerkovian, y fue justo en la época en la que ese médico empezó a tener problemas. En la ceremonia, hablé con ella como estamos hablando ahora. Y ella me dijo: «Hijo, yo no debí pedirte eso. Siento haberlo hecho. Eso estuvo muy mal».

Estos contactos espirituales le ayudaron a Russ a reconciliarse con su comportamiento en el pasado y con sus seres queridos. En el reino místico, logró deshacer los bloqueos que tenía con sus hijas y con su madre. También consiguió abrir su mente a posibilidades más amplias de comprensión. Consiguió perdonar. El resultado de su programa en la Nave Tierra fue espléndido. Experimentó una limpieza chamánica, la «reconfiguración de sus neuropatrones», la dieta, los tratamientos con plantas y una mejora en su salud física. Cuando nos marchamos, se sentía más limpio.

Unos meses después de volver de Perú, Russ se apuntó a un programa integral intensivo para el TEPT en la Administración de Veteranos en Tucson. En sus palabras, «ese programa integral me sirvió mucho. Nunca habría ido si no hubiera hecho el trabajo que hice en Perú». También se unió a un grupo de terapia de TEPT y ha empezado a ayudar a otras personas que padecen este desorden, incluidos algunos jóvenes veteranos de regreso de Oriente Medio. Sigue viviendo en Arizona y parte del tiempo en Colorado. No ha vuelto a tomar medicamentos psiquiátricos desde su viaje en la Nave Tierra. Sólo usa ocasionalmente marihuana con fines medicinales.

En 2014, Russ acudió al centro Nihue Rao para un tratamiento de tres semanas de MTPA. Ese mismo año, los dos presentamos su caso en el Southwestern College of Naturopathic Medicine (Colegio de Medicina Naturópata del Suroeste, SCNM por las siglas en inglés) en Grand Rounds. Russ describió allí su segunda experiencia en términos muy distintos: «Este último viaje fue muy diferente del primero. Fue una curación más física». Durante su estancia en Nihue Rao, que fue su segundo viaje a Perú, Russ tomó unas dosis más reducidas de ayahuasca. Durante las ceremonias, no tuvo experiencias tan visuales, pero volvió a experimentar que estaba purgándose y curándose. Su salud siguió mejorando.

Cuando se apuntó a la Nave Tierra, pesaba 112 kilos; cuando presentamos su caso en la SCNM, cinco años más tarde, había bajado a 86. Estaba mejor de la hipertensión y la diabetes, y le habían reducido la medicación para ambas dolencias. Desde entonces, tampoco ha tenido problemas cardíacos.

En la presentación en Grand Rounds, alguien le preguntó qué había ganado en el proceso.

—Creo que he conseguido perdonarme por muchas cosas que he hecho –contestó Russ–. Pienso que uno tiene que perdonarse para que otras personas puedan perdonarlo… Tiene que poder ayudarse, como mínimo, a sí mismo.

Russ habló ese día del perdón. Con el tiempo, yo mismo he llegado a valorar más plenamente su poder curativo. El célebre psiquiatra suizo Carl Jung comentaba que el perdón se encuentra en la encrucijada entre la espiritualidad y la psicología.[5] Su función es la de tender un puente entre la religión y la ciencia, representa un proceso místico fundamental en muchas tradiciones espirituales y un proceso psicológico vital para sobreponerse a la culpa.

El perdón, en última instancia, es una facultad de la psique, o del alma. A través de él, y de otras facultades semejantes como la gratitud, la compasión y el amor, conseguimos resonar con energías espirituales más elevadas. Los actos de perdón tienen efectos en todo el paisaje psíquico, que incluye tanto sueños como fenómenos psicoespirituales, psicológicos, psiquiátricos, psicodélicos y psicosomáticos. En resumen, el perdón es el proceso espiritual que cura el cuerpo emocional.

Para perdonarse a uno mismo, hay que empezar por un concepto mental y por una intención. Uno piensa en perdonar y trata de hacerlo. Sin embargo, hasta que no lo siente no ocurre nada. Una vez que logra sentirlo con su ser emocional, con el corazón y con el alma, algo empieza a cambiar. Soltamos y aceptamos. El proceso espiritual del perdón nos cura emocionalmente. Y esta mejoría emocional conduce a una mejoría tanto psicológica como física. La ayahuasca puede ayudarnos en este proceso, tal como le ocurrió a Russ. Nos guía a nivel místico más allá de nuestros prejuicios mentales y nos permite volver a nuestro corazón.

¿Qué fue lo que hizo Ricardo esa noche loca en la maloca, cuando desencadenó sus ícaros sobre Russ? Él mismo afirmó que estaba limpiándolo de las energías acumuladas del trauma y de la guerra, y expulsándolas de su corazón, de su alma y de su cuerpo. Veía estas energías nocivas en sus visiones y las sacaba con su imaginación, con su medicina, con su canto. Esta limpieza del cuerpo energético es también una limpieza del cuerpo emocional. Despejar la energía del trauma, expulsar esta energía *oscura* (el término que usan los shipibos) del cuerpo emocional suele entrañar un proceso visceral, una purga física. Las emociones, como sabemos, se experimentan a nivel físico. Por esto mismo las purgas emocionales tienen lugar con frecuencia a través de procesos físicos como las lágrimas, la risa, e incluso el vómito y la diarrea.

A través de las ceremonias, Russ accedió en un estado de consciencia mística y pudo abordar así su propio pasado con más calma y comprensión. Las visiones de la ayahuasca le brindaron la oportunidad de comunicarse con su madre y con sus hijas de una manera muy real desde el punto de vista emocional. La planta lo guio en el proceso de perdonarse a sí mismo. Una vez que él consiguió aceptarse, se le abrieron las puertas a un mundo más allá de sí mismo, a un universo más grande. Se dio cuenta de que podía mejorar su vida de distintas maneras. Encontró motivos para tener esperanza. Esta mejoría a nivel del pensamiento ha sido asociada a un estado psicológico mejor, un mayor bienestar físico y un mejor funcionamiento de la función inmune.[6,7]

La Nave Tierra nos deparó diez días increíbles y supuso un paso crucial en el camino al que me había llevado la llamada del río. Por primera vez, seguí una dieta de aprendizaje tradicional y «ayudé» a Ricardo en la ceremonia de ayahuasca. Aún más, mientras trataba de apoyar a mis compañeros de travesía, tuve ocasión de ver de cerca cómo la sanación tradicional podía impactar un diagnóstico occidental establecido, como el TEPT. La experiencia de Russ me demostró que la ayahuasca y la MTPA podían lograr avances clave en enfermedades de larga duración. Cuatro décadas después de su rotación en Vietnam, Russ empezó a curarse en el Amazonas.

Capítulo 9

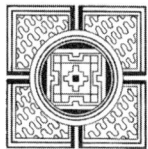

El cuerpo emocional

> La emoción surge en el lugar donde se encuentran la mente y el cuerpo. Es la reacción del cuerpo a la mente, o, podríamos decir, el reflejo de la mente en el cuerpo.
>
> Eckhart Tolle

La mejoría emocional de Russ abrió la puerta para que siguiera curándose a nivel físico y mental. La medicina chamánica de plantas funciona así: sana el cuerpo emocional y por esta vía cura el cuerpo-mente. En este capítulo examinaremos cómo funciona este tratamiento tradicional y cómo tiene lugar este proceso.

Durante otra presentación del caso de Russ, esta vez en San Diego, se me acercó un veterano de la guerra de Iraq. Según me contó, durante la guerra, había matado de un tiro por accidente a su mejor amigo. Había dejado el servicio activo y había comenzado a hacer psicoterapia. Gracias a ella había logrado aceptar el trágico incidente como un accidente, pero no conseguía perdonarse a sí mismo: *emocionalmente*, no lograba desprenderse de la culpa. Andando el tiempo, había encontrado el camino hasta una ceremonia de ayahuasca. En ella, había logrado absolverse a nivel emocional y soltar la culpa. Eso le había permitido empezar a curarse.

Para remontar un TEPT hay que curarse emocionalmente, a un nivel profundo que al que los pensamientos de la mente no llegan a acceder. La medicina psicodélica promueve esta sanación profunda a través de un enfoque holístico, que es a la vez psicológico, emocional y espiritual. Desde una perspectiva psicológica, la ayahuasca ablanda el juicio moral y destraba creencias enquistadas acerca del pasado.[1,2] Desde una perspectiva chamánica, este reblandecimiento y la expansión consecuente dan pie a una mayor aceptación y abren la puerta a nuestro ser emocional más profundo. El perdón comienza en la mente, pero sólo puede culminar en el corazón.

A menudo me he preguntado cómo podría medirse el efecto del perdón y la sanación espiritual asociada con él. Como he relatado, antes de la travesía de la Nave Tierra, Paul Mills participó conmigo en Colombia en la conferencia Tukuymanta. Sabía que yo viajaría después a Iquitos con el grupo y me sugirió que recopilara datos anecdóticos del «antes y después» empleando un cuestionario llamado Escala de Dominio Personal (Personal Mastery Scale). Esta escala arroja una puntuación teniendo en cuenta cuán de acuerdo o en desacuerdo estamos con las siguientes afirmaciones (ver tabla):[3]

	Muy en desacuerdo	En desacuerdo	De acuerdo	Muy de acuerdo
1. No puedo solucionar los problemas que tengo.	0 ☐	1 ☐	2 ☐	3 ☐
2. A veces creo que me presionan a hacer las cosas.	0 ☐	1 ☐	2 ☐	3 ☐
3. No tengo apenas control sobre las cosas que me pasan.	0 ☐	1 ☐	2 ☐	3 ☐
4. Puedo hacer prácticamente todo lo que me proponga.	0 ☐	1 ☐	2 ☐	3 ☐
5. Con frecuencia me siento impotente ante los problemas de la vida.	0 ☐	1 ☐	2 ☐	3 ☐
6. Mi futuro depende sobre todo de mí.	0 ☐	1 ☐	2 ☐	3 ☐
7. Es poco lo que puedo hacer al respecto de las cosas importantes de mi vida.	0 ☐	1 ☐	2 ☐	3 ☐

Las respuestas a este cuestionario sirven para evaluar cuánta fe tenemos en la vida y en nosotros mismos. Las puntuaciones altas se asocian a una mayor habilidad para lidiar con el estrés, tanto físico como psicológico, y también con un funcionamiento más eficiente del sistema psiconeuroendocrino-inmunológico (PNEI, por sus siglas en inglés), responsable de nuestra respuesta al estrés y nuestro sistema inmune.[4-7]

Russ completó el cuestionario antes y después de unirse a la Nave Tierra. Tras la experiencia en Iquitos, obtuvo una puntuación más alta y se sintió también más esperanzado. Esta puntuación más alta sugería que también su sistema de respuesta al estrés y su sistema inmune se habían fortalecido. La profunda mejoría emocional que experimentó trajo también consigo una disminución de los síntomas de su TEPT. La estabilización de su presión arterial y su mejoría en términos de su salud mental indicaban que la curación había tenido lugar dentro de su cuerpo físico.

El tratamiento chamánico con plantas ayudó a Russ a remontar su TEPT por el efecto que tiene en la red fisiológica conocida como PNEI (por sus siglas en inglés), que vincula la psicología de la persona con sus sistemas nervioso, endocrino e inmune. Esta red fisiológica es lo que se conoce como cuerpo emocional en otras tradiciones médico-filosóficas como el Ayurveda y la medicina tradicional china. Según todas ellas, nuestra salud emocional, bajo la influencia de nuestro sistema de creencias, se refleja en nuestra fisiología emocional, es decir, en el funcionamiento de la red PNEI.

En el origen de los trastornos de estrés postraumático hay siempre un trauma emocional. Este trauma se aloja en el cuerpo emocional, o, lo que es lo mismo, en la red PNEI. En su primera ceremonia de ayahuasca, el propio Russ vio esta energía atrapada bajo la forma de las sanguijuelas negras que reventaban y salían desde el fondo de su ser. Cuando el trauma emocional se enquista, suele perturbar múltiples elementos del cuerpo emocional, por ejemplo, causando miedo y ansiedad (en el ámbito psicológico), reacciones desproporcionadas de «lucha o huida» (en el sistema nervioso), niveles anormales de adrenalina y cortisol (en el sistema endocrino/hormonal) e inflamaciones incontrolables (en el sistema inmune).[8-10]

Las investigaciones sobre la red PNEI evidencian una y otra vez la conexión bioquímica entre la mente y el cuerpo y las manifestaciones fisiológicas de las perturbaciones emocionales. Por ejemplo, se ha comprobado que la depresión perjudica nuestra habilidad para combatir la enfermedad (desde una tos o un catarro hasta un cáncer), y que el estrés crónico aumenta la presión arterial. Como se ha dicho tantas veces, la mente y el cuerpo están conectados. Eckhart Tolle, el conocido autor y mediador, lo describe de una manera que me parece muy elocuente: «La emoción surge en la encrucijada donde se encuentran la mente y el cuerpo». En otras palabras, es el puente que las conecta. La red PNEI encarna este puente.

Para los onanyabo shipibos un TEPT como el de Russ es un problema espiritual, causado por las energías acumuladas del trauma y de la guerra. Estas energías generan disfunciones en el cuerpo emocional y las partes que lo componen. La enfermedad espiritual, para emplear los términos tradicionales, se manifiesta también como enfermedad en el cuerpo emocional.

Uno de los bastiones de este cuerpo emocional es el sistema de respuesta al estrés que está implicado en las reacciones del tipo «lucha o huida». Este sistema abarca el hipotálamo (situado en el cerebro límbico y esencial para procesar las emociones), la glándula pituitaria (también en el cerebro límbico) y las glándulas adrenales (glándulas endocrinas situadas encima de los riñones). Conocido también como el eje HHA (eje hipotalámico-hipofisario-adrenal), controla la producción de hormonas del estrés, a saber, la adrenalina y el cortisol.

El eje HHA es un elemento central de nuestro cuerpo emocional, que desempeña un papel clave en las enfermedades relacionadas con el estrés e influye en la manera en que nuestro cuerpo combate la enfermedad y la inflamación. En la actualidad, es objeto de un número creciente de estudios relacionados con el TEPT. La curación emocional, ya sea fruto de técnicas místicas o de otras técnicas, puede llegar a sanar el TEPT porque potencia la función del eje HHA y de otros elementos del cuerpo.

La medicina psicodélica sigue siendo un campo promisorio para tratar el TEPT y otros problemas de origen emocional. Tanto en Estados Unidos como en otros países, se están realizando investigaciones particularmente interesantes sobre el uso de MDMA en la psicoterapia para tratar el TETP.[11-14] Además del efecto que tienen en la RND, los medicamentos psicodélicos como el MDMA y la ayahuasca actúan directamente sobre el sistema límbico, que es la central de procesamiento emocional del cerebro.[15-18] Este componente clave del cuerpo emocional actúa también como sistema de integración sensorial, es decir, que integra nuestra experiencia del mundo exterior con lo que sentimos por dentro (interocepción).

Cuando me embarqué en 2009 en la Nave Tierra, no estaba muy al tanto de estas investigaciones sobre el TEPT y el cerebro límbico. Sin embargo, había observado y comprobado que la medicina de plantas y las prácticas de orientación espiritual podían facilitar una mejoría emocional profunda, incluso en casos difíciles como el de Russ.

Cuando volví a casa, y cuando regresé de nuevo a la selva, seguí interesándome por la investigación sobre el cuerpo-mente. Sobre todo, me interesaba averiguar qué ocurría en las ceremonias de ayahuasca. Quería aprender más sobre el curanderismo.

Capítulo 10

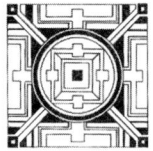

Los comienzos del Centro Espiritual Nihue Rao

> Todos los caminos son el mismo: no van a ninguna parte…
> ¿Este camino tiene corazón? Si lo tiene, es un buen camino; si no, no sirve.
>
> Carlos Castaneda, *Las enseñanzas de Don Juan: una forma yaqui de conocimiento*

Después del programa de la Nave Tierra, viajé a Pucallpa para seguir con mi dieta de coca de un mes con Rolando. Estuve con él una semana, en un tambo remoto a orillas del lago Yarinacocha. Regresé luego al centro en Iquitos en la última semana del proceso.

Ésta fue mi primera experiencia de una *dieta de aprendizaje*. Aunque el proceso es similar al de las dietas curativas, el objetivo de estas dietas es *aprender* el saber curativo de las plantas. A menudo, son también dietas más estrictas y duran más tiempo. Por supuesto, uno puede curarse durante una dieta de aprendizaje; pero la meta principal es incorporar la medicina espiritual de la planta maestra en cuestión. En la tradición de Ricardo, si uno acumula dietas de aprendizaje, fortalece y diversifica su propia capacidad de curar. Éste es el camino para convertirse en curandero en la tradición shipiba.

A diferencia de la cocaína, su conocido derivado,* la coca es un ser vivo. Las culturas andinas de Bolivia, Perú, Ecuador y Colombia le atribuyen un gran valor medicinal. Es también extraordinariamente nutritiva y rica en minerales esenciales y vitaminas. Para los incas, era la más sagrada de las plantas medicinales. Los shipibos del Amazonas la cuentan también entre sus plantas maestras. Según me habían dicho, gracias a la dieta la coca me ayudaría a comprender su propia medicina y me conectaría con las energías espirituales de los incas.

Los maestros me advirtieron también que en un mes no alcanzaría a conectar verdaderamente con el espíritu de la planta. Como mínimo, recomendaban seis meses. Sin embargo, yo todavía estaba explorando la medicina shipiba y no estaba preparado para asumir esa clase de compromiso.

Disfruté de esa dieta de un mes, aunque no tenía del todo claro cuáles eran sus beneficios. Conocía a otros extranjeros que habían hecho dietas de aprendizaje y habían tenido experiencias increíbles. Hablaban de sueños elaborados y largas conversaciones mentales con los espíritus de las plantas maestras en pleno día, y también de visiones de ayahuasca. Mi experiencia no fue ésa. Para mí, la dieta de aprendizaje fue más bien un proceso sutil.

En la última noche de la dieta, durante la ceremonia de ayahuasca, vi fugazmente unos espíritus ataviados con trajes incas. Puede que fueran fruto de mi imaginación, o una proyección, o tal vez ésa fuera la conexión que estaba buscando… La visión, en cualquier caso, me animó a continuar con la dieta más adelante.

Mientras yo estaba aún en Perú, Miguel regresó a Phoenix. También él había tenido una experiencia transformadora a bordo de la Nave Tierra. En concreto, había visto el ciclo de violencia que había vivido su familia en el pasado y había entendido cómo esto afectaba a su propia familia. Al volver a Arizona, había compartido estas vivencias con mis padres, que todavía tenían sus dudas al respecto de mis indagaciones amazónicas. También le habló a mi padre de los avances que había

---

* La cocaína es una sustancia química aislada mediante un proceso que normalmente incluye poner hojas de coca en remojo en gasolina.

hecho Russ. El propio Miguel estaba cambiado y mi padre se mostró muy interesado en los cambios de Russ.

Al término de la dieta, también yo volví a Estados Unidos, de nuevo al laboratorio y a mi trabajo como médico a tiempo parcial. Poco después, tuve ocasión de comentar con mi padre mis experiencias en la Nave Tierra. Hablamos por teléfono, durante unos veinte minutos. Quería saber qué les había pasado a Miguel y a Russ en la ceremonia. Yo le conté algunos detalles misteriosos. En realidad, ésa fue la única vez que pude hablar con él de médico a médico. En junio de 2009, un par de meses más tarde, falleció. Aunque no hubo autopsia ni ingreso hospitalario, parece que murió de un infarto. En el otoño, regresé a casa en Arizona para ayudar a organizar sus cosas y compartir el duelo con mi familia.

Al cabo de un tiempo, solicité la licencia para ejercer en Arizona y empecé a trabajar en Phoenix como médico *per diem*. Esto me permitía aceptar trabajos puntuales de dos o tres meses y me daba la flexibilidad que necesitaba para seguir estudiando la medicina de plantas amazónica.

El turismo de la ayahuasca

Fue por esa época cuando empecé a enterarme de los problemas que rodean al turismo de la ayahuasca. El creciente número de visitantes que viajan al Amazonas en busca de *la medicina* han supuesto una bendición económica en lugares como Iquitos. Esta nueva economía ha dado paso a muchos centros de sanación nuevos e, inevitablemente, a un número también creciente de charlatanes. Internet se ha poblado de historias de experiencias extraordinarias, que potencian una visión ya confusa y demasiado romántica de la cultura tradicional de la ayahuasca. Al mismo tiempo, muchas personas frustradas han visto en ello una oportunidad para aprovecharse de los ingenuos aventureros extranjeros.

El curanderismo de la ayahuasca siempre ha tenido su lado oscuro. Como en tantos otros ámbitos, este lado oscuro se ceba en el poder y la manipulación de los demás. Muchos turistas han seguido consejos equivocados de falsos curanderos. Otros han caído en manos de personas con intenciones aún más oscuras. El riesgo es más grave para las mujeres, en particular si buscan sanar de experiencias previas de abuso sexual. Se han presentado varios casos de acoso e incluso violaciones perpetradas por algunos chamanes durante las ceremonias. La población local está al tanto del problema. Sin embargo, los extranjeros no están tan bien informados.

Como suelo advertir siempre, los visitantes extranjeros deben elegir con mucha cautela con quién toman ayahuasca. La mejor opción es hacerlo con un maestro de fiar del que se tienen referencias personales. Cuando en Perú estuvieres, como dice el refrán, haz lo que vieres. Lo más recomendable es acercarse con cautela al curanderismo e indagar lo máximo posible acerca de la reputación y la integridad del maestro con el que uno quiere trabajar.

Enterarme de estas conductas poco éticas y dañinas fue una desilusión. Por otra parte, una y otra vez, he sido testigo de los profundos efectos de la ayahuasca y otras plantas medicinales. Con el paso de los años, exploré también distintas tradiciones. Participé en ceremonias con un curandero kamsá de Colombia, con un curandero ashaninka de Perú y con un curandero mestizo del área de Iquitos. Conocí curanderos muy hábiles, y también muy éticos. La tradición shipiba, sin embargo, siguió siendo la que más despertaba mi interés. En algunas de las otras, los curanderos facilitaban la experiencia del grupo, pero no se involucraban en curaciones individuales, y este tipo de práctica de persona a persona era lo que más me atraía como médico. Por lo demás, la lengua de los shipibos sigue estando bastante viva y me pareció que sus vínculos con sus raíces precolombinas eran más sólidos.

Tras un par de viajes más por Sudamérica, regresé a Iquitos en julio de 2010 para trabajar con Ricardo Amaringo. Conocía de primera mano la potencia de sus ícaros y había sido testigo de sus efectos en otros. Además, me impresionaba su sensibilidad con respecto a mi campo de consciencia. Cuando me cantaba, me parecía que estaba monitoreándome el pensamiento. Si yo le prestaba atención a algo, él me seguía de inmediato. Por ejemplo, si me fijaba en mi hombro derecho, él estiraba el cuello y se fijaba en mi hombro. Si me centraba en mi estómago, él le cantaba a mi estómago. Finalmente, Ricardo entendía lo importante que era proteger a las mujeres vulnerables durante las experiencias curativas. Más de una vez, hablamos de la importancia de crear un entorno ceremonial seguro para ellas.

Durante esa estancia en Iquitos, completé una nueva dieta de coca de cuatro semanas bajo su dirección. Con la dieta, buscaba sobre todo algo de claridad acerca de mi futuro y su relación con la medicina tradicional amazónica.

En parte, empezaba a sentir que esos viajes estaban distrayéndome de mi carrera. Para ser francos, también me daba cierta vergüenza estar tan interesado en una práctica espiritual que involucraba el uso de una sustancia que alteraba la mente. En resumen, estaba muy dividido. En Sudamérica, la ayahuasca podía ser un componente importante de la medicina tradicional amazónica. Yo mismo había presenciado sus efectos. Sin embargo, para la cultura estadounidense, era un alucinógeno *new age*, propio de hippies y espíritus libres, pero no de médicos serios.

Le pedí a Ricardo que me ayudara entender por qué yo mismo seguía viajando al Amazonas a tomar ayahuasca. Él respondió que no podía decírmelo directamente, pero que le imploraría a los espíritus que me lo explicaran. En realidad, era mi mente la que estaba batallando. En mi corazón, yo sabía ya que la ayahuasca y el curanderismo tenían un poder curativo que nunca había visto antes. Yo mismo lo había sentido, y era algo tan real como cualquiera de las lecciones que había recibido en la facultad.

En una de las visiones más significativas que tuve durante la dieta, me vi sentado en una especie de oficina mágica en la selva. La oficina misma era una construcción sencilla de madera, con un escritorio y una silla. Sin embargo, en su interior, todas las superficies (las paredes, los muebles, el cielo raso, el suelo) brillaban con resplandores anaranjados, amarillos y blancos. En los colores se dibujaban las plantas maestras de los shipibos y sus diseños se desplazaban a través de la habitación. Fluían con una vibración viva, con una inteligencia palpable: con la inteligencia de las plantas. Yo me sentaba en el suelo y sus energías me envolvían, fluyendo a mi alrededor, por encima y por debajo. En un momento dado, vi que el escritorio y el propio suelo estaban abarrotados de libros y papeles. Tuve la sensación de que estaba atisbando un futuro posible. Era una visión acerca de los estudios académicos que podía hacer dentro de la tradición amazónica en la selva.

En los días posteriores, Ricardo me contó que quería empezar su propia carrera como maestro. Llevaba años de aprendiz y se sentía preparado para establecerse por su cuenta. Durante esa misma visita, conocí a dos compañeros de viaje, Cvita Mamic, de Alberta, Canadá, y su entonces novio (y ahora su marido) Markus Drassl, del sur del Tirol, en Italia, que llevaban varios meses haciendo una dieta de curación en el centro. Habían pasado mucho tiempo con Ricardo y, como yo, eran admiradores de sus tratamientos. El propio Ricardo había compartido sus planes con otra pareja, Soi Bari y Flor, que eran amigos míos. Nos invitó a todos a trabajar con él, para hacer realidad su sueño de fundar un nuevo centro de sanación.

La prioridad del nuevo centro iba a ser la seguridad de los pasajeros, sobre todo de las mujeres. Ricardo había ubicado ya un lote y nos preguntó si estábamos dispuestos a invertir y a ayudar a administrarlo. En cuanto me hizo la propuesta, se disiparon mis dudas sobre el rumbo que debía tomar mi vida. La experiencia con la Nave Tierra había sido el trabajo más gratificante que había hecho nunca. Quería seguir trabajando en ese tipo de trabajo médico, en una medicina espiritual. Al instante, supe que quería ser parte del nuevo centro.

El nacimiento de Nihue Rao

Al cabo de unos días, fuimos a visitar el lote. Estaba a una hora y media de Iquitos, por una carretera que después de media hora se convertía en un camino sin pavimentar. Pasamos por una comunidad rural llamada Zungarococha y por el río Nanay. Luego dejamos atrás varias aldeas, incluida Llanchama, cuyos pobladores serían más tarde nuestros vecinos. Nuestro otro vecino sería la gran Reserva Nacional Allpahuayo Mishana.

El terreno tenía unas nueve hectáreas en total. Los propietarios anteriores habían desbrozado una franja central bastante amplia para sembrar yuca y producir carbón. Decidimos comprarles el lote entre todos. Ricardo estaba especialmente interesado en él, porque albergaba un bosquecito de árboles nihue raro, que son poco comunes y sagrados en la tradición shipiba. Por apenas seiscientos dólares, me convertí en uno de los primeros inversores de lo que más tarde se llamaría Nihue Rao Centro Espiritual. Elegimos el nombre para capturar los elementos shipibos y mestizos del personal del centro. Nihue Rao, como ya he dicho, es el nombre de árbol sagrado en shipibo (*nihue* significa «viento» o «aire», y *rao,* «medicina», entendida como la medicina de la planta). Añadimos en español las palabras *Centro Espiritual* para honrar la cultura mestiza que predomina en Perú y en buena parte de Latinoamérica.

Al día siguiente, fuimos los seis juntos a hacer el papeleo. Yo completé mi mes de dieta para adquirir más experiencia y comprensión de la tradición shipibas. Durante una ceremonia memorable, fui testigo de cómo operaba un ícaro. Esa noche el té de ayahuasca no estaba haciéndome mucho efecto y ya había renunciado a tener visiones. Me tumbé para descansar, pero cuando volví la cabeza vi a uno de los onanyabo cantándole a alguien más. El pasajero estaba tendido bocarriba y el maestro estaba sentado a su lado. De repente, mientras cantaba, vi que su ícaro cobraba forma: se convirtió en un remolino brillante, que se proyectaba desde su boca hasta el abdomen del paciente. Era un vórtice de energía, que ondulaba con la melodía de la canción, y los «bordes» vibraban hasta encajar con la frecuencia de la energía corporal del paciente. Esta última era un complejo entramado de cuentas vibrantes e iluminadas. Como el ícaro se dirigía al abdomen, la energía del vórtice se fundía con las cuentas e iba abriendo una especie de túnel, un periscopio energético hasta el interior del abdomen mismo.

Estiré el cuello a un costado del onanya y miré dentro del remolino del túnel. Por un momento, vi los órganos internos del paciente, igual que los habría visto durante una cirugía en el quirófano. El maestro también los veía: estaba escaneándolos gracias al ícaro. La canción continuó, pero el vórtice se volvió en otra dirección y la visión se difuminó.

Al día siguiente, le expliqué a Ricardo lo que había visto.

—Así es –me dijo él simplemente, y me confirmó que estaba empezando a aprender algo.

Cuando concluí la dieta de coca, volví a Arizona. Entre los socios originales de Nihue Rao hubo cambios y el grupo original se redujo a

Ricardo, Cvita y yo. Habíamos confiado en contar con un equipo más grande para compartir el trabajo, pero no iba a ser así. En esa época yo aún no conocía bien a Cvita, pero con el tiempo se ha convertido para mí en una hermana. Es una sanadora hermosa y brillante y una mujer de negocios de armas tomar. Tenía experiencia como administradora y, además, era una exitosa artista visual. Los tres combinamos nuestras habilidades respectivas (en curanderismo, gerencia, arte, medicina alopática y sanación espiritual) para construir el nuevo centro.

En diciembre de 2010, Cvita y yo empezamos a enviarle dinero a Ricardo y él empezó a supervisar las primeras obras en Nihue Rao. Aunque parecía una apuesta incierta, descubrimos que tanto él como su equipo eran responsables y estaban comprometidos con el proyecto. Las primeras construcciones las levantaron sin herramientas eléctricas (tampoco había electricidad en medio de la selva). Ricardo contó con la ayuda de nuestro amigo portugués Paolo y su familia, de nuestros amigos peruanos Tito y Hugo y de todo un contingente de dedicados obreros. Para Año Nuevo, la maloca estaba casi hecha, y en la primavera de 2011 Nihue Rao abrió sus puertas a los primeros huéspedes.

Capítulo 11

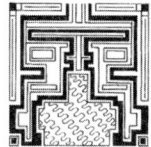

El efecto placebo y la tos inexplicable

El amor por uno mismo no tiene sustituto.

Anónimo

En abril de 2011, llegué a Nihue Rao listo para trabajar. Esa primera época fue bastante difícil: vivíamos con lo mínimo y el negocio tenía muchos altibajos. La reputación de Ricardo como curandero nos mantenía a flote. Gota a gota, los pasajeros iban viniendo.

Para el verano de 2011, teníamos un equipo de tres onanyabo shipibos al frente de las ceremonias. El principal era Ricardo y su asistente era Julián Arévalo, que estaba llegando al final de la treintena. También se nos unió su madre, Olivia Arévalo, que por entonces tenía unos setenta años. Olivia es una persona conocida dentro de la comunidad shipiba, y ha practicado la tradición desde su juventud. Antes de venir a Nihue Rao, ya había trabajado con extranjeros en algunos centros vecinos.

Los ícaros de Olivia son particularmente hermosos y muy hipnóticos. Sus canciones me hacen pensar en una serie de engranajes en movimiento. Como las visiones, son un caleidoscopio de energías en acción. Su hijo Julián es un talento natural y se ha criado en la tradición. Tal vez por eso era algo menos disciplinado. Sin embargo, posee realmente el don de curar, y el de la visión mística, y sus ícaros contribuyeron a construir la reputación de Nihue Rao.

En las ceremonias, uno de mis trabajos era llevar a la gente al baño y conducirla ante los maestros para las curaciones individuales. Al comienzo, lo hacíamos entre Cvita y yo. De cuando en cuando, Ricardo me mandaba también a apaciguar a alguien que lo estaba pasando mal. Por lo general, yo me sentaba a su lado. A veces intentaba calmarlos con soplos y murmullos. Otras veces rezaba por ellos. Aprendí que, con la intención adecuada, también podía ayudarlos a calmarse con el humo de los mapachos.

En otras ocasiones, Ricardo me pedía que les soplara salpicándolos con agua florida. Agua de Florida (un perfume a base de alcohol) a los pasajeros abrumados por el efecto. El olor servía para que recobraran el sentido. Fue así como empecé como aprendiz extraoficial de Ricardo. Mi misión era permanecer alerta en la ceremonia y seguir sus órdenes. A veces también tomaba ayahuasca, pero me cuidaba de no pasarme de la raya. A la mañana siguiente, nos sentábamos todos juntos y repasábamos las experiencias de la víspera. Ajustábamos los tratamientos y nos preparábamos para la siguiente ceremonia. Estos intercambios son semejantes a las rondas hospitalarias, en las que el equipo médico repasa los sucesos de la noche. Durante la conversación, yo les contaba también mis experiencias a los curanderos. Julián tiene realmente un «tercer ojo», y su habilidad para leerme el pensamiento me sorprendió más de una vez.

Un poco de magia blanca

Una mañana, le pregunté a Julián por algo que me había cantado la noche anterior. Por lo general canta en shipibo, pero de vez en cuando dice algo en español. La víspera, había dicho la palabra «libro». Supuse que en shipibo no existía una palabra para libro y que por eso usaba la palabra en español. «Estos chamanes supersticiosos –fue lo primero que pensé cuando la oí en medio del canto– seguramente quieren que yo deje de leer algún libro». En ocasiones, desconfiaban de las energías asociadas con ciertos libros.

Le pregunté por qué me había hablado de un libro en su canto.
—Ahora mismo estás leyendo un libro, ¿no?
—Sí –le dije–, estoy leyendo un libro.
—Qué interesante, muy interesante… –comentó–. ¿De qué trata?
—Es acerca del efecto placebo.
—Eso es magia blanca –dijo Julián–, muy interesante.

Era una idea bonita: que el efecto placebo fuera magia blanca. El libro en cuestión, *The Placebo Effect*, presentaba diversas opiniones sobre el papel de los placebos en la medicina moderna. El capítulo que más me gustaba lo había escrito el doctor Howard Brody, y se titulaba «The Doctor as Therapeutic Agent: A Placebo Effect Research Agenda» («El medico como agente terapéutico: un programa de investigación sobre el efecto placebo»).[1] En palabras del doctor Brody:

> El placebo suele tener un efecto positivo cuando el significado de la enfermedad que el paciente experimenta se altera de forma positiva. Este significado depende al menos de tres componentes: que el paciente reciba una explicación comprensible y satisfactoria de su enfermedad; que perciba que lo cuidan y se preocupan por él; que le ofrezcan una promesa más amplia de que podrá dominar o controlar los síntomas.

Ésta es la magia blanca del placebo y resulta muy útil en toda tradición médica.

El significado que le atribuimos a las enfermedades solía ser un tema candente durante nuestras conversaciones posceremonia. Durante estas conversaciones, yo participaba como traductor. A veces, Ricardo me pedía que volviera a hablar con algunos huéspedes para monitorizar su experiencia. A través de estas charlas e intercambios, averiguábamos qué significaba para ellos su enfermedad. Al mismo tiempo, yo revisaba sus historias clínicas desde un punto de vista médico. La mayoría de los centros de sanación reconocen la importancia de conocer estas historias clínicas, pero no todos cuentan con un médico que lleve a cabo esta labor. Las prescripciones alopáticas, los antecedentes de alteraciones emocionales o dolencias mentales graves, los traumas severos, todos estos factores deben manejarse con habilidad y sensibilidad. Para algunas personas, el trabajo con plantas sagradas puede resultar simplemente peligroso.

Por esa época acudió al centro una paciente especialmente memorable llamada Colleen. Según nos contó, llevaba años batallando con una tos crónica. Había llegado al centro gracias a uno de sus colegas, que trabajaba con ella en una organización internacional sin ánimo de lucro que proporcionaba cirugías gratuitas a pacientes peruanos con pocos recursos. Su colega había venido al centro y había participado en las ceremonias, y en las visiones de la ayahuasca había visto a Colleen sentada a su lado en la maloca. La visión había sido tan potente que se lo había contado y la había animado a visitarnos.

Colleen quería venir, pero sólo podía escaparse por una noche. Normalmente no aceptábamos pacientes para una sola ceremonia; primero, porque un tratamiento serio implica hacer una dieta prolongada, y segundo, porque ni a Ricardo ni a los otros maestros les gusta tratar gente que sólo quiere experimentar con la medicina. Son personas con una larga formación a sus espaldas, y les interesan más las personas que están dispuestas a comprometerse y a quedarse como mínimo una semana. Sin embargo, el caso de Colleen era especial. Tenía un trabajo muy exigente y ayudaba a los niños de Perú. Decidimos acogerla por esa sola noche.

Nuestra huésped llegó a Iquitos en avión y emprendió enseguida el largo recorrido en mototaxi hasta Nihue Rao. Nada más llegar, dejó sus cosas en la habitación rústica que le habíamos asignado y vino a la casa de la medicina a tomarse su vomitivo. Aunque iba a quedarse una sola noche, quería aprovechar al máximo la experiencia. Nos sentamos luego juntos y repasamos su historial y su intención de cara a la ceremonia. Según contó, tenía una tos crónica bastante incómoda, que la interrumpía al hablar y en ocasiones le impedía dormir. Según su colega, que había compartido habitación en ella, podía pasarse tosiendo toda la noche.

Una tos crónica como la de Colleen puede tener diversas causas.[2,3] Su médico de cabecera le había hecho una exploración inicial y había descartado una infección. En colaboración con su equipo, había buscado evidencia de asma, alergias o reflujo estomacal. Como no había un diagnóstico claro, la habían remitido a un neumólogo para hacerle un TAC y un test de capacidad pulmonar. La conclusión, tras este largo estudio, era que Colleen padecía de una tos crónica idiopática. Este último término procede del griego y significa algo parecido a *sui generis*. En resumen, los médicos no tenían ni idea de por qué tosía Colleen.

Colleen es una mujer educada, y durante años fue una ejecutiva exitosa en Estados Unidos. Más tarde, decidió dejar el mundo corporativo y consagrar sus habilidades a algo que tuviera más trascendencia. Fue así como acabó involucrándose en las brigadas médicas, tan necesarias en las zonas desfavorecidas de Perú. Al cabo de varios años, su trabajo seguía apasionándola, y le trae grandes satisfacciones. Según me explicó, en su búsqueda de un remedio para la tos, acabó acudiendo a un vidente en Estados Unidos. El vidente le había dicho que los médicos no podían curarla porque la tos era el síntoma de una herida espiritual. Tenía que buscar la ayuda de alguien más.

Para la propia Colleen, la tos no tenía origen en sus pulmones. Más bien brotaba de su plexo solar, el área donde la tradición ayurvédica sitúa el tercer chakra. Ella *sentía* que la tos venía de allí. Mientras me lo explicaba, me contó la historia de su infancia. Sus padres tuvieron un matrimonio difícil (acabaron divorciándose) y no siempre estaban presentes. En consecuencia, ella había asumido la responsabilidad adicional de criar a sus hermanos menores. No había vivido realmente la niñez. El comienzo de su vida había estado marcado por una carencia de amor y de apoyo.

Con el tiempo, creció, conoció a un hombre y se enamoró. Estaba contenta por marcharse de casa y ansiaba convertirse en una esposa leal y dedicada. Durante más de veinte años, se había consagrado a su marido. Sin embargo, un año antes de su visita a Nihue Rao, había descubierto que su marido le era infiel. Al parecer, había tenido múltiples relaciones a lo largo de los años. La revelación la pilló por sorpresa. Estaba devastada, no sólo por el engaño, sino también por no haberse dado cuenta de nada. Siempre había intentado hacer lo correcto. Creía que todo estaba bien. Vi claramente que en su vida había bastante disonancia.

Llevé a Colleen con Julián y Olivia para discutir su caso y hacer un plan para ceremonia. Estaban sentados delante de la casita que tenían en el centro. Les expliqué que Colleen estaría allí una sola noche porque su trabajo la reclamaba, pero que realmente teníamos la esperanza de ayudarla. También les conté la historia de la tos y hablé de los desarrollos recientes en su vida personal.

A Olivia no le gusta hablar mucho en español. Escuchó mi explicación y habló con Julián en shipibo, y Julián tradujo luego al español: en efecto, la tos venía del plexo solar, porque era allí donde Colleen tenía su pena. Consciente o inconscientemente, era allí donde la guardaba. Cuando se lo traduje al inglés, su rostro se suavizó. Sentía que la habían escuchado y ahora quería oír más. Olivia consideró que teníamos que limpiar esa pena y desterrarla del plexo solar de Colleen. Abordaríamos esa energía chamánicamente en la ceremonia de ayahuasca.

Tras la conversación, fui con Colleen a la maloca para hablarle un poco más de la ceremonia. Cuando una persona viene por primera vez, es importante que sepa qué «síntomas» puede producirle la ayahuasca. Entre ellos figuran náuseas, vómitos, diarreas, exceso de fatiga y debilidad, alteraciones en la temperatura corporal, sudores intensos, lágrimas espontáneas, bostezos frecuentes, movimientos involuntarios y dolor físico. La experiencia varía de persona a persona, y de ceremonia a ceremonia, pero procuro preparar a los participantes para que no se alarmen si tienen estas reacciones. Pese a toda esta orientación, nunca falta quien está convencido de que lo han envenenado. La realidad es que la ayahuasca exige trabajo. Y este trabajo no se puede evitar. La experiencia cambia cada vez, a veces es grata y otras veces más difícil. Pero siempre hay que trabajar.

Llegada la noche, nos encaminamos a la ceremonia. Colleen tenía la firme intención de sanar su herida espiritual. Aspiraba a comprender y a curarse de la tos. Le serví una pequeña dosis de ayahuasca. Quería ir con cautela, porque era su primera vez. Le dije que en una hora iría a ver cómo se encontraba. El tiempo pasó y los maestros empezaron a cantar sus ícaros. Transcurrida una hora, me acerqué a Colleen y le pregunté cómo estaba.

—Pues no sé –me contestó–, creo que no siento nada.

Nos acercamos a la ayahuasca y le di un poco más. La animé a afinar su intención y a pedirle ayuda a la propia ayahuasca. Los onanyabo estaban cantándole a la maloca. Poco después, fui trayendo a los demás pasajeros uno por uno para que les cantaran. Al cabo de un rato, me pareció que era el momento correcto para traer a Colleen adonde estaba Olivia. Me abrí paso en la oscuridad con la linterna, teniendo cuidado de no alumbrar mucho.

—¿Cómo estás, Colleen? –le susurré.

—Me siento un poco alterada –contestó.

De momento, la experiencia no era dramática. Pero empezaba a mostrar las señales de la *mareación*. Se puso de pie y me pareció que le fallaba el equilibrio. La acompañé en silencio hasta la estera delante de Olivia y, por si acaso, llevé conmigo el balde. Le dije a Olivia que Colleen era la persona con la que habíamos hablado antes, la que tenía la pena en el plexo solar. Estuvieron un rato sentadas una frente a otra. Olivia estaba observándola en sus visiones chamánicas, sopesándola y planeando su ícaro. Observaba su cuerpo energético, para ver qué había que limpiar. Esto es lo primero que hacen los ayahuasqueros: observar y ver qué les revela la ayahuasca.

Me senté allí cerca para mirar. Olivia empezó a cantar un ícaro dulce y místico. Colleen aguardaba en silencio, escuchando las agudas vibraciones melódicas. De repente, al cabo de menos de treinta segundos, respiró hondo y se echó a llorar. Era un llano catártico. Cuando transcurrieron unos cuantos minutos, los movimientos espasmódicos de su diafragma hicieron que vomitara. A lo largo de los años, he visto vomitar a mucha gente. Y éste era un vómito potente. También lo era el llanto. Colleen empezó entonces a toser, con una tos de perro, a toser y a vomitar, y otra vez a toser… No sé cuánto tiempo estuvo cantando Olivia, tal vez quince o veinte minutos. Finalmente, Colleen dejó de toser y Olivia paró de cantar. Acompañé a nuestra huésped de vuelta a su sitio.

—¿Cómo te ha ido, Colleen? –le pregunté.

—Increíble… Era como si ella estuviera dentro de mí, y yo dentro de ella, fue precioso –me susurró.

Más tarde me contó que durante el ícaro Olivia se le había aparecido bajo la forma de un azulejo que se posaba a cantar en su corazón.

Después de este proceso de limpieza, Colleen entró en otra fase de la experiencia. Tuvo una serie de visiones, y también comprendió varias cosas. Vio primero a todos sus ancestros, de los que descendían sus padres. Todos la rodearon y le dieron el amor que sus padres no habían sabido darle en la infancia. Se sintió desbordada por tanto amor. Luego, según contó, se abrió a un nuevo nivel de amor por sí misma y autoaceptación. Nunca había imaginado que su familia pudiera quererla así. «Te queremos incondicionalmente –le dijeron sus ancestros–. Quererte así está bien. No tienes por qué conformarte con menos».

Colleen vio luego a su marido. Y empezó a concentrarse en su adicción sexual. Lo vio convertido en un niño pequeño, encogido en el suelo, con un hombre de pie a su lado. Aunque los detalles no eran claros, comprendió que habían abusado de él cuando era niño. Este mensaje resonó en su interior y consiguió sentir compasión por él. Sabía que no quería seguir con él, pero ahora entendía el origen de su comportamiento.

Concluida la ceremonia, volví a preguntarle por su experiencia. Me contó que, mientras vomitaba, había visto salir de su boca piedras rojas y anaranjadas. Nada de bilis ni fluidos estomacales: sólo esas piedras rojas y anaranjadas. Le traduje su descripción a Julián.

—Por supuesto –dijo Julián–, no era vómito del estómago, de algo que comió y le sentó mal, sino de toda su vida, de la historia de su vida, de la energía que había ahí.

La energía, por algún motivo, se había manifestado bajo la forma de esas rocas, petrificadas y calcificadas al cabo de los años.

Colleen se sentía mejor. No sabía del todo qué hacer al respecto de la revelación sobre su marido. En ocasiones, la ayahuasca habla en metáforas y describe patrones del intercambio de energías. Otras veces, revela información más concreta. Discernir la diferencia lleva tiempo.

Por la mañana hablamos un poco más. Luego llegó la hora en que Colleen tenía que irse. Los maestros querían que se quedara más tiempo para que hiciera más progresos, pero no era posible. Cuando la llamé, al cabo de un par de meses, todavía tosía un poco. Pero me confirmó que, tras tantas aventuras en el campo de la curación, esa noche le había proporcionado el alivio más significativo que había sentido en muchos años. Había iniciado también el proceso para divorciarse. Sentía que, una vez que estuviera divorciada, acabaría por completo su tos.

—Cuando siento que es demasiado –me dijo también–, cuando estoy que ya no aguanto, simplemente me acuerdo. En mi mente, me acerco otra vez a Olivia y otra vez estoy allí con ella y, de pronto, soy capaz de volver a hacer lo que pasó.

Una canción puede transformar la historia de tu vida. Y ayudarte a transformar el dolor en lecciones útiles.

Desde esa noche en la maloca han pasado cinco años. Hace poco, llamé de nuevo a Colleen para comprobar sus progresos. Ya no tiene tos. Tal como ella misma sospechaba, fue desapareciendo a medida que avanzaba el proceso de divorcio. Por el camino, se enteró de que, además de serle infiel, su marido tuvo otra familia durante años. Sin embargo, esta revelación no hizo que perdiera el rumbo.

En algún momento de su vida, Colleen había cerrado su mente a sus propios sentimientos. Una carencia de amor y de amor por sí misma y un dolor reprimido se habían enquistado sin resolución en su ser. Esto había creado ángulos ciegos en su consciencia emocional, que le impedían estar realmente atenta. La curación espiritual le había ayudado a purgar su pena, a aprender a quererse y a revitalizar su cuerpo emocional. Era el impulso que necesitaba para emprender el camino más largo hacia la salud. Hoy, Colleen está físicamente más saludable y más atenta a nivel mental, y se quiere a sí misma de manera mucho más plena.

Pero, ¿de verdad, doctor?

A la hora de tratar cualquier dolencia, los médicos aspiran a identificar su causa. En el caso de Colleen, todas las causas médicas habían sido descartadas. El único indicio que se tenía era esa molestia persistente en la zona del plexo solar. La maestra había vinculado esta sensación a su estancamiento emocional y a la disonancia entre su percepción mental consciente y su experiencia emocional inconsciente. Como le oí decir a un curandero nativo americano: «El corazón no se cierra. La mente le cierra la puerta, uno puede apagar todos los interruptores mentales y dejar a oscuras sus sentimientos, pero el corazón sigue abierto y sigue sintiendo». El corazón sigue sintiendo todo lo que nos rodea, nos demos cuenta de ello o no.

En el origen de la tos de Colleen había un estancamiento emocional y una disonancia entre mente y sentimientos. Esta herida emocional recibió tratamiento chamánico, y este tratamiento trajo consigo otras revelaciones místicas, que eran pertinentes para el proceso de sanación. En la tradición del curanderismo de las plantas, las perturbaciones del cuerpo emocional se describen a menudo como perturbaciones energéticas. En el caso de Colleen, la perturbación podía rastrearse en el tercer chakra, el centro energético asociado tradicionalmente con la autoestima.

Por otra parte, podemos decir que en su caso también se obtuvo un efecto placebo positivo, en el sentido de que la percepción de la tos que tenía se vio alterada en una dirección positiva. Su alma, por así decirlo, estaba llamándola a través de esa tos idiopática. Con el tiempo, la tos logró dirigir su atención hacia lo que ella misma había descuidado tanto tiempo. En el fondo, Colleen necesitaba aprender a quererse para salir del estado de descuido al que se había acostumbrado. Mediante ese único tratamiento de ayahuasca, había encontrado una explicación comprensible y satisfactoria de su enfermedad. Con los cuidados y la atención adecuados, había logrado dominar sus síntomas.

Por lo general, los médicos consideran este tipo de tos como una dolencia psicosomática, es decir, una condición física causada o agravada por un factor mental, como el conflicto interno o el estrés. Las enfermedades psicosomáticas, como su nombre indica, proceden de la psique (o del alma). A través de sus síntomas, la psique puede estar alertando a la mente consciente de problemas más profundos. Por eso es tan importante que los profesionales de la salud tengan presente esta posibilidad al establecer la causa de estas dolencias idiopáticas o psicosomáticas. Cuando la naturaleza de un problema de salud es espiritual, es decir, si es una enfermedad del alma, es muy probable que precise tratamiento espiritual.

Como ya hemos señalado, el cuerpo emocional comprende la red PNEI: el sistema límbico del cerebro, el sistema nervioso autónomo, el sistema endocrino y el sistema inmune. El sistema nervioso autónomo, que controla la respiración y otras funciones inconscientes del cuerpo, está conectado directamente con el sistema límbico, que es la central de procesamiento emocional del cerebro. Los científicos han identificado al menos dos perturbaciones de la red PNEI que pueden asociarse a problemas emocionales en casos de tos psicosomática en los que se han descartado otras causas. La primera es que el nervio vago (uno de los nervios autónomos que controla la respiración) se vuelve hipersensible y genera tos a la mínima oportunidad, aun en ausencia de irritación u obstáculos al paso del aire.[4] En otras palabras, la persona tose aunque físicamente no necesita toser. En segundo lugar, se presenta una inflamación neurogénica en las vías respiratorias, generada por el sistema nervioso y el cerebro.[5] Esta inflamación anormal ocurre también en ausencia de heridas o daños físicos aparentes. Es fruto de una alteración emocional, que puede generar una inflamación neurogénica en la red PNEI.

Las inflamaciones neurogénicas son una de las maneras en las que se manifiesta el cuerpo emocional. Pueden describirse como indicadores potenciales de que el paciente tiene una herida emocional o, como mínimo, que tiene problemas emocionales. En la actualidad, reciben cada vez más atención por sus vínculos con un amplio rango de problemas de salud (que en algunos casos son psicosomáticos), como el asma, la rinitis alérgica, la tos crónica, la psoriasis, las migrañas y la fibromialgia.[6] La medicina occidental intenta desarrollar fármacos para tratar estas inflamaciones, pero es poco probable que estos tratamientos aborden los problemas emocionales subyacentes.

Durante años, el cuerpo emocional de Colleen la llamaba a gritos. La hipersensibilidad de su nervio vago y la inflamación neurogénica de sus pulmones eran los procesos fisiológicos dinámicos que reflejaban sus alteraciones energéticas. La ceremonia de ayahuasca abordó estas alteraciones de origen emocional, lo que abrió la puerta a una curación profunda.

Capítulo 12

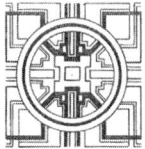

Curar traumas escondidos

> Las heridas son así. Empiezan a cerrarse sobre sí mismas, para proteger eso que nos duele tanto. Y una vez cerradas, ya no vemos qué hay debajo, qué fue lo que originó el dolor.
>
> AMY TAN, *El club de la buena estrella*

Durante el primer año, en Nihue Rao no dejamos de trabajar. Éramos un centro nuevo y estábamos tratando de salir a flote. Empezamos con un puñado de construcciones (la maloca, cuatro baños, una ducha, los alojamientos para los empleados, la cocina y la oficina) y prácticamente no teníamos muebles. Poco a poco fuimos construyendo camas, mesas y sofás. Estábamos más o menos en bancarrota, pero vivíamos felices en medio de la excitación y la belleza de la selva. Las cosas se vuelven más sencillas cuando uno está a merced de la lluvia, el barro, las inundaciones y el sol tropical.

Nuestros empleados, casi todos de la aldea vecina, contribuían a alegrar el ambiente. De hecho, casi todos viven al borde de un ataque de risa: de esa risa divertida, que sale a carcajadas incontenibles. La naturaleza, su sentido de comunidad y su conexión con el espíritu están de su parte. Las crisis existenciales que inquietan el mundo materialista resultan aburridas en medio de la selva. Por supuesto, también ellos tienen frustraciones, desilusiones y preocupaciones económicas, pero, en general, eligen conscientemente ser felices en vez de sentirse miserables.

Al comienzo, mis estancias en Nihue Rao duraban cuatro meses. Entre estancia y estancia, volvía a Arizona, trabajaba como médico *per diem* y mandaba dinero cuando podía. Cvita y yo seguíamos invirtiendo en el centro. Desarrollamos nuestra página web y buscamos otros canales para atraer clientes. A nuestro favor, estaba la buena fama que Ricardo se había ganado en el centro anterior. El investigador de plantas curativas, escritor y educador Chris Kilham y su esposa Zoe Helene, artista, periodista y activista cultural, nos ayudaron a promover Nihue Rao a través de Internet. Gracias a Zoe, también conseguimos el apoyo de la periodista Amber Lyon y de reset.me, su impresionante página web. Reinvertíamos lo que ganábamos y, poco a poco, con la ayuda de nuestros ingeniosos amigos peruanos, logramos mejorar la infraestructura.

Nuestra maloca, o espacio ceremonial, está situada en un amplio claro rodeado por el bosquecito natural de árboles de nihue rao. Se alza sobre un círculo de unos doce metros de diámetro, el suelo es de madera y el alto techo de paja tiene forma cónica. Sin embargo, la persona que la diseñó, un talentoso joven local llamado Nilo, decidió reemplazar el poste central habitual por una estructura «en telaraña», en la que los travesaños aligeraban el peso considerable del propio techo. En este espacio, empezamos a celebrar cuatro ceremonias de ayahuasca por semana.

La rutina era bastante intensa, pero Ricardo insistió en que así podríamos ayudar adecuadamente a los pasajeros que venían de lejos. Durante el primer año fui adquiriendo experiencia, pero todavía no tenía claro que quisiera formarme como ayahuasquero. En cambio, Ricardo estaba convencido: quería que Cvita y yo, sus dos socios en el negocio, aprendiéramos con él y nos formáramos. El maestro del propio Ricardo apenas le daba indicaciones explícitas, dado que los ayahuasqueros creen que el conocimiento se adquiere con la práctica y a través de la intuición. También Cvita y yo nos formamos en esta tradición. En algunas ocasiones, Ricardo nos lanzaba perlas de sabiduría durante las ceremonias.

Con el paso del tiempo, empezó a animarme para que ayudara a los pasajeros en sus viajes de ayahuasca. Por entonces, yo había realizado ya dos dietas de coca de un mes, una tras el viaje de la Nave Tierra y la segunda durante la compra inicial del terreno de Nihue Rao. Pese a que, para los parámetros de Ricardo, eran dietas cortas, me había concentrado en ellas para aprender sobre el curanderismo de las plantas (en la tradición shipiba, el aprendizaje y la sanación tienen lugar juntos). Una vez abierto el centro, hizo una tercera dieta de un mes. Mis experiencias con la dieta seguían siendo sutiles. Sin embargo, la planta me proporcionaba inspiración durante el arduo trabajo que llevábamos a cabo.

Una noche, en una ceremonia, los espíritus de los incas volvieron a visitarme. Esa noche estaba agotado, porque llevaba varios días acostándome muy tarde debido a las ceremonias, y yendo y viniendo a Iquitos para usar Internet. Además, estaba lidiando una vez más con la agotadora burocracia peruana. En la visión, me vi a mí mismo exhausto, tratando de llenar unos papeles delante de un escritorio gubernamental. Justo cuando sentí que iba a rendirme a causa de la fatiga, cuatro deslumbrantes espíritus incas, ataviados con sus coloridos trajes tradicionales, se me acercaron por detrás y me llenaron con su luz. Me pusieron de pie y me dieron la energía que precisaba para continuar.

A la mañana siguiente, fui con Ricardo a la ciudad. La ceremonia de la víspera había sido larga y se quedó dormido mientras esperábamos nuestro turno en el banco. Lo desperté y le conté la visión que había tenido. Me había parecido que Cvita, él y yo no sólo éramos socios entre nosotros, sino que también éramos socios de los espíritus de las plantas.

—Son cosas increíbles, muy difíciles de creer –me dijo sonriente–. Pero así es la dieta.

Poco a poco, fui aprendiendo también a trabajar con los espíritus de las plantas.

Quizá, de quienes más aprendí en Nihue Rao, aún más que de Ricardo o de las plantas mismas, fue de los pasajeros que venían a buscarnos. Recuerdo en particular a María, una pasajera que vivió un largo proceso de curación. Con su ayuda, entendí cómo un trauma emocional de la infancia puede afectar a la salud de un adulto.

María llegó al centro en diciembre de 2012. Nos conocía por referencias de amigos y había estado en otro centro en 2010. Tenía unos treinta y cinco años y llevaba batallando muchos de ellos con su salud. Estaba deprimida, fatigada, tenía exceso de peso y dolor crónico. Pese a sus dolencias, seguía siendo una persona positiva, llevaba varios proyectos comunitarios y trabajaba activamente en su carrera como cantautora.

En principio venía por un mes. Ricardo creía que sería un tiempo suficiente para apreciar una mejoría en su estado. Además de la depresión y la fatiga, también nos informó de que tenía «alergias alimentarias serias»:

—Me coma lo que me coma –nos dijo–, enseguida me canso o me quedo dormida o me salen sarpullidos en la piel. Todo me da náuseas, incluso el pescado. Hasta las verduras.

La depresión de María se veía agravada por una serie de dolores crónicos. Los problemas habían comenzado en su rodilla izquierda. La habían sometido a una intervención quirúrgica dos veces, en un intervalo de diez años, por roturas del cartílago. De la primera operación había salido bien, pero tras la segunda lesión y la segunda operación, había sufrido dolores intermitentes y limitaciones de movilidad. El problema en la rodilla había dado paso a un problema en la espalda: había desarrollado ciática crónica en la pierna derecha y la parte baja de la espalda y le habían detectado una hernia discal. La habían tratado dos veces con inyecciones en la columna pero no había mejorado.

A medida que estos problemas se agravaban, se había visto más y más impedida para moverse.

—Era como si mi cuerpo se estuviera endureciendo, solidificando –recordaba más tarde–. Tampoco podía perder peso. Comiera lo que comiera… Creo que tenía una inflamación muy severa.

Además, se sentía insatisfecha con la atención médica que recibía. Su médico de cabecera le había dicho que a veces esos problemas «estaban en la mente» y que no podía ofrecerle más opciones de tratamiento. Visitó entonces a un segundo médico, que valoró con más seriedad su estado psicológico, le dijo que tenía síntomas de depresión y le recomendó que se tratara.

En el momento, ella estaba demasiado enfadada y no tomó en cuenta la recomendación. Se negó a ir a psicoterapia y nunca tomó antidepresivos.

Sin embargo, había seguido buscando otras formas de ayuda. Encontró una terapeuta física que trabajaba en medicina estructural y que la trató a un nivel más personal.

—Gracias a ella volví a caminar –nos contó María–, pero llegado un punto el trabajo que hacíamos no me permitía seguir avanzando.

La terapeuta señaló que sus problemas eran de naturaleza emocional. Creía que María no podría mejorar hasta que no afrontara los abusos emocionales de los que había sido víctima en la infancia y en la adolescencia. María misma sabía que en este campo tenía muchos temas pendientes. Sin embargo, nunca los había relacionado con sus dolencias físicas.

Por esa época había oído hablar de la ayahuasca en su comunidad del noroeste de Estados Unidos. En 2010, viajó a Iquitos para someterse a un tratamiento de diez días. En esos diez días hizo dieta con varias plantas (cuando vino a Nihue Rao, ya no recordaba con cuáles). Su primera experiencia con la ayahuasca había sido muy difícil, y había sentido mucho dolor físico, pero a su parecer, había cambiado cosas en su vida, le había permitido estar más centrada.

—Empecé a preguntarme qué necesitaba realmente en mis relaciones personales y a hablar de lo que me pasaba. Estaba tan acostumbrada a vivir en un estado de trauma que no era capaz de expresar mis sentimientos, ni siquiera de identificarlos. Por momentos me sentía realmente abrumada. O dejaba la relación, o seguía aceptándola aunque fuera desequilibrada. Después del tratamiento, empecé a llamar a varias personas que me habían dejado colgada en algún momento. Comencé a expresar mi mal humor, mi frustración, todas esas cosas.

La primera dieta, en su opinión, le había ayudado a abordar sus relaciones personales y a expresarse de manera más libre y más sincera. Había conseguido hablar cara a cara con otras personas:

—Tengo que decírtelo, a mí esto no me sirve así.

Sin embargo, el dolor de espalda seguía allí. Empeoraba cuando tenía que caminar distancias largas. Le parecía que ella misma era demasiado joven para sufrir de esa manera. Fue entonces cuando decidió seguir trabajando con la medicina tradicional de plantas amazónica y acudió a Nihue Rao.

Tras las cuatro semanas de tratamiento previstas, Ricardo le dijo que tenía que seguir haciendo la dieta durante mucho más tiempo si aspiraba a curarse del todo. María decidió seguir adelante con el proceso. Volvió a su casa y siguió la dieta *vegetalista* cuatro meses más, y regresó entonces a Nihue Rao durante otras cuatro semanas. En total, había hecho una dieta curativa de seis meses.

El primer mes se alojó en un tambo y estuvo casi siempre sola. Empezó la dieta con una planta maestra conocida como chiric sanango (*Brunfelsia grandiflora*), que ingería en forma de té. El sanango es un arbusto de la familia de las solanáceas, con fragantes flores blancas y violetas. En la tradición shipiba, se le atribuye el poder de fortalecer las articulaciones y el cuerpo físico (cuando se toma siguiendo una dieta tradicional). Según contaba María, las primeras semanas se centró en remontar una pena de amor que seguía rondándola. Sentía el efecto curativo del sanango (y también el de la ayahuasca) en el corazón, el cerebro y el sistema nervioso.

Una noche, en la ceremonia, Ricardo vio a María en una visión. La vio usando pañales, en el tambo, a causa de un flujo vaginal. Al día siguiente, le pidió a Cvita que fuera a verla y averiguara qué ocurría. Resultó que María tenía un flujo de color marrón y había decidido usar toallas higiénicas maxi. No se lo había comentado a nadie.

Por esos días, empezó a tener también sueños extraños por las noches. A menudo, en las dietas prolongadas, las plantas se comunican por esta vía con el *dietero*. En un sueño, según describía, «había un príncipe cautivo en un calabozo debajo de su castillo. El rey los tenía prisioneros a él y a otro niño. Luego tuve otro sueño en el que iba en un carro y mi padre estaba conmigo. Yo le practicaba sexo oral y los dos nos sentíamos muy raros. Luego él se iba y mi hermana se acercaba a la ventanilla y me decía: "¿Te pasa algo?". Yo contestaba que por qué me preguntaba eso. 'Tienes la cara llena de manchas', me decía ella. Yo me miraba en el retrovisor y veía un montón de puntos rojos en mi cara».

Para Ricardo, el sueño era una señal de que llevaba a cuestas una enfermedad del pasado. Junto con los síntomas vaginales, hacía temer que María había sido víctima de abusos sexuales. En sus visiones de ayahuasca, tanto Cvita como Ricardo habían vislumbrado indicios de que podía ser así. Sin embargo, la propia María no tenía ningún recuerdo al respecto, al menos hasta donde sabía el equipo médico. Como ella misma no sacaba el tema, ningún miembro del equipo lo tocó tampoco. Ricardo comentó que ponerle ideas en la cabeza no le supondría ningún beneficio. Era necesario que ella misma lo viera.

Ricardo decidió cambiar las plantas de la dieta para abordar estas preocupaciones, al igual que el flujo marrón y la enfermedad energética que parecía instalada en el útero de María. Suspendió el chiric sanango e introdujo la planta maestra boa huasca (*Monstera spp.*), una liana recia y rojiza a las que los shipibos le atribuyen poderes medicinales para tratar temas del sistema reproductor, tanto en las mujeres como en los hombres. Le recetó a María un vaso grande de té de boa huasca por la mañana y otro por la tarde y le indicó cómo usar un bulbo para aplicarse el té dentro de la vagina, también diariamente. Pasados diez días, Julián, nuestro onanya asistente, aconsejó que añadiéramos a la dieta ubos y abuta, para brindarle más apoyo. El ubos (*Spondias mombin*) es un árbol frutal tropical que se emplea frecuentemente en el Amazonas para tratar problemas del tracto reproductor.[1] La abuta (*Cissampelos pariera*) es otra liana recia conocida también como hierba de partera, que se ha empleado desde hace mucho tiempo para tratar todo tipo de dolencias femeninas.[2]

En sus visiones, María empezó a ver tres caballos que hacían cada uno una cosa. El equipo de maestros concluyó que eran las tres plantas que estaba tomando: había que organizarlas y equilibrarlas para que trabajaran sinérgicamente. Durante las ceremonias, los maestros se ocuparon de armonizar estas tres energías a través de sus ícaros. Una vez que todo estuvo en orden, María regresó a su casa y siguió tomando las tres plantas cuatro meses más.

Esos cuatros meses portaron grandes cambios. María continuó con la austera dieta *vegetalista* y minimizó el contacto social fuera del trabajo. En sus palabras, «la dieta cambió mi percepción del estrés. Por completo. Tenía que vivir una vida completamente limitada… al comienzo sólo podía comer batata y arroz y demás [almidones blandos, frijoles y lentejas] pero luego le mandé un mensaje a Cvita y le dije: "Oye, no estoy perdiendo peso, no sé si esta comida me está sentando bien". Ella habló con Ricardo y él le comentó que me dijera que sólo comiera plátano y pescado. Y eso hice. Era una dieta mucho más fuerte [y empecé a perder peso de manera más consistente]. Y sentí un gran cambio en el TEPT que venía sufriendo. El estrés se redujo. Empecé a tener mucha más consciencia de él. Era como si, en una escala de estrés del 1 al 10, yo hubiera estado siempre en 10, aunque creía que estaba en 1.

Cuando empecé a tomar la medicina, me di cuenta de que el 1 era algo totalmente distinto. Conseguí relajarme por completo, de una manera diferente. También empecé a vivir de un modo distinto la ira y la tristeza y la depresión... Era como si me dijera: "Mira, aquí está la tristeza. Voy a sentirla". Y de pronto ya se había ido. En vez de pensar qué triste estoy, qué deprimida estoy, qué furiosa estoy, te voy a matar, mis estados emocionales cambiaron y empecé a verlos y a experimentarlos de una manera más equilibrada.

Caí en la cuenta de todo el trauma que traía desde niña, de todo el abuso emocional que había sufrido, y más tarde descubrí que había habido también abuso sexual... Si algo activaba un estado emocional de mi infancia, me ponía de inmediato hipernerviosa. Nunca lo había notado, porque me parecía que eso era lo normal. Era así como mis padres se portaban cuando estaban furiosos. O cuando estaban tristes. Nunca había experimentado una versión "normal" de esas emociones».

Durante cuatro meses María siguió la dieta *vegetalista* en su casa. Regresó después a Nihue Rao. A pesar de aquel sueño perturbador con su padre, todavía no había ahondado en la posibilidad de que hubiera sido víctima de abuso sexual. Tras su retorno, Cvita la instó a que repasara su infancia con más detalle, en busca de las raíces de sus síntomas de TEPT.

Las experiencias psicodélicas abren las puertas del cerebro y los núcleos relacionados con los sentidos, las emociones y el procesamiento de la memoria. Durante esta apertura, algunas personas pueden revivir traumas del pasado o acceder a recuerdos que tenían reprimidos. El estado alterado de conciencia en el que se encuentran les brinda también la oportunidad de procesar de otro modo estas experiencias. Los recuerdos emocionales, libres de ataduras, interactúan unos con otros como en un sueño, y a veces hibridan percepciones espontáneas y soluciones creativas.[3]

Una noche, María entró en la ceremonia con la intención de rastrear la raíz de sus problemas emocionales. La primera dosis de ayahuasca no le hizo mucho efecto y decidió tomar otra. Pero, antes de hacerlo, se comprometió con la ayahuasca: «Sí, quiero ver qué pasó». La segunda dosis le hizo más efecto y empezaron las visiones.

«Entonces vi todo el abuso que había sufrido. [La ayahuasca] me llevó a distintos lugares. Vi todo con pelos y señales. Encontré a una niña pequeña, que estaba viviendo en una caja debajo de la casa... Le ayudé a limpiar su casa. Y ella me mostró lo que yo aún no había visto del abuso. Era como si ella me dijera "¿ves esto? ¿Ves eso?". Fue algo muy importante».

María tenía que verlo todo, abrir todas las puertas de los recuerdos y los sentimientos.

En un momento dado, Ricardo diagnosticó que María tenía susto. El susto (de la experiencia traumática) le había espantado parte del alma, y esa parte del alma había salido de su cuerpo. Esta escisión de parte del alma ocurre con más frecuencia entre los niños, puesto que son particularmente sensibles a estos traumas. Acarrea una desconexión del niño interior, y esta desconexión se manifiesta en una disonancia entre la mente consciente y el cuerpo emocional. El niño, abrumado, suprime ciertos recuerdos de la conciencia para protegerse. Por decirlo de otro modo, se esconde dentro de sí mismo. La red neuronal por defecto (RND) podría estar involucrada con esta supresión. Se trata de una respuesta adaptativa, de una forma de protección, que, sin embargo, tiene la desventaja de que bloquea el procesamiento emocional. Cierra la mente al corazón y al cuerpo mismo, y crea lagunas en la consciencia y en la atención.

Para restablecer la parte escindida de su alma, María necesitaba volver a ganarse la confianza de su niña interior, que había dejado de confiar en ella porque no creía que María supiera protegerla. Ricardo le explicó, además, que todavía tenía dentro la energía de su padre y que tenía que expulsarla para acoger de nuevo completa a su propia alma. En la siguiente ceremonia, María se propuso deshacerse de su padre. En sus visiones, recorrió la casa de su infancia, habitación por habitación, sopló humo de mapacho en cada uno y recorrió hasta el último rincón. Sin embargo, su padre se negaba a marcharse. María resolvió que negociaría con él. Por lo visto, sólo estaba dispuesto a irse si ella lo perdonaba, pero aun así seguía resistiéndose.

«No sólo voy a perdonarte –le dijo entonces María–, sino que voy a conseguir que te perdone mi madre».

Su padre entonces se marchó.

«Fue entonces cuando pudimos [María y los curanderos] coger a la niña y ponerla otra vez dentro. Cuando entró sentí algo extraño –relataba María–, y le pedí a Dios que me ayudara a hacerla entrar. De pronto, una vez que ella estuvo dentro, dejó de ser niña y se convirtió en una adulta. Fue como si todas las piezas de mí misma estuvieran por fin ahí. Yo nunca había estado entera. Nunca me había sentido tan presente en mí misma. Empecé a recuperar recuerdos de infancia: tenía muchísimas lagunas, como agujeros en la memoria. Años enteros que ni siquiera recordaba. Pero de un momento a otro, ahí estaban otra vez. Era como si se hubiera vuelto a encender una parte de mi cerebro, una parte de mí. Esa primera noche, cuando vi que mi padre había abusado de mí –abundaba María en su testimonio–, entendí todo el trauma de mi infancia. Cada cosa que veía me hacía clic. Las veces que me sangraba la nariz, el terror que tenía por las noches, cuando me orinaba en la cama… Cada cosa encajó en su sitio. Entendí todos los problemas que había tenido siendo niña, porque de repente vi la causa. Vi por qué me evadía de mí misma, por qué vivía en un mundo imaginario, por qué comía de más. Cuando recuperé el primer recuerdo de esa época, me sentí otra vez completa. La parte de mí que se evadía ya no estaba ahí. Se había esfumado. A la vez, recuperé muchas cosas que sentía que había perdido. Ahora, ya puedo acordarme de mi infancia».

El tratamiento para el susto de María había sido eficaz. Posiblemente, contribuyó a restablecer la relación consciente de su mente con su cuerpo emocional. La recuperación del alma, en este sentido, habría restablecido también la relación entre su RND y su sistema límbico.

Con la dieta, María perdió veinticinco kilos, y empezaron a mejorar sus dolores de espalda y de rodilla. También recibió un tratamiento extensivo a manos de María Luisa, una huesera tradicional que colabora con Nihue Rao. Su movilidad mejoró, al igual que los otros síntomas de TEPT que tenían su origen en una situación no resuelta de abuso sexual.

Dos años más tarde, María regresó al centro y permaneció con nosotros otras cinco semanas. Todavía tenía dolores en la espalda, pero en general seguía progresando. Ya no tenía ciática y caminaba con normalidad. Podía hacer ejercicio y no tenía inflamaciones. Además, su depresión había desaparecido por completo. Ya no tenía accesos de ira y tampoco le salían sarpullidos en la piel.

En 2015, realizó una nueva visita al centro y se quedó tres semanas. La mejoría seguía siendo palpable, sobre todo en ciertas áreas. En sus palabras: «He podido volver a comer gluten. Parece una locura, porque antes cuando comía gluten me ponía malísima. Ahora puedo comer cantidades pequeñas de pan. Y también otras cosas que antes me producían alergia. No las como demasiado, aunque puedo, porque me parecen un poco tóxicas. El dolor de espalda también desapareció por completo». Las alergias alimentarias pueden ser, en parte, fruto de una disfunción en la actividad inmunológica del sistema intestinal, que en algunos casos está vinculada a traumas sin resolver del cuerpo emocional.

Según nos dijo, su última visita «fue genial, porque me conecté con mi propia ira y con otras emociones en las que todavía no había trabajado. Conectar con ellas me ayudó también a soltarlas. He aprendido a experimentarlas y dejarlas ir cotidianamente. Y eso me parece más sano. Siento que la visita me dio más herramientas para mantenerme bien, para soltar las cosas, para seguir adelante y para perdonar, más herramientas para vivir mejor cada día».

Capítulo 13

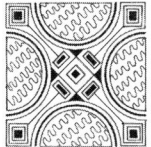

Ayahuasca, MTPA y curación límbica

> Pase lo que pase con el futuro de la humanidad, nunca dejaremos de ser organismos neurales, mamíferos, primates. Puesto que somos seres emocionales, no podemos evitar el dolor ni sustraernos a la pena, pero dado que el mundo no es ni justo ni equitativo, este sufrimiento tampoco se reparte por igual. Una persona que intuye los caminos del corazón tiene mejores posibilidades de vivir bien. Una comunidad de personas que comparten esta intuición entraña una promesa que apenas podemos adivinar.
>
> THOMAS LEWIS, FARI AMINI

Cuando María regresó a Nihue Rao al cabo de cuatro meses de dieta, vino a verme a la oficina y me dio un libro titulado *A General Theory of Love*, escrito por tres profesores del Departamento de Psiquiatría de la Universidad de California en San Francisco (UCSF).

—Toma, lee este libro –me dijo–. Esto es lo que estáis haciendo por mí: estáis curándome el sistema límbico.

En el libro, los doctores Thomas Lewis, Fari Amini y Richard Lannon describen en qué consiste el proceso de la curación límbica, o curación emocional, así como su relevancia para los sistemas de salud modernos.[1]

El sistema límbico, como hemos dicho, es la central de procesamiento emocional del cerebro, un componente clave del cuerpo emocional. Podría decirse que es el lugar donde el corazón se comunica con la mente. A través del sistema límbico, nos conectamos con los recuerdos asociados a nuestra noción de quiénes somos, que está definida por lo que nos atrae y lo que nos repele, por nuestras emociones y nuestras metas. Es el sistema que procesa nuestros recuerdos emocionales y da origen a nuestros sueños y a nuestra sexualidad, el que articula nuestras conexiones sociales y emocionales y nuestro apego a otras personas. Gracias a él, por ejemplo, podemos leer las expresiones faciales de los demás y otras claves sutiles con las que comunicamos nuestros estados emocionales y sentimientos.

Cuanto más leía *A General Theory of Love*, más me parecía que el libro hablaba de las ceremonias de ayahuasca. Los recuerdos emocionales autobiográficos, los recuerdos infantiles, las relaciones, los sueños, la sexualidad… Todos eran temas candentes en la ceremonia tradicional. A medida que adquiría experiencia, me había percatado de que los tratamientos chamánicos eran más eficaces en cierto tipo de problemas de salud. Como médico, había estado tratando de ubicar el vínculo fisiológico entre ellos. La teoría general del amor que se exponía en el libro me reveló esta conexión: eran todos problemas –el TEPT, la tos crónica, los dolores psicosomáticos, la depresión– ligados a disfunciones del sistema límbico, entre cuyas causas figuraban los traumas emocionales sufridos en la infancia o la adolescencia, y a veces también a edades más tardías.

El cerebro límbico se denomina en ocasiones cerebro mamífero, puesto que somos los mamíferos los que lo tenemos más desarrollado. Se sitúa sobre el arcaico cerebro reptiliano, responsable de las funciones animales más básicas, y debajo del neocórtex, asociado a la abstracción y el pensamiento elaborado, que está más desarrollado en los humanos. En los mamíferos, el cerebro límbico desempeña un papel principal en las relaciones sociales y, en particular, en la crianza. Todos ellos –perros, monos, gatos, seres humanos– sienten *apego* por sus crías. Las crías, a su vez, sienten apego por su madre, pero también pueden sentirlo por su padre y por otros cuidadores en la primera infancia. Estos apegos tempranos y estas relaciones juegan un papel crucial en nuestro desarrollo emocional. De hecho, forjan nuestra vida emocional y social futura.

Por naturaleza, los seres humanos somos criaturas sociales. Nuestras emociones forman parte de un círculo abierto que incluye a nuestros seres más próximos. Durante la infancia, nuestras emociones se desarrollan sobre todo en función de nuestras relaciones con nuestros padres y cuidadores. Por así decirlo, nos sintonizamos con ellos y desarrollamos así nuestro ser emocional. Aprendemos a regular nuestras emociones a partir de claves emocionales que definen nuestra interacción inconsciente con ellos.

Si un bebé oye un ruido fuerte, por ejemplo, se inquieta y mira a su padre o a su madre. ¿Qué debemos hacer? ¿Estamos a salvo? Si el progenitor se asusta, el bebé también lo hace. En cambio, si ve que sus padres están calmados, también él acaba calmándose. Este intercambio emocional entre el niño y los padres es constante, y a menudo inconsciente. Se encuentra en el origen del apego y la estabilidad emocional. A través de este proceso social, nuestro sistema límbico se va programando y puede influir en nuestro manejo posterior del estrés, las relaciones y las emociones.

En contra de lo que podría pensarse, nuestra relación con nosotros mismos, nuestra propia identidad, se desarrolla de manera secundaria a partir de esas relaciones tempranas. Según cómo aprendamos a interactuar con los otros, así nos relacionaremos con nosotros mismos. Si esas relaciones no son saludables, nos costará armonizar la mente y los sentimientos. Si no nos sentimos aceptados, nos resultará difícil aceptarnos. La consecuencia será un desarrollo emocional disfuncional. Si las heridas que conlleva no se curan, tendremos problemas para encauzar las relaciones y sobrellevar el estrés.

A medida que crecemos, seguimos interactuando con los demás a través de nuestras emociones. Si más tarde se presentan otros traumas (como, por ejemplo, el trauma de Russ en Vietnam), también impactarán en nuestro sistema emocional, dejarán también cicatrices y perjudicarán nuestra capacidad de relacionarnos.

El carácter social de nuestras emociones perdura a lo largo de la vida. Por instinto, monitoreamos constantemente los estados emocionales de quienes nos rodean (en parte, para velar por nuestro propio bienestar y seguridad). Los autores de *A General Theory of Love* describen en este contexto tres fenómenos que se presentan en las relaciones más íntimas entre las personas. Estas relaciones –entre la madre y el hijo, en una pareja, entre un terapeuta y un paciente– influyen tanto en el desarrollo como en el funcionamiento del sistema límbico.

El primero de estos fenómenos es la *resonancia límbica*. En efecto, nuestro sistema límbico puede resonar con el de otra persona. Si nos sintonizamos emocionalmente con ciertas indicaciones inconscientes (los gestos faciales, los movimientos de los ojos, el tono de voz), podemos compartir con ella un mismo estado emocional. Por esta vía, nuestro mundo interno y el suyo resonarán el uno con el otro.

En segundo lugar, está la *regulación límbica*. Podríamos describirla como el contagio de las emociones y los estados de ánimo. Una vez en resonancia, nuestros sistemas límbicos se alteran y se regulan mutuamente. En las relaciones de larga duración, esta regulación influye en nuestra estabilidad y en nuestro desarrollo personal. Este proceso inconsciente, que empieza en la infancia, deja huellas en nuestra personalidad y en nuestros estados de ánimo. Estas huellas límbicas se incorporan a nuestras vidas y pueden afectar, por ejemplo, a nuestra elección de un tipo de pareja. Una persona que ha sido víctima de abusos puede acabar buscando parejas abusivas. De hecho, para alguien cuyo sistema límbico está programado así, puede resultar más doloroso romper con una relación abusiva que permanecer en ella. Esta y otras disfunciones límbicas inconscientes pueden impedirnos construir relaciones sanas y centrar nuestras propias emociones. También pueden llevar a algunas personas a consumir sustancias que parecen ayudarles a regular sus sentimientos. No es infrecuente que caigan por este camino en la adicción.

La *revisión límbica* es el tercer concepto que propone *A General Theory of Love*. Con estas palabras, sus autores se refieren a la posibilidad de modificar la propia personalidad a través de una regulación límbica terapéutica. Si la terapia llega a buen puerto, la revisión límbica supondrá una mejora en nuestra salud emocional, nuestro criterio para elegir pareja y nuestro manejo del estrés. El proceso, en última instancia, es inconsciente porque, para curar heridas emocionales profundas, tenemos que operar a nivel del subconsciente.

En el marco de la psicoterapia, no siempre basta con hablar de los propios problemas para que se produzcan cambios significativos. Sólo abordando los sentimientos y las emociones inconscientes es posible estimular una auténtica revisión límbica. Según los autores de *A General Theory of Love*, el requisito para que esto ocurra es que el terapeuta logre resonar límbicamente con el paciente. Sólo través de este contacto emocional es posible que éste acceda a su subconsciente y, con el tiempo, regule y revise su sistema límbico.

Durante este proceso, es crucial que el terapeuta brinde un apoyo constante y amoroso. Al cabo de algunas sesiones, el propio paciente sintonizará con este reflejo amoroso y resonará con ese mismo sentimiento. Cuando sus problemas salgan a flote, el reflejo se mantendrá. El paciente, inconscientemente, irá aprendiendo a quererse a sí mismo a la luz de estos problemas. A través de esta revisión límbica, y con el paso de los años, un psicoterapeuta amoroso puede ayudar a sus pacientes a reprogramar su cerebro y desarticular las huellas de un desarrollo disfuncional.

María había descartado la psicoterapia. En su lugar, había recurrido a la medicina tradicional del Amazonas. En retrospectiva, sentía que la combinación de las ceremonias de ayahuasca dirigidas por los onanyabo y la dieta con plantas maestras le había permitido regular su sistema límbico en un período de tiempo mucho más breve. Y le había abierto la puerta para revisarlo. La curación chamánica, en efecto, es una forma de revisión límbica que permite al paciente acceder a su mundo interior a través de intuiciones y visiones. En el paisaje onírico de las visiones, los ícaros son el instrumento con el que el maestro revisa el cuerpo emocional del paciente, para armonizarlo e infundirle amor. En el caso de María, otros factores habían incidido en su mejoría, entre ellos el retiro en un entorno natural y el acompañamiento y el apoyo del personal del centro.

Cabe anotar también que María se había consagrado a curarse. Esto supone una enorme diferencia. En todas las escuelas de medicina, el paciente tiene que poner de su parte, y María había sido muy disciplinada, se había comprometido con la dieta *vegetalista* y había seguido tomando las plantas maestras en su casa. Además, se había dedicado más tiempo a sí misma, minimizando su interacción social, para poder procesar e integrar todo lo que estaba aprendiendo.

Desde el punto de vista de los curanderos, esta purificación prolongada era indispensable para que María se curara en profundidad. Era necesario limpiar las energías en su interior, incluidas las vinculadas a los recuerdos de su padre y las que eran fruto de su propio dolor y su propia ira. Esta limpieza energética y emocional había abierto el camino a una sanación profunda, y había estimulado un cambio semejante a la revisión límbica. A lo largo del proceso, María había entrado en una intimidad más profunda con su corazón y con su alma.

El tratamiento chamánico, según sentía ella misma, había sido eficaz. Hasta entonces, los médicos le habían diagnosticado unas cuantas enfermedades incurables, entre ellas depresión crónica y dolor crónico de espalda y de rodilla. Le habían dicho que estos problemas casi seguramente eran genéticos y que tendría que tomar antidepresivos y analgésicos durante el resto de su vida. Como todos nosotros, María aspiraba a algo más. Y había concluido que, en realidad, lo que necesitaba era una curación emocional profunda, una sanación espiritual.

En la tradición shipiba, los problemas emocionales graves se consideran manifestaciones de enfermedades espirituales. Como la enfermedad del alma, la enfermedad espiritual se manifiesta como una disfunción límbica, o neurolímbica, como la denominan también algunos. Ésta es una condición común a muchas de las personas que obtienen mejorías con la medicina psicodélica. Como hemos señalado, es una disfunción de base que crea problemas en el cuerpo emocional y resulta evidente en muchos casos de depresión, ansiedad, TEPT, adicción y otros desórdenes psicosomáticos.

Misteriosamente, el sistema límbico responde a estímulos metafísicos a la hora de regularse, con independencia de si éstos proceden de la compasión del terapeuta, la canción del onanyabo o el amor por uno mismo. Puesto que su desarrollo disfuncional suele deberse a la falta de amor, no debería sorprendernos que el amor pueda reequilibrarlo. Los niños necesitan amor; de hecho, mucho amor, para desarrollarse de manera saludable. Muchos adultos sufren porque no recibieron suficiente amor en su infancia. Sin embargo, estos mismos individuos pueden encontrar otros modos de satisfacer la necesidad de los niños internos que viven dentro de ellos.

Como en los casos de Colleen y María, la ayahuasca, las plantas maestras y la labor de los curanderos pueden ayudarnos a sanar traumas emocionales profundos que proceden de nuestra infancia. Son técnicas de sanación espirituales, que nos permiten recuperar el amor por nosotros mismos y la salud emocional, y nos conducen, así, al bienestar espiritual. Éste es también el camino hacia una experiencia mística más rica y, como me enseñó Karl, otro de nuestros pasajeros, a la comprensión de la naturaleza del amor.

Capítulo 14

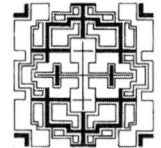

¿Qué es el amor?

El espíritu es memoria, el espíritu es posibilidades.

Anciano kogui, Sierra Nevada, Colombia

Algún tiempo después, acudió al centro un alemán de setenta y cinco años llamado Karl. Es un hombre muy trabajado, con experiencia en la meditación y la práctica espiritual. Ha desempeñado, durante décadas, en Europa, tareas de *coach* de crecimiento y desarrollo personal, y entre sus clientes se encuentran personas y empresas destacadas.

Llegó a Nihue Rao con un par de amigos. Uno de ellos ya había estado con nosotros y lo convenció de que tal vez podríamos ayudarlo a encontrar lo que buscaba. Tras estudiar durante años su propia cultura y las tradiciones espirituales orientales, Karl todavía no «sentía el espíritu». Había oído decir que esto era posible con la ayahuasca, y por eso había venido.

En general, Karl estaba satisfecho consigo mismo y con su desarrollo personal. Sin embargo, no había perdido la curiosidad. Estaba buscando algo más, una experiencia espiritual tangible que fuera más allá del intelecto. Como explorador y meditador veterano, estaba bien preparado y se entregó al proceso con humildad y con paciencia.

Antes de su llegada, habíamos valorado si podía tener problemas médicos o mentales. Ya en el centro, me entrevisté con él y me pareció una persona sumamente estable, que gozaba de un estado de salud notable para su edad. Junto con los demás, Karl empezó por tomarse el vomitivo y adoptar la dieta *vegetalista*. También se le recetó un extracto de piñón blanco (*Jatropha curcas*), otra planta maestra, elaborado con hojas frescas de la planta recién cortadas y molidas. En la actualidad, se estudia la posibilidad de usar las semillas aceitosas de este arbusto como fuente de biodiésel. Para la tradición shipiba, es una planta maestra que aporta una luz pura al corazón y a la mente.

Karl llegó a Nihue Rao un domingo y participó en su primera ceremonia el lunes por la noche. Sobre las 19:45, él y sus amigos entraron en la maloca y se sentaron en sus esteras. Dentro había unas veinte personas más, entre pasajeros, curanderos y ayudantes gringos. Los guardias esperaban la señal para apagar el generador. Todo el mundo esperaba en silencio. Fuera, la selva reverberaba con la noche tropical.

Esa noche, yo era el encargado de servir la ayahuasca. Tenía que decidir cuánto servirle a cada pasajero. Como Karl era un «señor mayor», decidí proceder con cautela. Como dicen en broma los shipibos, «la ayahuasca no es amiga de nadie». En otras palabras, nunca hay que tomársela a la ligera.

El Nihue Rao, preparamos la ayahuasca usando exclusivamente lianas de ayahuasca frescas y hojas de chacruna también frescas. Es una combinación segura en la mayoría de los casos, aunque siempre hay factores a tener en cuenta. Como se ha mencionado, los efectos físicos y psicológicos de la preparación pueden ser intensos y existen riesgos de infarto y otras alteraciones cardiovasculares en individuos vulnerables. También es necesario valorar el estado mental de la persona y sus antecedentes en este ámbito. Tomar ayahuasca exige una preparación psicológica significativa, y también cierta capacidad para reflexionar e integrar las experiencias de las ceremonias. Puede generar, de nuevo, reacciones alérgicas, o interactuar de manera peligrosa con otros fármacos. Fue por este motivo que Russ, como recordarán, dejó de tomar Prozac y otros medicamentos antes de viajar a Perú.

Según nuestro criterio, Karl estaba preparado. Era un buen candidato, sin antecedentes médicos o mentales significativos. Tampoco estaba tomando ningún medicamento. Puesto que el centro se halla en un rincón perdido de la selva, no permitimos casi ningún fármaco para evitar interacciones imprevistas. Desde luego, siempre hay excepciones, pero la decisión se toma caso por caso.

Yo había repasado con Karl los posibles «síntomas» que podía experimentar. También habíamos hablado de la posibilidad de que tuviera visiones. Le expresé que, tradicionalmente, la ayahuasca no se tomaba para tener visiones, sino para curarse. En un primer nivel, las visiones, cuando se experimentan, suelen ser más o menos «psicodélicas»: se ven colores brillantes, patrones geométricos y fractales. Muchas personas ven también los diseños de los tejidos shipibos tradicionales (que en shipibo se conocen como *kené*), traídos a la vida. A menudo, los describen como representaciones visuales de las energías curativas de las plantas. Este primer nivel de visiones puede evolucionar sutilmente en diversos rumbos, que incluyen revelaciones espontáneas, recuerdos, pensamientos peculiares e intuiciones. Como se ha descrito ya, también puede dar paso a experiencias más elaboradas, que se asemejan a los sueños.

Con todo, incluso un buen candidato, si toma una dosis excesiva, puede tener una experiencia más confusa que terapéutica. Además, algunas personas son más sensibles que otras a los efectos de la ayahuasca. En nuestra conversación, yo le había explicado todo esto a Karl. Y ahora había llegado el momento de que él probara por sí mismo.

Ricardo, el maestro, estaba sentado en su lugar de siempre, con sus artefactos y sus cosas, a mi derecha y hacia el centro de un costado de la maloca. Como maestro de la ceremonia, suele sentarse allí porque así puede abarcar en sus visiones a todos los presentes. Cuando Karl se acercó, estaba hablando en shipibo con sus colegas y preparándose él mismo para la ceremonia. Me lanzó una mirada cuando le serví la ayahuasca a nuestro pasajero. Me decidí por una dosis más bien baja, en atención a la edad de Karl. Nuestro objetivo era calibrar una dosis funcional, que le permitiera permanecer consciente y calmado, de modo que él mismo pudiera trabajar.

Su primera experiencia fue apacible. La *mareación*, según describió luego, lo puso en un estado alterado de consciencia que ya había experimentado con el LSD y otras sustancias psicodélicas. Vio colores y algunos diseños geométricos. Se sentía algo decepcionado, porque había hecho un viaje demasiado largo para tener apenas la experiencia familiar de una «droga alucinógena». Personalmente, prefiero emplear el término *psicodélico*, puesto que «alucinógeno» apenas significa que una sustancia induce alucinaciones. *Psicodélico*, en cambio, procede del griego *psyche*, que significa «alma», y *delos*, «claro» o «manifiesto». Lo psicodélico, así pues, es más bien algo que «revela el alma».

Karl estaba al tanto de que la ayahuasca contiene la biomolécula psicodélica DMT y, como muchas personas, había oído hablar bastante sobre el tema. En efecto, muchos occidentales suelen centrarse en el papel que desempeña dentro de los efectos de la ayahuasca. A menudo, conciben el té de ayahuasca como un mero vehículo de la DMT; en otras palabras, como un método primitivo para generar experiencias «alucinógenas».

La perspectiva de los curanderos amazónicos es muy diferente. De hecho, a Ricardo y a otros ayahuasqueros les ofende esta visión reduccionista, que los presenta poco menos que como expendedores de drogas. Como señala él mismo, «hasta que llegaron los occidentales, nosotros ni conocíamos las drogas». El propósito del onanyabo no tiene nada que ver con propiciar un «efecto de drogas». Su intención cuando sirve la ayahuasca es facilitar una sanación profunda a través de las plantas maestras y abrir la puerta para que quien la tome entre en diálogo con el mundo espiritual.

Pese a su decepción inicial, Karl se mostró paciente y respetuoso. Siguió adelante con la dieta y con su proceso, con la esperanza de trascender la consabida experiencia psicodélica y acceder realmente al mundo místico de las plantas maestras. Desde el punto de vista de uno de los ayahuasqueros, estaba actuando «como debe ser, con mucha paciencia y con respeto».

La segunda ceremonia dio más de sí. Tomó una dosis más fuerte y tuvo una experiencia también más intensa, pero para él seguía siendo una experiencia «alucinógena» y no una experiencia espiritual. La paciencia, sin embargo, es eterna, y Karl siguió esperando su oportunidad de entablar amistad con las célebres plantas maestras reverenciadas en la cultura amazónica.

El proceso continuó. Desde la óptica tradicional, Karl estaba limpiándose cada vez más, gracias a la dieta y a las ceremonias. En las discusiones de grupo de la mañana, repasamos sus experiencias y le proporcionamos más orientación. Él mismo fue procesando algunas de ellas en sus conversaciones con sus amigos y con otros participantes. En conjunto, toleraba muy bien la ayahuasca. Según recuerdo, fue en su tercera ceremonia, después de tomar una segunda dosis sobre las diez de la noche, cuando empezó a experimentar lo que había venido a buscar al Amazonas.

Con frecuencia, Ricardo habla del «resumen personal» que puede tener lugar en un segundo nivel de la experiencia con la ayahuasca. Desde luego, se trata de una experiencia mística que no precisa secuencias lógicas, pero, en aras de la discusión, es posible hablar de este segundo nivel. Más allá de los colores y los fractales del comienzo, la ayahuasca puede mostrarle a uno su propia vida a través de visiones, sentimientos, intuiciones, pensamientos y recuerdos. Este recorrido puede abarcar desde el nacimiento hasta el presente, o incluso desde experiencias anteriores al nacimiento hasta un futuro potencial. Es aquí donde la propia persona tiene que trabajar con la ayahuasca para sanar la historia de su vida e integrar su mente, su cuerpo, su corazón y su alma. Esto es un auténtico un desafío, y puede no resultar fácil, pero la recompensa es sumamente gratificante.

Durante las ceremonias de sanación que se celebran en Nihue Rao y en otros centros, la ayahuasca se brinda a los pasajeros varias veces a la semana. Sin embargo, ninguno de ellos está obligado a tomarla. Su única obligación es seguir la dieta y acudir a las ceremonias para recibir los ícaros sanadores.

Pero si llegan a tomar la ayahuasca, a veces, como Ricardo menciona, les ayuda «ver lo que hacen los curanderos», es decir, el trabajo energético que llevan a cabo durante la ceremonia. Para finales de la primera semana, Karl había asistido a cuatro ceremonias. Había tomado ayahuasca en todas ellas y, paso a paso, empezaba a encontrar lo que estaba buscando. En la cuarta ceremonia, tuvo una experiencia directa de lo que él mismo denominaba «el espíritu».

Según explicó más tarde, había contactado con un espíritu, según parece el de la Madre Ayahuasca, que existía más allá de su intelecto. Para creer en ella, tenía que conocerla. Pero para conocerla realmente, tenía que creer en ella. Ésta es la paradoja de la experiencia mística. Si queremos adentrarnos más, tenemos que dejar atrás la mente, a la que nunca acabaremos de convencer: es necesario creer con el corazón. Eso es lo que abre la puerta.

Karl lo logró. Y con rapidez empezó a sentirse a gusto con la Madre Ayahuasca. Toda su preparación previa, tanto mental como espiritual, desembocó en un profundo diálogo.

«¿Qué es la conciencia de la conciencia?», le preguntó él en un momento dado.

«El amor», respondió Ayahuasca.

Tumbado en la oscuridad, en lo profundo de su *mareación* y en medio del torrente de los ícaros, Karl le preguntó entonces:

«¿Y qué es el amor?».

La ayahuasca lo condujo entonces hasta un recuerdo que existía más allá de su mente consciente. Cuando el propio Karl tenía ocho meses, su madre falleció de una enfermedad que pudo surgir de complicaciones en su parto. Karl no tenía recuerdo de ella, y apenas había recibido explicaciones vagas cuando preguntaba de niño por su fallecimiento. La ayahuasca le enseñó algo que nunca se le había ocurrido. Cuando él tenía ocho meses, y ella estaba enferma, lo acostaba a menudo a su lado en la cama del hospital. La visión le mostró que, de hecho, él había estado presente en el momento de su muerte.

En la visión, Karl revivió ese momento y lo recordó por primera vez. Estaba allí, otra vez, sentía que ella estaba yéndose, y en un momento sabía que ya se había ido. Como todos los bebés que llegan al mundo, Karl estaba programado para recibir cuidados y alimento, y ahora su madre ya no estaba allí. Percibió que algo no estaba bien y que parecía ser culpa suya. Como muchos niños que experimentan traumas que no pueden entender, se responsabilizó a sí mismo por la muerte de su madre. Y se dio cuenta enseguida de que llevaba casi setenta y cinco años cargando con esa culpa. Estaba tan grabada en su ser que había tamizado todas las experiencias de su vida.

Fue entonces cuando la ayahuasca le contestó más directamente la pregunta. Le dijo que el amor era la aceptación de todas las cosas como son, sin excepciones. Le mostró que amar consistía en aceptar incondicionalmente su vida entera. En el amor, él no tenía que tomarse el fallecimiento de su madre como algo personal. Sólo tenía que aceptarlo y entender que su muerte inesperada era una parte de su vida temprana. Dentro de esta aceptación, también podía perdonarse a sí mismo por no haberlo sentido así, por haber cerrado su corazón a causa de la culpa. La ayahuasca lo ayudó a alcanzar esta aceptación incondicional, este perdón de corazón: ahora podía quererse a sí mismo como nunca se había querido. Había tenido que revivir esa experiencia para sentir el impacto que había tenido en su corazón y para perdonar. Su corazón podía abrirse más gracias a esa aceptación y a ese perdón. Ahora, el paso siguiente era compartir ese amor con otras personas.

Dado que Karl se encontraba en un estado alterado de consciencia, quizá haya otras maneras de describir lo que vivió. En esencia, la ayahuasca le ayudó a amarse a sí mismo de una manera que nunca había imaginado. Gracias a la Madre Ayahuasca, pudo experimentar un amor que antes le estaba vedado. Ahora su deber era integrarlo en su propia vida.

Capítulo 15

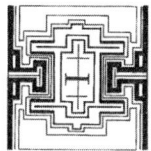

El camino hasta mi ícaro

[…] si no preservamos la humildad y el respeto hacia los espíritus, quienes podrían ayudarnos en la labor de curar pueden dejarnos solos.

Lewis Mehl-Madrona, *Coyote Medicine:*
Lessons from Native American Healing

Durante los primeros dos años, fui testigo de muchas curaciones inspiradoras en Nihue Rao. En ese período, vi también cómo varios individuos, bajo la guía de Ricardo, llevaban a cabo la dieta de un año de los aprendices del curanderismo. En la tradición shipiba, éste es el tiempo de formación intensiva que se precisa para convertirse en curandero.

Por entonces, yo había realizado tres dietas de coca de un mes, pero nada más largo. Cada tres o cuatro meses, volvía a Estados Unidos para trabajar como médico y conseguir fondos para nuestro centro y también para mis gastos. Estas idas y venidas no casaban muy bien con la idea de formarme yo como curandero, o por lo menos me proporcionaban una excusa para dilatar el proceso. Todavía tenía mis dudas, a pesar de que las cosas seguían adelante.

Aunque no había hecho dietas de larga duración, cada vez adquiría más experiencia con Ricardo y los otros maestros. El propio Ricardo no dejaba de animarme para que me hiciera curandero. En vista de mi situación, me propuso una dieta distinta, que podía seguir durante mis estancias en Estados Unidos. La llamaba «la dieta de la luz divina». No imponía tantas restricciones como las dietas con plantas maestras, pero implicaba no tener sexo y no consumir picante, lácteos, carne roja, alcohol o drogas durante seis meses, o incluso más tiempo. El azúcar, la sal, las verduras, el pescado y el pollo, en cambio, estaban permitidos.

Llevé a cabo esta dieta de luz durante seis meses, parte en Perú y parte en Estados Unidos. Además del consiguiente período de purificación, supuso un compromiso por mi parte con el trabajo espiritual, y también me permitió reforzar mi conexión con la oración. Como las dietas con plantas maestras, comenzó y concluyó con una ceremonia de ayahuasca. Ricardo me guio a lo largo del proceso.

A esas alturas, Cvita estaba comprometida con su formación como ayahuasquera. Había conseguido grandes avances en el proceso y ya intervenía como curandera en las ceremonias, por ejemplo, cantándole a Ricardo cuando él le pedía ayuda. A través de la dieta, y bajo la guía de nuestro equipo de maestros, su poderosa intuición florecía, y con ella sus visiones, lo que contribuía a nuestra labor.

En cambio, aunque yo me sentía cómodo asesorando a los pasajeros, en las ceremonias cada vez tenía menos visiones y éstas eran cada vez menos intensas. Esto no se encuentra fuera de lo común. Con el tiempo, las visiones extraordinarias pueden apaciguarse. Sin embargo, para un curandero de las plantas, tener acceso a la visión supone una gran ayuda en su trabajo. Me aconsejaron que intentara averiguar por qué estaba bloqueado.

Como en toda pequeña empresa, en Nihue Rao surgían frustraciones. Cvita y yo discutíamos de vez en cuando sobre la manera de hacer las cosas. Yo discutía aún con más frecuencia con Ricardo, y las diferencias culturales complicaban los desacuerdos. Puesto que teníamos objetivos compartidos, siempre llegábamos a alguna solución. Pero a veces yo me quedaba con cierto rencor: esto era lo que parecía estar interfiriendo en mi capacidad de «ver» con la ayahuasca. Se sabe que la rabia, el ego, el orgullo, la frustración y la impaciencia bloquean las visiones.

En la tradición shipiba, la capacidad visionaria puede mejorar siguiendo dietas más largas con las plantas maestras. A pesar de mis momentos de desánimo, yo seguía sintiendo el impulso de explorar el curanderismo en más profundidad.

La rutina en Nihue Rao era bastante intensa y, a esas alturas de 2013, yo ya había participado en numerosas ceremonias, algunas de ellas muy difíciles. La ayahuasca es una medicina potente y trae consigo grandes retos. Con la medicina tradicional de plantas amazónica se puede avanzar muy rápido, pero estos avances tienen su coste. Yo había vivido noches muy duras, tanto a nivel físico como espiritual, en parte por el hecho de estar al servicio de otros durante experiencias muy complejas. En nuestro centro, procurábamos que las ceremonias transcurrieran en calma, pero no faltaba algún pasajero que comenzaba a gritar, o a lanzar patadas, o acababa vomitándonos en los pies (íbamos descalzos). La experiencia de la ayahuasca puede resultar muy iluminadora, pero también exponernos a un grado considerable de oscuridad, que procede de las malas intenciones, los problemas de nuestra sociedad, las tendencias destructivas de la naturaleza y otras fuentes misteriosas.

Una noche que estaba agotado tuve una experiencia especialmente desagradable con esta energía oscura. Los pasajeros estaban reposando y la ceremonia estaba casi finiquitada. Yo estaba en mi estera relajándome después de una toma de ayahuasca más bien apacible cuando, de repente, un torrente de odio, oscuro y espeso, irrumpió en mis visiones y me invadió el cuerpo y el espíritu. Me sentí aplastado por la oscuridad. El odio se desbordaba sobre mi ser y me despojaba de la voluntad. Empecé a mecerme de un lado a otro, respirando hondo.

Llevaba varias noches durmiendo poco. De pronto, allí sumido en lo oscuro, me sentí sin fuerzas para defenderme. Me sentía desgraciado, hundido en las tinieblas. Parecía que no tenían fin. Por primera vez desde que trabajaba en Nihue Rao, me compadecí de mí mismo y me puse a llorar. Yo sólo quería ayudar a la gente, aprender de la medicina tradicional. De golpe, me sentía vacío. Me dije a mí mismo lo que le había oído decir a muchos pasajeros: «Hasta aquí. Yo no pienso seguir con esto». Lo único que podía hacer era esperar allí tumbado a que la oscuridad se despejara.

Al cabo de un rato (quizá incluso de una hora), las cosas cambiaron. El efecto se me pasó y me sentí un poco mejor. Volví la mirada y vi a Ricardo relajándose. Pensé en lo que suponía la vida de un ayahuasquero. No podía ni imaginarme tomando ayahuasca una y otra y otra vez, como hacía él. Me parecía una losa pesada, demasiado pesada, y una vida ajena a mi marco cultural. No paraba de pensar «¿qué estoy haciendo yo aquí?».

Hablé con Ricardo de la difícil experiencia que acababa de vivir. «Sí —admití—, tendría que haberle pedido ayuda, pero en ese momento, no me daba cuenta de qué ocurría y me había precipitado en el desaliento. Él me escuchó fumando su mapacho. Finalmente, le dije que yo estaba encantado ayudando con las traducciones, con la gerencia, dando consejos y educando a los pasajeros, pero que no quería convertirme en ayahuasquero. Ya graduarme como médico había representado todo un desafío, a nivel mental, físico, emocional y espiritual.

Ricardo me escuchó con paciencia. Luego me contó que también él había decidido renunciar en cierto momento de su formación. Había ocurrido tras una ceremonia muy difícil y lo habían invadido visiones oscuras y sentimientos negativos. Había manifestado que ésa sería la última vez, ante sí mismo y ante todo el mundo: fin de la ayahuasca. A la mañana siguiente, le pidió a su maestro que le quitara todo, todas las energías de las dietas y las plantas maestras, todo lo que había aprendido, para volver a la vida «normal». En la tradición shipiba, un maestro puede ayudarle a su aprendiz a conectar con las energías de las plantas y el conocimiento místico. Y se supone que, del mismo modo, puede despojarlo de esas energías y ese conocimiento.

El maestro lo escuchó y le contó que él mismo había renunciado varias veces en otra época. Dijo que no iba a quitarle nada y le ordenó que se fuera a descansar.

—Te entiendo —me dijo entonces Ricardo—, tú no tienes que ser ayahuasquero como yo. Puedes ser médico y vivir tu vida. *Pero...* aprende de todos modos la medicina de las plantas. Si un día te encuentras con gente tomando ayahuasca, vas a poder ayudarla. Míralo así.

A la mañana siguiente, delante de la maloca, me encontré con Martina, la cuñada de Cvita. Es una mujer inteligente y encantadora, de ojos penetrantes y gran corazón. Había hecho su proceso curativo personal en Nihue Rao y luego se unió al equipo y empezó a trabajar y a formarse con nosotros. Nos habíamos conocido en una de mis primeras visitas a Iquitos y estaba al tanto de mi proceso. Le hablé de lo difícil que había sido la ceremonia y de mi decisión de no seguir formándome como ayahuasquero. Ella me miró y me dijo:

—Éste es tu sueño, Joe, claramente es tu camino. Es tu sueño.

Era lo que yo necesitaba a oír.

En esos años, Ricardo me había ayudado mucho mientras yo trabajaba para curarme no sólo del trauma emocional y espiritual que supuso la facultad, sino también de otros traumas procedentes de accidentes graves y de muchísimos problemas en mis relaciones. Yo mismo había visto cómo ayudaba a mucha otra gente. Era mi maestro, mi socio y también mi amigo. Y además tenía razón. Yo quería seguir aprendiendo cosas sobre la medicina tradicional amazónica.

Decidí entrar en la formación avanzada. Me organicé para quedarme más tiempo trabajando en Nihue Rao y hacer una dieta de seis meses.

Mi dieta con el piñón blanco

Ricardo me recomendó que hiciera una dieta de piñón blanco. Como recordarán, ésta es una planta maestra que trae luz a la mente y al corazón. Los espíritus que la habitan suelen describirse como doctores que conocen en profundidad las ciencias de la materia y el espíritu. La cosa me sonó muy bien.

Me instalé en un tambo grande que habíamos construido para un *dietero* de un año. Era una construcción cuadrada con techo de paja y mosquiteras por los cuatro costados. Cuando me tendía dentro, podía ver la selva a mi alrededor en todas direcciones. Incluso con las mosquiteras, podía sentir la brisa. Con el paso de los meses, los animales se acostumbraron a mi presencia, y los pájaros, los monos y las serpientes se paseaban por los alrededores. La noche de la selva me arrullaba a la hora de dormir. Era realmente un lugar donde podía descansar y reflexionar.

La noche señalada, Ricardo inauguró mi dieta de piñón blanco. Seguí trabajando en el centro y en las ceremonias y yendo a la ciudad cuando hacía falta. Sin embargo, me mantuve firme en la dieta y no volví a comer sal ni azúcar ni aceite ni lácteos ni carne de vacuno, cerdo o pollo (sólo algunos pescados a la brasa). Tampoco comía picante ni tenía sexo ni ingería alcohol o drogas. En esencia, bebía agua y comía pescado, plátano verde, arroz, lentejas, frijoles y patatas. De vez en cuando también comía manzanas y plátanos, lo cual no le hacía gracia a los más ortodoxos del centro, entre ellos Ricardo, porque eran frutas dulces. Sin embargo, yo seguía comiéndolos, con la excusa de que necesitaba energía extra porque tenía mucho trabajo en el centro y a menudo estaba solo.

Las primeras dos semanas son las peores. Luego el cuerpo empieza a acostumbrarse a no tomar sal. Cuando uno está ya hambriento, todo lo que come le sabe bien. El hambre es el mejor condimento, como dicen por ahí. A los pasajeros que empiezan sus dietas suelo decirles que se hagan a la idea de que la comida no les interesa y acabarán acostumbrándose. Como dice el propio Ricardo: «Si uno quiere aprender, y está firmemente resuelto, seguir la dieta no es difícil». Con esa esperanza, está dispuesto a comer menos y a sacrificarse. A Ricardo parecía que le había funcionado, y también a todos los onanyabo shipibos que conocía. Así que valía la pena intentarlo.

Existen distintas maneras de hacer una dieta de piñón blanco. Mucha gente muele hojas frescas, mezcla con agua el extracto resultante y se lo toma en un vaso pequeño. Otras personas emplean la resina. Ésta es más difícil de obtener, porque hay que extraerla del tallo muy temprano por la mañana.

La resina, sin embargo, no debe tomarse con tanta frecuencia, según la enseñanza de Ricardo. Se prepara mezclando una pequeña cantidad con el tabaco de medio mapacho empapado en agua. Durante mi dieta de seis meses con la resina, sólo tuve que beber la mezcla seis veces.

Los seis meses fueron una nueva experiencia de aprendizaje sutil. En general, los *dieteros* de larga duración están casi siempre a solas y se les aconseja no hablar ni tocar a nadie. Deben hablar lo mínimo indispensable, y sólo con otros *dieteros*, con los maestros y en algunas ocasiones con la gerencia del centro. Es importante que eviten las distracciones de la interacción social. Este nivel de aislamiento les permite profundizar en la introspección. Con el tiempo, su sensibilidad se va agudizando y se abren más a la información que las plantas les brindan a través del pensamiento, los sueños y, algunas veces, las ceremonias de ayahuasca.

En la tradición de Ricardo, curiosamente, formarse como ayahuasquero no implica tomar mucha ayahuasca. Después de un primer período de limpieza, los *dieteros* de larga duración apenas intervienen en una o dos ceremonias al mes. La formación tiene lugar a través de su relación con el espíritu de su planta maestra. Como dice Ricardo, toman ayahuasca de vez en cuando para ver lo que han aprendido.

Aunque yo me libré del aislamiento, tampoco era sencillo seguir la dieta mientras trabajaba como mánager de Nihue Rao. La oportunidad que se me presentó fue distinta. De vez en cuando me echaba a reposar en el tambo, pero la mayor parte del tiempo estaba trabajando. Además de los temas del día a día, también trabajaba en todas las ceremonias y tomaba ayahuasca una o dos veces por semana. Si a eso se añade el hecho de que tenía pocas visiones, realmente no era fácil discernir si estaba aprendiendo algo. Vivía ocupado y mi mente estaba siempre activa. Lo único claro era que estaba perdiendo peso.

Cvita se preocupó cuando se dio cuenta de que no me estaban llegando las «descargas» que ella y otros *dieteros* recibían. Me instó a que me aislara más y a que estrechara mi relación con mi planta maestra. También Ricardo quería que me concentrara más en la conexión con el piñón blanco. Una noche, después de cantarme, me dijo que había visto el piñón blanco a un lado, más bien abandonado. Otra noche, yo mismo lo vi. Estaba dentro de mí, pero crecía en un cubo y parecía más bien marchito.

Con regularidad, yo le pedía mentalmente al piñón blanco que intentara entender mi situación. Sí, vivía ocupado, y a veces también preocupado, pero había renunciado a mi vida para promover y practicar la medicina de las plantas maestras. Trabajaba al límite de mis fuerzas. Traté de seguir los consejos de Cvita y de Ricardo, y de centrar mi atención en mi relación con el espíritu de la planta.

En realidad, sí que había notado algo curioso, casi desde el comienzo. Transcurridas algunas semanas, le comenté a Ricardo que sentía que algo me rondaba. No sabía del todo qué era.

—¿Una presencia? –me preguntó.

—Sí –le respondí.

Efectivamente, sentí que en mi consciencia había otra presencia. Cuando lograba acallarme por dentro, la sentía, estaba allí. Aunque estaba agotado y un poco débil físicamente, cada vez me sentía más limpio. En el plano emocional y espiritual, me sentía muy bien.

Durante la dieta, también empecé a tener sueños significativos. Una noche, soñé que estaba hablando con una de mis colegas, una doctora que había conocido mientras trabajaba como médico *per diem*. Habíamos sido compañeros de oficina un par de meses, pero nunca había llegado a conocerla. En el sueño, yo iba a visitarla a un edificio desconocido. Ella me recibía en la puerta, ataviada con una bata blanca.

A lo largo de la dieta, había estado sintiendo un dolor en el pecho y en el corazón. Yo sentía que era un dolor relacionado con el trauma de mi formación como médico, que seguía allí, dentro de mí, pese al tiempo que había pasado. Me parecía que podían ser restos de tristeza, pero no estaba seguro. Sólo confiaba en que no tuviera nada físico.

La doctora parecía estar al tanto, aunque yo no le había dicho nada. Me hizo entrar a toda prisa y me sometió a una revisión completa, en la que me abrió las costillas por detrás para mirarme el corazón, los pulmones y toda la cavidad torácica. Yo estaba allí de pie, mirándome también. Ella señalaba cosas aquí y allá. Durante la exploración, entendí que estaba dándome apoyo y amor. Dentro, todo parecía estar sano, y entendí con el corazón que estaba bien. Lo sentí. Fue todo un alivio. Luego caí en la cuenta de que quien me había auscultado no era mi ex colega, sino el piñón blanco.

Ricardo me había contado una vez que, al final de una de sus dietas, soñó que le daban una especie de coche de carreras. En la vida real, él nunca había conducido, pero en el sueño era un piloto experto. En su sentir, era el coche de su dieta, de su nueva medicina. Podía hacer cosas con él que nunca había hecho antes. Hacia el final de mi dieta de piñón blanco, tuve un sueño parecido, e igualmente memorable. Soñé con un gran automóvil tuneado, amarillo y verde, de alto rendimiento. Me subí pero no sabía conducirlo. No conseguía controlar el volante ni los frenos, y me estrellaba con las cosas.

Le conté el sueño a Ricardo y me dijo:

—Uy, eso no es bueno. Es tu dieta. No ha concluido.

Prolongué la dieta algunos días más, con la esperanza de que todo lo que había padecido en esos seis meses no hubiera sido en vano. Una semana más tarde, durante una ceremonia, mis visiones se abrieron dramáticamente. Por primera vez, vi todo lo que pasaba en la maloca como si estuviera iluminada. Vi a cada persona, sentada o estirada en su estera. Vi sus caras. Mis amigos más cercanos parecían más grandes que los demás, dos o tres veces más que su tamaño normal. En algunas ocasiones, una luz verde se encendía por encima de uno de ellos, atrayendo mi atención. Yo sólo miraba y trataba de aprender todo lo que podía.

Cómo convertirse en un canal a través del canto

Con las dietas no sólo se adquiere la medicina de las plantas. Uno aprende también a cantar los ícaros. Este aprendizaje es uno de los misterios de la medicina tradicional shibipo. Cuesta tanto creer que sea posible que yo mismo no lo creía hasta que me ocurrió.

Algunas personas me habían contado que, durante las ceremonias, la música descendía sobre ellas en columnas de luz, o que los espíritus de la selva les susurraban canciones en los tambos. En mi caso, no ocurrió nada tan llamativo: apenas escuchaba un tarareo en la mente. Como una especie de bosquejo. Una vez, en un libro de dibujo, leí que era aconsejable guardar los bosquejos que uno dibujaba, porque eran la expresión sin adulterar del subconsciente y la creatividad. La melodía de mi primer ícaro se me presentó como un bosquejo musical. A veces, cuando estaba haciendo algo poco productivo, lo oía dentro de mi cabeza. Era como una cantinela. No solía prestarle mucha atención, pero ahí estaba.

Ricardo tenía algunos CD con sus ícaros. Los había grabado durante las ceremonias, y sus aprendices habían traducido la letra al español y al inglés, entre otros idiomas. De vez en cuando, él mismo nos enseñaba una que otra palabra en shipibo. Yo juntaba palabras de las frases que él decía y las cantaba al compás de mi bosquejo de canción. Poco a poco fui encontrando una estructura con estribillos y un par de cambios melódicos. La idea no era cantar algo preparado, sino elaborar esta estructura de base que permitía improvisar como en el jazz y cantar lo que uno estaba viendo. Practicaba en el tambo en los ratos libres que lograba sacar. También lo hacía en voz muy baja durante las ceremonias, mientras Ricardo cantaba sus ícaros.

Las palabras de los ícaros tienen todas un sentido y un significado. Existen frases para invocar las energías de las plantas, para abrir los mundos de la medicina, para limpiar la energía del cuerpo. El onanya las entona para limpiar ciertas áreas de la mente, el cuerpo, el corazón y el alma. En las visiones, los problemas energéticos pueden manifestarse bajo la forma de una nube negra o de un esqueleto que encarna el espíritu de los muertos. Otras veces, el corazón del pasajero puede verse encadenado, o cargando el fardo de una energía muy densa. El ayahuasquero procede a limpiar estas energías específicas, llamándolas por su nombre en el ícaro. A través de su canción, interactúa con el sueño.

En la última noche de mi dieta, Ricardo me cantó para darla por terminada y sellar mi conexión con el piñón blanco. Fue uno de los últimos ícaros de la noche. El ambiente en la maloca ya estaba calmándose. Más tarde, todos nos sentamos en silencio y él me dijo:

—Bueno, ha llegado la hora de cantar, quiero escuchar tu ícaro, a ver si has aprendido.

Ésa fue mi primera iniciación. No me pidió que le cantara mi ícaro a nadie, sólo que se lo cantara a la maloca. A mi alrededor había gente de todo el mundo, que había venido a escuchar los ícaros de los maestros amazónicos. Como a todos los principiantes, sentía timidez y me daba vergüenza cantar. Sin embargo, Ricardo hablaba en serio. No había modo de salirme por la tangente.

Empecé a cantar suavemente. Entoné primero la frase: *rama kano abanon*. En shipibo, esto significa «ahora estoy abriendo las energías». Luego canté un verso que se me había ocurrido con palabras en español: *ayahuasca medicina, limpia, sana cuerpo*. La repetí y canté luego acerca del piñón blanco. En ese momento, no estaba teniendo ninguna visión, así que sólo canté a la medicina, pidiendo que limpiara mi cuerpo y reforzara mi conexión con el piñón blanco. Tras algunas frases más, empecé a perder fuelle.

Ricardo se dio cuenta y me animó:

—¡No, no pares, está bien, está bien, sigue!

Volví a empezar, y otra vez me fui callando. Pero también Ricardo volvió a azuzarme:

—Sigue, sigue, ya va saliendo.

Él siguió empujándome, hasta que alcé más la voz. Y entonces, inesperadamente, subí a otro nivel. Me metí en la canción. Empecé a cantar como nunca en mi vida había cantado.

Había una vibración energética en mi voz. Me salían tonos misteriosos. Sentí que la ayahuasca me guiaba a través de la sensación que experimentaba en el cuerpo. Que me convertía en un canal de la energía mística, de la energía curativa. Empecé a sentirme cada vez mejor. La vibración reverberaba a través de mi cuerpo. Y yo seguía cantando. Finalmente, al cabo de algunos otros sonidos inéditos, me recogí y paré de cantar. Ése fue el comienzo. Las plantas me habían enseñado algo nuevo.

Capítulo 16

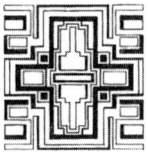

Un tratamiento espiritual para la psoriasis

> Cuando tienes una experiencia directa del espíritu, esa experiencia te cambia: se vuelve parte de tu psique, de tu sistema nervioso. Reconoces la unidad de todas las cosas, y esa unidad te guía y cambia tu manera de vivir.
>
> <div align="right">Chris Kilham, <i>The Ayahuasca Test Pilots Handbook</i></div>

> [...] las citosinas, esas moléculas mensajeras que se producen en las células inmunes, pueden ligarse a los receptores de las células cerebrales y generar cambios en el estado del cuerpo, el humor y el comportamiento. El hecho de que las emociones generen cambios en la actividad inmune solo es la otra cara de la moneda.
>
> <div align="right">Gabor Maté, <i>Cuando el cuerpo dice que no:
El precio del estrés</i></div>

Con el tiempo, seguí practicando mi canto, tanto dentro como fuera de las ceremonias. También seguí tratando de integrar lo que aprendía de las plantas con el conocimiento científico que iba adquiriendo a través de lecturas y conversaciones con amigos y colegas. Las plantas estaban enseñándome a cantarle a la energía del cuerpo de las personas, que según sabía yo, estaba ligada a su cuerpo emocional.

Los tratamientos chamánicos se dirigen con frecuencia al cuerpo emocional. Como los lectores recordarán, éste comprende la red PNEI, que enlaza el cerebro límbico, el sistema nervioso autónomo (SNA), el sistema endocrino y el sistema inmune. Las perturbaciones del cuerpo emocional, así pues, se expresan a menudo a través del sistema nervioso autónomo y del sistema inmune. En el caso de la tos de Colleen, y muchos otros casos parecidos, estas disfunciones pueden generar toda serie de problemas inflamatorios. Las inflamaciones neurogénicas relacionadas con estas alteraciones emocionales pueden también exacerbar otros problemas inflamatorios de la piel, como el eczema y la psoriasis.

La psoriasis y el cuerpo emocional

Un día, en la primera época de Nihue Rao, vino a buscarnos una mujer llamada Sharon que tenía psoriasis crónica. Como en otras enfermedades autoinmunes, en la psoriasis el sistema inmune de la persona se vuelve contra el cuerpo y ataca por error a células sanas, en particular, células de la piel. La inflamación resultante causa las características (e incómodas) franjas de piel anormal, que típicamente son rojas, escamosas y pican mucho.

En la medicina occidental, la psoriasis se considera una enfermedad incurable, que en el mejor de los casos puede mitigarse con medicamentos. Existen distintos tipos de psoriasis, pero la más común es la de placas. Sharon tenía grandes franjas de placas psoriáticas en ambas piernas. Eran lesiones que le picaban mucho y le habían hecho sufrir durante años.

Por lo general, se cree que la psoriasis es una enfermedad genética que se activa con ciertos factores del entorno. Los síntomas se recrudecen en el invierno y también con la ingesta de ciertos medicamentos.[1,2] Una señal clara de que existe un factor genético es que en los gemelos idénticos la probabilidad de que ambos la padezcan se triplica con respecto a los mellizos. La psoriasis ha sido asociada también con otros problemas en la red PNEI, como el aumento en el riesgo de la artritis psoriática (una dolencia inflamatoria de las articulaciones), los linfomas (cáncer del sistema inmune), las enfermedades cardiovasculares, la enfermedad de Crohn y la depresión.[1,3] Las infecciones y el estrés psicológico también contribuyen a la enfermedad.[4,5]

En el caso de Sharon, había indicios de factores genéticos. Durante un período breve, su padre había tenido psoriasis en la rodilla, aunque la enfermedad se había curado sola. A su hermana le habían salido manchas parecidas a los diecinueve años, y también se habían ido de manera espontánea.

A la propia Sharon le diagnosticaron psoriasis también con diecinueve años. Descubrió una mancha en la parte trasera de la pierna, que más tarde evolucionó en varias manchas. Como persistían, su madre le aconsejó que consultara a una reputada dermatóloga, que le diagnosticó psoriasis y le dijo que, según su experiencia, nunca se iba a curar. «Lo único que puedes hacer es tratar de controlar los síntomas». Sharon había sufrido en silencio. Había seguido diversos tratamientos, pero no se había atrevido a mostrar sus piernas durante años.

La dermatóloga le prescribió primero unos tratamientos de fototerapia con UVB (ultravioleta B). Tres veces por semana, Sharon se sometía a lo que ella misma describía como un «tratamiento deshumanizador», en el que se cubría la cabeza con una bolsa y cubría también todas las partes de su cuerpo donde no tenía psoriasis. Estas visitas regulares interferían con su empleo y la limitaban a trabajar como *freelance*.

Pese a todo, la fototerapia sí ayudó a paliar sus síntomas. La dermatóloga la trató también con varias cremas corticoides (esteroides). A Sharon no le gustaba usar las cremas en dosis tan grandes y le preocupaba que le adelgazaran la piel. Pese a que eran más o menos efectivas, en cuanto dejaba de ponérselas volvían las placas. La disfunción inmune que le incendiaba la piel seguía ardiendo.

A raíz de esta lucha, Sharon empezó a interesarse por la medicina alternativa. Consultó con un gran número de profesionales de la salud, entre ellos un médico naturópata, que relacionó sus problemas de piel con sus intestinos y le diagnósticó síndrome de intestino con filtración. En las personas con este síndrome, un aumento anormal de las bacterias intestinales ocasiona inflamaciones en la sangre y en el cuerpo. El médico le aconsejó a Sharon que modificara su dieta para potenciar su flora intestinal y que evitara alimentos inflamatorios.

Sharon se dedicó a leer libros sobre nutrición curativa e incluso se hizo vegana durante un año. Más tarde, volvió a cambiar de dieta, esta vez siguiendo las recomendaciones del Ayurveda. Pese a todos estos cambios, no experimentó una mejoría significativa. Por otro lado, el médico naturópata también la trató con plantas medicinales tópicas oriundas del Amazonas, como la sangre de grado (*Croton lechleri*) y el aceite de copaiba (*Copaifera officinalis*). Por desgracia, tampoco fueron útiles.

Durante otro período, exploró también la medicina china. Aunque la acupuntura mitigaba parte de la inflamación, no conseguía tomar las hierbas porque tenían muy mal sabor. El practicante de la MTC (Medicina Tradicional China) que la atendió le dijo que, de acuerdo con el diagnóstico tradicional, sus problemas de piel estaban relacionados con rabia acumulada en su cuerpo energético (el meridiano del hígado).

Con veintidós años, Sharon participó en un retiro de meditación silenciosa de diez días (el *vipassana*). A su regreso, milagrosamente, todos los síntomas se habían esfumado. La práctica espiritual había resultado ser más efectiva que cualquier otra medicina. Sin embargo, una vez que retomó su vida, la psoriasis volvió. Era como si en su sistema hubiera un punto límite relacionado con el estrés, y una vez rebasado este límite, los síntomas volvieran a aparecer. Sin embargo, y pese a la posible predisposición genética, su cuerpo también podía replegarse por debajo de ese umbral. Los síntomas habían remitido previamente en unas vacaciones en el trópico, en las que había pasado mucho tiempo en el mar, relajándose y tomando el sol.

Por lo demás, Sharon tenía bastantes traumas emocionales. Era consciente de ellos y sabía que probablemente estaban relacionados con sus problemas de piel. Había tenido una infancia difícil. Su padre era un hombre emocionalmente explosivo y entraba en cólera con facilidad. Su adolescencia había sido también complicada, y después había sufrido de ansiedad y depresión durante años.

Todavía en la adolescencia, Sharon tuvo un confuso encuentro sexual con un profesor de danza. Cuando sus padres se enteraron, el hombre fue arrestado y Sharon tuvo que testificar en el juicio. Fue una experiencia sumamente embarazosa, y ella padeció después en silencio los remordimientos. No se sintió apoyada a nivel emocional. En sus palabras: «Intentamos ir todos a terapia cuando mis padres estaban separándose y [mi hermana] tuvo anorexia. Luego yo fui e hice eso con el profesor de danza, y fue como una bomba».

La psoriasis comenzó en la universidad, poco después de que su padre tuviera un infarto. Por esa época, ella vivía en Washington y fumaba bastante marihuana. Sus padres llevaban algún tiempo divorciados. Su padre vivía en Georgia, donde trabajaba como actor. Irónicamente, le habían dado un papel de un hombre que sufría un infarto en el escenario. Un día, durante un ensayo, tuvo un infarto de verdad y al principio nadie le creyó.

Finalmente lo llevaron al hospital y llamaron a Sharon. Ella viajó a Georgia para acompañarlo en la recuperación. Más tarde, mientras ella misma se trataba en el Amazonas, Sharon cayó en la cuenta de que, más de una vez, su padre le había pedido ayuda y le había echado encima «su carga emocional», «como si fuéramos amigos».[6]

En la universidad, Sharon acudió a varios terapeutas, pero por desgracia no halló ninguno que le gustara. Buscaba a alguien que la ayudara a resolver tanto sus temas familiares como sus traumas sexuales. Éstos no se limitaban a la relación sexual con el profesor de danza. Además, había sido víctima de abusos sexuales en la propia universidad. «No habíamos tomado alcohol ni drogas. Simplemente, el tipo no me oía cuando yo hablaba. Estábamos dando un paseo por el bosque, y habíamos salido juntos un tiempo, pero no nos habíamos acostado. Yo no quería, pero él me obligó. Una de esas situaciones en las que no te sientes empoderada para decir que no, que era lo que de algún modo pasaba siempre en mi familia. No era un espacio seguro para enfadarse o para expresar emociones fuertes».

Sharon, además, había vivido otros momentos difíciles. Había tenido un accidente de tráfico brutal con su madre y nunca se había podido desprender de la ansiedad. Aunque ambas sobrevivieron, en el momento en que sucedió creyó que su madre estaba muerta. Además, había tenido un aborto. «El aborto fue realmente traumático para mí. Yo vivía sola y no me sentí apoyada. Me costó mucho decidir si quería seguir adelante o no con el embarazo y al final me dejé llevar por lo que otros creían que era lo mejor». En su interior, había bastantes penas reprimidas.

Un día, mientras se trataba con la dermatóloga, una amiga le habló de la ayahuasca. Le contó que era «una cosa muy rara, que uno se tomaba y luego vomitaba toda la noche». Otra amiga le explicó que era como «hacer siete años de terapia en una sola noche». Antes de viajar a Perú, tuvo ocasión de participar en cuatro ceremonias de ayahuasca. Según comentó, había sido «bastante maravilloso. Mi primera experiencia fue muy bonita, me llenó de esperanza. Me vi a mí misma convertida en un pájaro y volando lejos de mi casa, hacia el sur. Luego empecé a tener muchísimas visiones amazónicas. La segunda vez [es decir, en su segunda ceremonia], lloré toda la noche. No hacía más que pensar en un primo mío que tiene parálisis cerebral. No lo criaron en su casa, nunca le dieron herramientas para que fuera independiente. Fue una noche muy dura, pero salió a flote toda una explosión de emociones. Las otras dos [ceremonias] también fueron muy curativas».

Sharon había sentido la llamada de la selva en esa primera ceremonia en la que se vio volando hacia el Amazonas. Fue así como viajó a Perú y acabo viniendo a Nihue Rao. Tras una consulta inicial con Ricardo y Cvita, empezó una dieta de ayahuasca. Tanto la ayahuasca como la chacruna son en sí mismas plantas maestras, y puede seguirse una dieta con ellas tomando pequeñas dosis fuera de las ceremonias. Sharon tomaba una cucharada de ayahuasca antes de acostarse. Esta pequeña dosis influenciaba sus sueños, aunque sin llegar a inducirle un estado alterado de consciencia.

Ricardo había percibido que Sharon necesitaba conectarse más profundamente con su corazón y con su ser emocional. Y consideraba que la ayahuasca podía ayudarla en el propósito. También le recetó algunas plantas tópicas para la piel, que no fueron muy efectivas. Después de tomarlas dos semanas, empezó a seguir una dieta de ajo sacha, una planta que se usa, en general, para desintoxicar el organismo y limpiar energías asociadas con alergias y consumo de alcohol, marihuana y drogas. La psoriasis, en ocasiones, se presenta asociada con síntomas atópicos (hiperalergénicos) como el asma y la rinitis. La propia Sharon tenía algunos antecedentes de alergias moderadas, al igual que su padre.

A Ricardo le preocupaba especialmente su historial de consumo de marihuana. Según contaba ella misma, había abusado de ella durante varios años. En la tradición shipiba, la marihuana se considera una planta maestra y también una planta medicinal. Sin embargo, como muchas otras plantas maestras, tiene también su lado oscuro. (En shipibo, las energías oscuras de las plantas maestras se conocen como *shitana*). Por este motivo, los shipibos sólo aconsejan consumirla dentro del contexto de la dieta *vegetalista*, que potencia sus efectos curativos. Si uno fuma marihuana de manera irresponsable, sin prestar atención a su espíritu sanador, es mucho más probable que acumule los efectos nocivos de su *shitana*, que por lo general se manifiestan con congestiones emocionales, apatía, ansiedad, letargo y paranoia.

Para los onanyabo shipibos, esta energía negativa de la marihuana se adhiere al cuerpo emocional y, particular, a los traumas emocionales. Impide que se resuelvan y retrasa el progreso y el desarrollo de las emociones. El plan de Ricardo consistía en purgar esta energía con el ajo sacha, la dieta y el trabajo de las ceremonias.

Durante el primer mes, Sharon tuvo varias experiencias significativas durante estas últimas. «Empecé a ver que [mis problemas de] piel eran un grito de auxilio. Una voz que estaba diciéndome: "Mírame, por favor, mira dentro y entérate de lo que realmente te está pasando". Luego empecé a ver con claridad que tenía muchos enredos emocionales en mi interior. [Sobre todo] con mi padre. Me di cuenta de que me había echado a cuestas muchas de sus emociones y las tenía guardadas en mi cuerpo. No había estado en contacto con mis propias emociones. Siempre he sido una persona bastante emocional, pero había muchas cosas en mi vida que no había dejado salir y que no sabía cómo procesar. Así que las había dejado ahí guardadas».

Según contaba Sharon, en sus primeras ceremonias experimentó enormes descargas emocionales. A su llegada, Cvita le había dicho: «Tienes tantas cosas en las tripas que creo que vas a tener que quedarte entre uno y tres meses». La propia Sharon había refrendado previamente esta impresión cuando se hizo una hidroterapia de colon. Era una de las vías que había explorado para tratarse de la psoriasis. El hidroterapeuta le había dicho que sus intestinos estaban duros, cuando se suponía que debían estar blandos. Entonces, Sharon aún no sabía que «era ahí donde almacenaba las emociones».

Durante un par de ceremonias especialmente significativas, Sharon se «purgó» yendo al baño. Más tarde, se dio largos masajes en el abdomen. A la mañana siguiente, tuvo la sensación de que sus tripas habían cambiado por completo y estaban blandas.

Sin embargo, y aunque Sharon se sentía mucho más ligera a nivel físico y emocional, la psoriaris seguía sin remitir tras un mes. Fue entonces cuando decidió prolongar el tratamiento. Durante varias ceremonias, los maestros habían detectado ciertos problemas energéticos en el útero, causados por su trauma sexual. Para el segundo mes, cambiaron la dieta de ajo sacha, para tratar su útero: una combinación de boa huasca, abuto y ubos. Además, le prescribieron una dieta de ojé. Esta planta maestra, que por lo general se incluye en el vomitivo, tiene sus propias propiedades físicas y espirituales, y se emplea para limpiar tanto el sistema gastrointestinal como el espíritu. En el caso de Sharon, debía ayudar a limpiar el shitana de la marihuana y despejar la congestión energética tóxica en su cuerpo. Sharon tenía que tomar cada mañana una infusión elaborada con la resina de la planta.

Entre tanto, Ricardo y los otros curanderos trabajaron con Sharon a través de los ícaros, concentrándose a menudo en sus traumas de infancia. «Yo viajaba hacia atrás en el tiempo –contaba Sharon–. Una noche [en la ceremonia], vi a mi profesor de danza. Lo vi y vi también todo lo que había sufrido en su vida. Me invadió un sentimiento enorme [de compasión por él], sentí que podía perdonarlo porque lo vi realmente mal. Había tenido un pasado muy duro». La ayahuasca la había llevado a empatizar con él, permitiéndole *sentir* a distancia las emociones *de él*. Después de vivirlas en su pellejo, Sharon había logrado abrir el corazón al perdón y a la compasión, y soltar la rabia y el resentimiento.

Estos progresos continuaron a lo largo del tiempo. En sus palabras, «de golpe me di cuenta de que la psoriasis no era mía. La había heredado de mis ancestros. Yo nunca he sido buena poniendo límites, siempre soy amable y cordial, una especie de blanco fácil. Dejé que mi padre me pasara por encima y que otra gente también lo hiciera. No me respetaba del todo a mí misma, no estaba del todo en mi propio ser. Ni siquiera tenía claro quién era. Lo primero que hice fue reivindicar que yo era yo y que estaba sana. Todo este camino de sanación fue muy profundo. Es auténtica medicina. Hoy en día, me siento perfectamente capaz de mejorar porque puedo ver mis cicatrices más profundas… y sé que tengo el poder de curarme».

Durante este proceso, Sharon siguió comentando sus progresos con los curanderos, el personal de Nihue Rao y los otros pasajeros. A medida que se sentía mejor a nivel emocional, empezó a notar cierta mejoría en su piel. Por entonces, Ricardo tenía otro ayudante que se llama Marcelo Álvarez, otro hábil onanya shipibo. Marcelo es un curandero inteligente, de mente abierta, y en algún momento de sus andanzas (no quiso decirme dónde) había comprobado que el sulfuro tópico podía emplearse para tratar ese tipo de lesiones en la piel. (Más tarde, me sorprendió comprobar que la psoriasis se ha tratado con sulfuro durante siglos en el Oriente Medio[7]). Al estilo de la selva, Marcelo mezcló sulfuro en polvo con Vicks VapoRub™ y le dio la mezcla a Sharon para que se la untara en la piel. La pomada tópica resultante le resultó de gran ayuda.

«Empezamos a usar el sulfuro y el Vicks ya en el tercer mes de mi estancia. Por esos días también empecé a tener una relación con Dios que nunca antes había tenido. A reemplazar todo ese trauma y todas mis ansiedades por la luz de Dios. Hice muchísimas visualizaciones y aprendí que hay que soltar y dejar entrar a Dios. Simplemente, bajé la guardia, y eso me ayudó a soltar. Conseguí relajarme. Entonces, ya conectada con Dios, sentí que tenía un aliado que vendría a curarme con toda esa luz. Estaba viviendo muchas cosas a nivel espiritual, y en las visiones, y también en mi imaginación. Me visualicé con unos tobillos nuevos. Veía muchísimos ángeles. Recuerdo que una vez oí las palabras: «*Dios* [en español en el original] está contigo, *Dios* está contigo».

Esta conexión con la energía mística le dio esperanzas. Su piel siguió mejorando, pero en un momento dado, volvió a empeorar. «Fue como si retrocediera. No recuerdo qué me estaba pasando exactamente en ese momento. Me puse más estricta [con la dieta]. Durante el tercer mes, que era el último, sólo [comí] pescado y plátano verde. Y empecé a sentirme allí. Los dos meses anteriores, había estado con un pie dentro y otro fuera. No había previsto que iba a estar tres meses en un entorno tan intenso, en un viaje a Sudamérica… Pero cuando llegó el tercer mes me dije: "Ahora ya estás aquí al cien por cien, ¿sabes?". Me comprometí por completo y mi piel empezó a limpiarse y a limpiarse. Cuando dejé el centro, todavía tenía algo de psoriasis. [Pero] después de unas semanas, tal vez de un mes, simplemente desapareció».

Para Sharon, esto tenía sentido porque la psoriasis no tan sólo se manifestaba cuando le pasaba algo estresante. Era más bien el fruto de la acumulación de estrés. Entre las experiencias estresantes y la aparición de la psoriasis, transcurría siempre un lapso. Del mismo modo, su cuerpo necesitaba cierto tiempo para procesar la limpieza energética que había tenido lugar en las ceremonias y, según precisaba Sharon, el gran trabajo de sanación que había hecho con ella Cvita, a quien le estaba muy agradecida.

Después de dejar el centro, Sharon hizo un viaje por Sudamérica. Dos meses más tarde, regresó a Nihue Rao como voluntaria y siguió tratándose. Tenía la piel limpia, por primera vez en años. Es cierto que en ese intervalo estuvo pasándoselo bien y disfrutando del calor del trópico, pero también que no se había tratado con nada, ni siquiera con la pomada de sulfuro y Vick VapoRub™. Cuando regresó, sólo tenía una manchita roja en un tobillo.

En esa segunda visita, Sharon pidió ayuda para sanar los traumas asociados con su accidente de tráfico y con la anorexia de su hermana. A lo largo de su estancia, empezó a ver las cosas desde una nueva perspectiva. Entendía ahora que todas esas cosas habían afectado a su confianza en sí misma y su capacidad para desenvolverse en el mundo. «Pienso que la psoriasis me echó para atrás de muchas maneras. Me dejó una cicatriz en la autoestima. Le dediqué mucho tiempo y mucha energía, era todo un desafío ser la persona que yo quería ser a causa de la incomodidad, de esa cosa horrible que estaba padeciendo todo el tiempo».

Durante los nuevos tratamientos, Sharon se descubrió batallando con síntomas de ansiedad. Ricardo le recomendó un tratamiento más agresivo para eliminar esta energía de la ansiedad, que a su parecer estaba vinculada a la marihuana. Además de las ceremonias, le prescribió diversos vomitivos que se basaban en el cóctel de bienvenida que solíamos ofrecer a los pasajeros, elaborado con azucena y ojé. En el caso de Sharon, añadió un poco de tabaco (mapacho), lo cual hacía que la experiencia de tomar el vomitivo fuera muy dolorosa. Sharon tuvo que tomar esta mezcla dos veces.

Al mismo tiempo, Ricardo le prescribió una dieta con tres plantas: ojé, ajo sacha y piñón blanco. Durante la dieta, Sharon hizo progresos importantes en las ceremonias. Aprendió a observar a su propia mente y a distanciarse de ella. Desde esta nueva perspectiva, podía reconocer sus propios patrones de pensamiento y «no dejarse llevar». Adquirió nuevas herramientas para manejar mejor la ansiedad y la duda, a sabiendas de que sus emociones tenían gran influencia en su salud física.

A través de la medicina tradicional de plantas amazónica, en resumen, Sharon logró limpiar su cuerpo energético, su cuerpo emocional, su mente, su cuerpo físico, sus intestinos y su piel. En el proceso, experimentó compasión hacia las personas que la habían herido en la vida. Aprendió a perdonar y a conectarse con una consciencia espiritual mayor. También había aprendido a centrarse y a observarse, y a reconocer sus propios patrones de pensamiento y la manera en que sus emociones podían influir en su salud física.

A medida que se liberaba de sus cargas, Sharon empezó a reconectar con su creatividad, con su sentido del humor y con su interés en la actuación y en la enseñanza. También descubrió que su psoriasis tenía un sentido. Hacia el final del segundo tratamiento, me dijo: «Ahora entiendo que [la psoriasis] ha sido un regalo para que yo entendiera qué es la curación. Y para que yo misma pueda ayudar a otros a sanar en el futuro. Fue un proceso muy arduo. Y la ayahuasca fue un maestro exigente. [Pero] en última instancia fue un regalo por todo lo que he aprendido. He trabajado mucho conmigo misma. Creo que este trabajo empieza siempre por dentro. Luego puedes llegar a tu familia, a tu comunidad, al mundo en general. Puedes convertirte en una luz para los demás».

Sharon concluyó su proceso y volvió a su casa, y también a los climas y las temperaturas del norte. Durante ocho meses, permaneció libre de síntomas aunque no seguía ningún tratamiento. La inflamación neurogénica que había ardido hasta entonces bajo su piel, fruto de traumas emocionales sin resolver, había cesado. Ella había retomado su vida y seguía trabajando para aplicar e integrar lo que había aprendido. Con el tiempo, sin embargo, volvió también a las tensiones cotidianas, y sus síntomas resurgieron, aunque con menos severidad. El sarpullido de la psoriasis era menos intenso y no picaba tanto. Ella misma lo atribuía al estrés de la vida moderna en Estados Unidos.

En la actualidad, Sharon sigue avanzando en su carrera y en su camino de sanación y ha creado una familia. Es una mujer más feliz y sigue esperanzada. Sabe que sus síntomas pueden reducirse e incluso desaparecer. Confiamos en que su mejoría física continúe, como ocurrió en el caso de Colleen.

La carga alostática

Como hemos comentado, los dermatólogos consideran que la psoriasis surge a partir de una combinación de factores genéticos y factores del entorno. Al parecer, existe un umbral en el que los segundos propician que los primeros se expresen a través de la enfermedad. El estrés psicosocial, por ejemplo, exacerba la psoriasis. Los traumas emocionales pueden alterar a largo plazo la red PNEI, y estas perturbaciones potencian la expresión de enfermedades como la psoriasis.[7-10] En cambio, dado que la sanación emocional puede sanar estas alteraciones en la red PNEI, también puede sofocar dolencias autoinmunes como la psoriasis.

En el caso de Sharon, la dieta prolongada con plantas maestras, el trabajo de las ceremonias y quizá también el clima tropical parecen haber contribuido a que su tendencia a la psoriasis no superara ese umbral crítico. Desde la perspectiva de los shipibos, esta mejoría fue el resultado de limpiar las energías patológicas acumuladas en su ser. Como suele decir Ricardo, si una persona sufre problemas emocionales o espirituales, necesita una limpieza energética. Si esa limpieza no tiene lugar, sobreviene la enfermedad.

En sus palabras:

«[Esas personas] tienen dentro un montón de cosas acumuladas… pero no tienen un curandero. No tienen a nadie que les ayude a limpiarlas. Los medicamentos no sirven para limpiar el cuerpo energético. Sí, cuando la gente tiene veinte años todavía se siente bien, pero cuando cumple treinta empieza a tener problemas. Y cuando llega a los cuarenta enferma y ya no se siente bien».

¿Acaso reconoce la medicina alopática este concepto de «energías acumuladas»? Mi respuesta sería: ¡sí! Entre los investigadores científicos, la carga del estrés acumulado se conoce como carga alostática.[11] La alostasis es la capacidad de responder y adaptarse a las situaciones estresantes. En consecuencia, la carga alostática puede definirse como la acumulación de estos esfuerzos de adaptación en nuestro sistema de respuesta al estrés. Algunos factores estresantes, como los niveles bajos de oxígeno a partir de cierta altitud, activan en el cuerpo respuestas adaptativas que lo ayudan a sobrevivir. En cambio, otros estresores como la guerra moderna y las publicidades que socavan la autoestima pueden generar en nuestro organismo respuestas de adaptación equívocas que no nos ayudan a sobrevivir a largo plazo. Si estas respuestas no se corrigen, y, en cambio, se acumulan, pueden perjudicar nuestra salud.

Para evaluar la carga alostática de un paciente, los investigadores miden sus niveles de cortisol y adrenalina, y también de ciertos marcadores inflamatorios, dado que estas biomoléculas se producen en respuesta al estrés y contribuyen a mitigarlo. Una vez que el sistema aborda el factor de estrés y las cosas se calman, cuando menos en teoría, la producción de estas moléculas de respuesta al estrés disminuye y el sistema retorna a niveles de «tiempos de paz».

Sin embargo, si el estrés se torna repetitivo, o demasiado intenso, o hay demasiados factores de estrés, el cuerpo puede verse desbordado y entrar en un estado de estrés crónico. Las respuestas adaptativas, muchas de ellas maladaptivas, se acumulan y aumentan la carga alostática (lo que llamaríamos «el desgaste del metal» causado por el estrés). Salvo que encontremos una manera de aliviarla, el cuerpo entra en sobrecarga a causa de las «energías acumuladas», como en los casos de TEPT de Russ y de María.

Los pacientes de TEPT, precisamente, llevan a cuestas una sobrecarga alostática, que se refleja en sus niveles anormales de cortisol y en una reactividad al estrés igualmente anormal.[12-14] El síndrome de fatiga crónica (SFC) se ha asociado también con un incremento de esta carga alostática. Entre quienes padecen este síndrome, el sistema de respuesta al estrés se ve igualmente desbordado. En el capítulo 19, abordaremos el caso de una mujer que sufría migrañas. También estas últimas, como veremos, pueden tener su origen en respuestas maladaptivas al estrés.

Las energías acumuladas que proceden de los traumas emocionales (por ejemplo, el estrés de padecer abuso infantil, o el trauma psicológico de la guerra) aumentan la carga alostática. Esta carga excesiva da pie a un funcionamiento desbordado y maladaptativo de la red PNEI, es decir, del cuerpo emocional.[14] Tanto las sobrecargas alostáticas como las respuestas maladaptativas al estrés reducen nuestra capacidad para manejar el estrés mismo, tal como se observa en dolencias como el TEPT, el síndrome de fatiga crónico y las migrañas. Estos problemas del cuerpo emocional (la red PNEI) entran dentro de lo que Ricardo y sus colegas shipibos describirían como enfermedades espirituales.

Capítulo 17

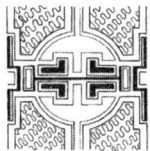

Curar la herida de la adicción

> Aunque no todas las adicciones se remontan al trauma o al abuso, en el origen de todas ellas hay una experiencia dolorosa. Este dolor está en el centro de todas las conductas adictivas. Está presente en el jugador, en el adicto a Internet, en el comprador compulsivo y en el adicto al trabajo. Puede que no sea una herida muy profunda o que el dolor no sea insoportable, o incluso que esté completamente oculto, pero está ahí... los efectos del estrés temprano y de ciertas experiencias adversas dan forma a la psicología y a la neurobiología de la adicción en el cerebro.
> Si no indagamos cuál es el alivio que el adicto encuentra en la droga o en la conducta adictiva, entender la adicción misma es imposible.
>
> Gabor Maté, *In the Real of Hungry Ghosts:*
> *Close Encounters with Addiction*

En los últimos años, el doctor Gabor Maté, reconocido conferenciante, autor y especialista en la adicción, se ha dedicado a difundir los efectos positivos del uso de la ayahuasca y la MATP en el tratamiento de la adicción. En 2013, algunos de sus colegas canadienses publicaron un estudio pionero en Norteamérica que corroboraba estos resultados prometedores.[1] Este pequeño estudio piloto ha desbrozado el camino para el *Ayahuasca Treatment Outcome Project* (ATOP), un estudio más amplio que actualmente lidera el doctor Jacques Mabit en el centro de medicina tradicional Takiwasi, localizado en Tarapoto, Perú.

Las investigaciones llevadas a cabo en Latinoamérica lideran en muchos aspectos el trabajo en torno al potencial curativo de los tratamientos basados en la ayahuasca.[2-6] En Brasil, en particular, se adelantan actualmente diversos estudios, en particular sobre su potencial terapéutico en casos de adicción.

En las tradiciones chamánicas, la adicción, al igual que el TEPT, la depresión o la ansiedad, se considera una enfermedad espiritual. Por lo tanto, precisa un tratamiento orientado hacia el espíritu. A lo largo de este libro, he procurado mostrar cómo estas enfermedades espirituales pueden describirse en términos seculares y, en particular, como disfunciones mensurables del cuerpo emocional. La investigación médica moderna, por ejemplo, ha establecido que la adicción está asociada con una disfunción del sistema límbico dentro de la red PNEI. En otras palabras, que es un problema del cuerpo emocional.[7-9] En consecuencia, y al igual que otros desórdenes semejantes, los enfermos de adicción pueden beneficiarse de un tratamiento espiritual profundo.

En su libro *In the Realm of Hungry Ghosts* («En el reino de los fantasmas hambrientos»), el doctor Maté define la adicción como una búsqueda de amor (en respuesta a una falta de amor). Sugiere que las carencias de amor durante el desarrollo emocional infantil pueden generar una inestabilidad emocional duradera que, ya en la edad adulta, empuja a algunos individuos a procurarse sustancias alteradoras del humor que los hagan «sentirse bien». En el caso de la cocaína, por ejemplo, las investigaciones han comprobado que el estrés infantil está muy relacionado con la desregulación posterior del eje hipotalámico-pituitario-adrenal (HPA), un componente central del cuerpo emocional y del sistema de respuesta al estrés de la PNEI.[10] Al igual que la psoriasis, la adicción suele ser resultado de una combinación de este estrés infantil, ciertas predisposiciones genéticas y factores del entorno.

En la medicina alopática, la adicción a las drogas se define como un uso compulsivo e incontrolado de estas últimas, que ignora sus efectos negativos. No se la considera un problema emocional, ni desde luego espiritual, sino una dolencia del cerebro. En Estados Unidos, después de años de investigaciones y enormes desembolsos, esta dolencia sigue siendo un problema igualmente enorme. Según el National Institute of Drug Abuse (Instituto Nacional de Abuso de las Drogas), el abuso del tabaco, el alcohol y las drogas ilícitas le cuesta a la nación más de 700 billones de dólares anuales entre la lucha contra el crimen, las pérdidas de productividad y la atención sanitaria.[11] Es evidente que necesitamos ampliar nuestra comprensión de qué es la adicción y explorar nuevas opciones de tratamiento. La medicina tradicional de plantas, como veremos en la siguiente historia, ofrece caminos prometedores en este sentido.

Mike

En 2013, poco después de la partida de Sharon, nos visitó «Iron Mike», un canadiense alto, fuerte y con una conversación educada que se acercaba a la treintena. No era ni un hippie ni un devoto de la Nueva Era: era un obrero petrolero, trabajaba en un campo en Alberta y tenía un problema con la cocaína. De hecho, y sin que nosotros los supiéramos, había estado aspirando cocaína hasta el último momento antes de subirse al avión para venir al Perú.

Como me contó luego, su hábito había «progresado hasta el punto de que [consumía] cada día un cuarto de onza de coca, entre 30 y cuarenta rayas», siempre que podía conseguirla. Había empezado a preguntarse si tenía una condición genética que le permitía consumir una cantidad ilimitada de droga. Sin embargo, dadas las cantidades y la frecuencia con que consumía cocaína, «estaba seguro de que habría consecuencias».

Su relación con la cocaína había comenzado en marzo de 2000. Según él mismo, por entonces era un bebedor social y había probado la marihuana, el LSD, los hongos y el Éxtasis, pero nunca había tenido problemas con esas u otras sustancias. Sin embargo, con la cocaína se había sentido distinto:

«Recuerdo que ya la primera vez que la probé pensé que no me debía meter cocaína nunca más. Fue un impacto. Como encontrar un eslabón perdido. Cuando empezó a hacerme efecto, todas mis inseguridades, mis defectos, todas las carencias que yo percibía en mi personalidad desaparecieron a la vez... Ya esa primera vez pensé: ¡guau!, esto me va a meter en problemas».

En los meses posteriores, los problemas se volvieron serios. Entre 2000 y 2013, cuando vino a Nihue Rao, Mike estuvo cuatro veces en una clínica de desintoxicación, y todas las veces se volvió a meter cocaína. «Estaba limpio por un tiempo y luego entraba en colapso. Todo el progreso que había hecho se esfumaba. Cuando llegaba al fondo del pozo, me internaba en otro centro, o hacía otro tratamiento, o volvía a Alcohólicos Anónimos o lo que fuera. Tan pronto como probaba otra vez la cocaína, otra vez no podía parar. Durante un par de semanas metía un poquito aquí y un poquito allá, pero rápidamente volvía a consumir al cien por cien».

Durante algo más de dos años, entre enero de 2008 y abril de 2010, logró permanecer limpio gracias al apoyo crucial de Alcohólicos Anónimos. «Ése fue mi mayor éxito estando limpio. No sólo logré dejar de consumir, sino que pude construir una vida en conexión con otras personas que también estaban limpias».

Nadie le recetó nunca fármacos psiquiátricos. Sin embargo, en uno de los centros de rehabilitación, un psiquiatra le diagnosticó un trastorno límite de la personalidad, producto de «la falta de una figura paterna en la infancia». «Mi padre rara vez estaba en la casa, y cuando estaba, se ponía de mal genio y realmente no estaba presente como padre. Desde muy pronto, yo tuve ataques de mal genio, problemas de conducta, episodios de violencia».

Según Mike, su padre no lo maltrataba físicamente, pero siempre estaba enfadado. Pese a que más tarde dejó de beber, durante la infancia de Mike era alcohólico. Él y la madre de Mike se divorciaron cuando Mike tenía ocho años, y aunque el padre vivía en el vecindario, no era una presencia consistente. «Yo era un niño sin padre, sí. No crecí con una vida equilibrada o centrada. No aprendí a ser un hombre siendo niño, no tenía una presencia paterna. En cambio, tenía un mal genio tremendo».

Su madre lo crio sola y también a sus tres hermanas. Según la recordaba Mike, «fue una madre fantástica y una gran trabajadora, que hizo todo lo que pudo por sus hijos». A diferencia del padre, ella no tenía problemas con el alcohol.

En 2013, Mike se enteró de la existencia de Nihue Rao y decidió viajar a Perú y pasar tres semanas con nosotros. Empezó a seguir la dieta como todos los pasajeros y luego le recetaron la planta maestra ojé. Por sus propiedades desintoxicantes, el ojé suele emplearse con personas que tienen problemas de drogas y alcohol. Una vez preparado, Mike entró en la fase de las ceremonias. Sus primeras dos ceremonias fueron, como mínimo, complejas.

«La primera noche, como soy un poco estúpido, fui al pozo [a tomar ayahuasca] dos veces y terminé en la estera de otro pasajero. Le arruiné completamente la noche. No distinguía la estera del suelo. No tenía ninguna experiencia y tampoco tenía ningún sentido que tomara una [dosis] doble… Me sentía completamente desorientado. Recuerdo que cuando me acerqué, tú me preguntaste si estaba sintiendo los efectos. Pero como era un adicto, yo te dije, no, no mucho. Claro que los estaba sintiendo, pero pensaba que si lo decía no me iban a dar más, así que les engañé para que me dieran otra ronda y luego acabé pagando por mi avidez».

«En realidad, yo todavía estaba desintoxicándome. Me había tomado un trago en el vuelo de Lima a Iquitos y en el aeropuerto de Lima había comprado unos analgésicos. Esa primera noche, todavía traía encima todo eso. Y me puse ávido y lo pagué. Ni siquiera podía levantarme del suelo. No veía nada. No encontraba mi estera. Recuerdo que me quedé ahí tendido y pensé: "¡Ahora sí que necesito ayuda! ¡Estoy muy mal!". Yo sabía que se me había ido la mano y tenía la sensación de que me lo merecía».

La segunda ceremonia fue diferente. Mike se había estirado en su estera y había oído una voz. «Pensé que eras tú y te habías acercado en la oscuridad, pero miré y no vi a nadie. Entonces me di cuenta de que algo estaba tratando de guiarme. Traté de tomármelo racionalmente. En un momento me dije: "De acuerdo, no hay nadie, tienes que calmarte y dejarte llevar sin tratar de entender". [Pero] no había manera de racionalizar las cosas. De pronto sentí que estaba en medio de la selva. Que [todo] estaba cobrando vida. Tuve un momento de claridad y oí de pronto todos los ruidos del Amazonas…Estoy en medio de la selva amazónica, pensé, y estoy oyendo una voz. Voy a estar aquí tres semanas, mejor que me acostumbre lo más rápido que pueda».

«Cuando vino esa voz, esa especie de guía, enseguida me hizo una oferta. Fue como si me dijera: "Tienes dos opciones. Si has venido aquí a cambiar, vas a tener algunas experiencias dolorosas. La otra [opción] es que sigas viviendo como lo estás haciendo. En ese momento yo sentí que la decisión estaba en mis manos. Y decidí seguir adelante. Esa noche, vi a mi ex mujer, a mi ex novia, a otras ex novias. Yo estaba allí tendido y se me aparecieron una por una, como si estuvieran ahí. Me explicaron [el daño] que les había hecho con mis actos, cómo las había hecho sentir, cómo había afectado a sus vidas. Eran cuatro o cinco mujeres. No fue nada fácil. Fue duro».

A Mike no le pareció que el propósito de estas experiencias fuera hacer que se sintiera culpable. Por el contrario, lo guiaban visualmente para que «entendiera ciertas cosas en toda su seriedad y con toda la severidad. Eso era lo que me tocaba hacer. Si ellas hubieran estado allí gritándome, no habría notado ninguna diferencia. Yo las miraba y estaban allí, físicamente, diciéndome lo que tenían que decirme. Ninguna me lo puso fácil. Fue una noche dura en medio de la selva… Recuerdo que al final pensé: "¿Cómo voy a sobrevivir tres semanas así? Esto es ridículo". Nadie me dijo que esto iba a ser así».

Después de esas dos ceremonias, Mike tuvo una noche de descanso. Sin embargo, esa tercera noche no supuso ningún respiro. Seguía teniendo muy presente todo lo que había sentido en la segunda ceremonia. «Creo que eso era intencionado. Para que yo lo sintiera de verdad. No era cuestión de decir "Sí, me equivoqué pero ahora ya me siento mejor". Toda esa noche, y todo el día siguiente hasta la siguiente ceremonia, seguí con ese peso en el corazón. El mundo entero me pesaba. No era que me compadeciera ni me tuviera simpatía, simplemente estaba sintiendo el dolor que les había causado a otras personas. En realidad estaba conectado con el efecto que mis actos habían tenido en ellas».

A la mañana siguiente, Mike se levantó sintiendo que se odiaba. Había pasado casi toda la noche lamentándose por lo que sentía que había hecho mal. Ni siquiera estaba seguro de que hubiera dormido. «De ahí en adelante, fue como si me lo pusieran delante de los ojos. Entre las idas al baño y los llantos y los sudores, y todo lo que pasa cuando uno está limpiándose, me di cuenta de por qué era tan infeliz. [Entendí] por qué era tan autodestructivo, por qué estaba yendo en contra de mi propio futuro. Lo hacía por egoísmo. Cuando le hacía daño a alguien que quería, lo hacía por egoísmo, y luego eso se convertía en rabia contra mí mismo: empezaba a darme palos y a decirme que era una mala persona. Si yo fuera una persona inconsciente, un sociópata común y corriente, no me habría importado y habría pasado a lo siguiente. Pero yo tenía consciencia. Me importaba de verdad. No veía cómo parar ese ciclo que yo mismo había creado: decía mentiras, ponía los cuernos, engañaba a una persona, y luego me odiaba y me aborrecía a mí mismo. Eso se manifestaba luego en drogas y alcohol y muchas otras cosas. En cuanto era consciente de las consecuencias de mis actos, me medicaba yo solo y me dedicaba a autodestruirme, y cuando estaba así, le hacía todavía más daño a la gente que quería. Estaba metido en una rueda de negatividad».

Según contaba Mike, una de las cosas que aprendió trabajando con la ayahuasca fue que si hería a otras personas se iba a odiar a sí mismo, y que si se odiaba, se autodestruiría y no sería feliz nunca. Tenía que empezar a cambiar la manera en que trataba a la gente que quería. E incluso a la gente por la que no sentía afecto.

Al cabo de dos días de pesadumbre y reflexión, Mike se encaminó a su tercera ceremonia. Sentía cierto temor de que se repitieran las duras experiencias de las noches anteriores. Sin embargo, la voz volvió y esta vez le dijo: «Ahora vas a quitarte [esta pesadumbre]. Ahora que entiendes lo que haces, tienes que empezar a cuidarte a ti mismo». Según contaba Mike, «la culpa, la vergüenza, los remordimientos, todo eso empezó a salir de mí en esa ceremonia. [Fue entonces] cuando realmente se me quitó ese peso del corazón».

Sin embargo, las ceremonias aún le tenían reservadas otras experiencias. En la quinta o la sexta ceremonia, Ricardo hizo llamar a un pasajero que estaba en la estera al lado de Mike. Pero luego cambió de opinión y decidió que quería cantarle específicamente a Mike. Mike, que ya estaba sumido en el efecto de la ayahuasca, se acercó a él guiado por un ayudante. Entonces, ocurrió algo inesperado:

«Me llevaron con Ricardo para que me cantara el ícaro [y] él se sentó muy erguido y se inclinó sobre mí y empezó a hacer ruidos muy raros. Yo sentí que el pecho se me abría y que me sacaban algo de dentro. Fue como si él me arrancara el peso de toda esa oscuridad. No me sentía las piernas. Estuve así como unos diez minutos. Cuando volví [a la estera], apenas podía caminar. Santo [Dios], ¿será que me hizo un exorcismo?, pensé. ¿Qué ha pasado? Era como si Ricardo hubiera visto la oportunidad de sacarme toda esa negatividad y me hubiera limpiado. Fue un momento que realmente me transformó. Después de esa noche, supe que mi camino había cambiado para siempre. Sentí que a partir de ese momento, tenía una alternativa».

El poder de elegir y una capacidad mayor de resolución personal incrementan el dominio personal y potencian así el bienestar espiritual y el funcionamiento del cuerpo emocional.

«Hasta ese momento de mi vida, nunca me había sentido dueño de mi comportamiento. Simplemente no podía evitar portarme mal. Recuerdo que esa noche, cuando volví a la estera y [más tarde] a mi cabaña, pensé: *a partir de este momento, puedes escoger si quieres seguir siendo la misma persona o si quieres ser una persona mejor.* Fue clarísimo, por primera vez en mi vida sentí que tenía una opción. ¿Que eso significa que ahora todo va a ser perfecto? No. Pero antes no tenía alternativa. No conseguía comportarme de otro modo».

Durante la entrevista, que tuvo lugar tres años después de la primera visita de Mike a Nihue Rao, le leí la siguiente cita: «Una vez que una persona descubre una experiencia mística o arquetípica en su banco de memoria, nunca vuelve a verse a sí misma como alguien sin valor: ésta puede ser la contribución más potente de los enteógenos [o psicodélicos] al tratamiento de las adicciones».[12] Le pregunté su opinión sobre esta idea de que la experiencia mística puede ayudar al adicto a trascender el sentimiento de que no vale nada y que la otra cara de este sentimiento es la capacidad de elegir.

«Desde mi primera visita [al centro] –respondió Mike–, yo siento que tengo la opción de seguir sufriendo y la opción de mejorar. Creo firmemente que puedo escoger, y también que eso empezó esa noche. Fue en realidad un gran catalizador».

Al final de las tres semanas, Mike se sentía «maravillosamente». Según contaba, había pasado tanto tiempo sintiéndose mal que parte de la experiencia de las ceremonias finales consistió en aprender otra vez a sentirse bien, a disfrutar de este bienestar y a extraer de él lecciones positivas. Para decirlo en sus palabras, Mike «dejó de castigarse» gracias a un proceso de perdón y autoaceptación. Había logrado perdonarse y aceptarse a sí mismo para poder seguir avanzando. «Ésa fue una de las claves […] que tuve que entender. No es que yo fuera una mala persona. Era la situación. Y el hecho de que estaba enfermo. Tuve que aceptar todas esas cosas».

Por desgracia, al volver a su casa, Mike se enteró de que había contraído la malaria. Ya en el vuelo de regreso empezó a sentirse mal. Al tercer día fue al médico, que le diagnosticó la enfermedad. Sin embargo, en cuanto recibió tratamiento, todo el bienestar que había experimentado regresó. «[La malaria] era sólo una enfermedad. No me afectaba espiritualmente».

Pasados seis meses, Mike me escribió el siguiente correo:

«Diciembre está a punto de terminar y han pasado ya seis meses. ¿Qué ha sido, pues, del hombre que perdió su alma y pidió clemencia a las plantas del Amazonas? Mi vida, mi existencia tal como la he conocido hasta ahora, se ha transformado por completo. En estos seis meses he experimentado cosas que nunca me habrían parecido posibles. Tengo una vida que envidiaría mucha gente: estoy limpio, sobrio, sano y, sobre todo, Joe, me quiero a mí mismo».

Mike resolvió volver a trabajar en el campo petrolífero. Nueve meses después de su estancia en Nihue Rao, volvió a consumir cocaína. Como me contó luego en otra entrevista, «se me olvidaron las cosas fundamentales que había aprendido. Como nunca me había sentido así de bien, me dormí en los laureles. Empecé a salir a beber con los amigos. Me decía que estaba curado, que ya había salido de esa situación y ahora podía beber y demás. No pasó mucho tiempo antes de que volviera la cocaína. Se me fue todo al suelo otra vez. Volví a entrar en colapso».

Efectivamente, Mike recayó, pero no volvió a estar tan mal como antes. Logró remontar los sentimientos de odio hacia sí mismo. Todavía se sentía capaz de escoger y se dio cuenta de que necesitaba más ayuda. Su madre le aconsejó que volviera a Nihue Rao y regresó en abril de 2014 para una estancia de dos semanas. Ricardo le recetó una dieta de ajo sacha, otra planta que se emplea para limpiar el cuerpo de sustancias adictivas. Cuando le pregunté por esta segunda experiencia, me dijo que se había sentido otra vez restablecido, increíblemente bien. En el centro conoció, además, a un grupo de pasajeros con los que entabló con rapidez una amistad muy estrecha. Compartir la experiencia contribuyó a que, en sus palabras, ese segundo viaje fuera «mágico».

Al cabo de esas dos semanas, regresó a Canadá, y poco después volvió a su trabajo en la industria petrolífera. En la división en la que se movía, estaba sometido a presiones muy grandes. Tenía que lidiar con el carácter de la gente, había muchas peleas y «puñaladas por la espalda». «En realidad no puedes ser pacifista –me comentó Mike–, hay que volverse mandón para sobrevivir y sacar las cosas adelante, y yo volví a caer en ese rol». Tras siete u ocho meses de vuelta en este ambiente, Mike recayó en la cocaína una vez más.

«Cuando regresé de Perú, no hice nada para mantenerme limpio. Estaba todavía en la cresta de la ola [de las buenas sensaciones] y no reconecté con nada. Otra vez pensé: *estoy curado. Tuve un pequeño tropezón, pero ya estoy en pie, todo está bien*». Para usar su expresión, no se ocupó de «hacerle mantenimiento» a su estado espiritual. Tan sólo volvió a su vida anterior, «con los campos petrolíferos, los camiones, el dinero, todo lo demás». Después de esta nueva recaída, regresó a Nihue Rao durante una semana más y aprovechó luego una oportunidad de dar continuidad a su tratamiento en varias ceremonias de ayahuasca en Portugal.

Durante esas ceremonias, Mike tuvo ocasión de confrontar el fracaso de su matrimonio. Nunca se había perdonado a sí mismo ni se había reconciliado con esta situación. No se había permitido revivir sus propios sentimientos, ni reconocer cuánto significaba para él su matrimonio ni cuánto lo había afectado la ruptura. Desde entonces, habían pasado seis años [Mike se casó en julio de 2009 y se divorció en mayo de 2010], pero nunca se había dado permiso de entender hasta dónde lo había afectado.

«[Mi esposa] no consumía drogas ni nada por el estilo. Me apoyaba para que me mantuviera limpio y fuera a Alcohólicos Anónimos y estuviera con otra gente que estaba limpia. Pero cuando venía la recaída yo no conseguía parar. Ella me dio mil oportunidades para que pisara el freno y mejorara y buscara ayuda. Pero cuando eso no ocurrió, no soportó seguir conmigo».

En Portugal, Mike comenzó a perdonarse también a sí mismo por este fracaso. También empezó a tratar de aplicar las lecciones que había aprendido en sus experiencias con las plantas maestras. «[Hasta entonces] yo no había hecho ningún esfuerzo por permanecer conectado, simplemente volvía a mi antiguo estilo de vida y esperaba a que todo cambiara solo».

Ese invierno volvió a consumir cocaína por un período breve, pero logró volver a dejarla gracias al apoyo de una comunidad de Alcohólicos Anónimos a la que se había unido. La última vez que hablamos, todavía estaba bien encaminado.

«Fueron unas pocas semanas [en las que consumió otra vez cocaína] y después volví a ponerme bien, logré recuperarme –me explicó–. Eso nunca me había pasado. Con mi historia, yo no habrá sido capaz de parar, no antes de acabar en otro centro de desintoxicación o de vuelta en Perú. Ahora que estoy en Alcohólicos Anónimos y trabajo con personas que son espirituales y están sobrias y limpias, […] he descubierto que la solución tengo que buscarla en el día a día en vez de volver a los campos, donde hay gente que bebe y que trafica con drogas… Ésa es la clave. Ése es el estímulo. Tengo que estar conectado, día tras día, en la vida real».

A primera vista, podría parecer que la ayahuasca y la MTPA no curaron a Mike. Sin embargo, no fue eso lo que él mismo extrajo de la experiencia. Tras mantenerse limpio durante algún tiempo, acudió a un terapeuta que ha tratado a otras personas que han tenido experiencias con plantas medicinales y, según me contó, el terapeuta le confirmó que no basta con «ir al Amazonas, pasar una noche increíble en la selva y sentirse salvado. Si uno no entiende los mensajes que recibe y no encuentra cómo aplicarlos a su vida, es lo mismo que ir al rodeo. Cuando regresas, tienes un montón de respuestas pero no estás conectado a nada. Hay que hacer mucho más que tomarse un brebaje y creer que todo se va arreglar».

«Hacemos esos viajes porque nos encontramos muy mal y cuando regresamos nos sentimos muy bien. Pero se nos olvida que para mantener este estado tenemos que trabajar. Uno no se siente bien siempre, pero existen maneras de volver a conectarse aparte de viajar una vez al año a Perú. No basta con esperar que todo se arregle».

Además de recibir apoyo de otras personas sanas, Mike trabaja ahora parte del tiempo como bombero y quiere volver a vincularse a la radio. También ha integrado a su rutina las reuniones de Alcohólicos Anónimos. Por primera vez, según cuenta, ve claramente que necesita mantenerse conectado a algo que lo ayude a mantenerse limpio. El temor a repetir la última experiencia negativa no es suficiente. Tampoco el temor a recaer impedirá que vuelva a hacerlo.

«Lo que me ayuda a no recaer es seguir trabajando. [Puedo decir que la ayahuasca] me enseñó eso, a seguir luchando, en lugar de hacerme a un lado y darme por vencido. Antes no tenía opción. No podía evitar la recaída. Pero ahora sé qué tengo que hacer, sé que si trabajo yo mismo puedo estar mejor y también sé dónde puedo pedir ayuda. Sé por qué estoy luchando… [Y también] que siempre hay otra opción, que es mantener viva la esperanza».

Mike y yo nos hemos hecho amigos. Confío en que su idea de tener un programa en la radio se haga realidad. Sigue acudiendo puntualmente a sus reuniones en Alcohólicos Anónimos y sigue limpio.

La curación mística

Mike tuvo que recorrer un camino largo y complicado, y tiene la certeza de que la ayahuasca le abrió la puerta a esta transformación. Sus experiencias místicas en las ceremonias fueron cruciales a la hora de destapar y sanar las profundas heridas emocionales que le impedían salir adelante. En la actualidad, cada vez sabemos más acerca de cómo estas experiencias pueden ayudar a una persona a ver las cosas desde otra perspectiva y a remontar las carencias de autoestima que se encuentran en el origen de las conductas autodestructivas.

En el Departamento de Psiquiatría de la Facultad de Medicina Johns Hopkins, el doctor Roland Griffiths lidera un grupo de investigación que actualmente estudia el papel de la experiencia mística en la curación.[13-15]

Para explorar el impacto que estos estados tienen en la atención médica, emplean como modelo de la experiencia mística los estados de conciencia inducidos por la psilocibina. Al mismo tiempo, usan un

Cuestionario de la Experiencia Mística para tratar de determinar «cuán mística» es cada experiencia con la psilocibina.

El Cuestionario es una escala secular que explora hasta qué punto los participantes en el estudio tienen sensaciones subjetivas de eternidad, o infinitud, o sienten que se funden en un todo más grande, o que adquieren conocimientos valiosos a nivel intuitivo, entre otras cosas. A través de esta escala, y de otras herramientas, los investigadores han establecido que las experiencias con psilocibina «más místicas» son también las que resultan más significativas a nivel personal y espiritual, y también que estas experiencias significativas tienen un efecto más duradero en la salud.

Este hallazgo corrobora otras observaciones como la del doctor Griffiths,[13] que afirma: «En ocasiones, ciertas instancias espontáneas de cambios de comportamiento tan dramáticos como positivos están asociadas con experiencias psicológicas transformativas, a menudo de tipo místico [...] las investigaciones psicodélicas demuestran que este tipo de experiencias místicas, trascendentes o extáticas, desempeñan un papel clave en la resolución terapéutica positiva (incluidas investigaciones tempranas sobre el tratamiento del alcoholismo y la drogodependencia y, más recientemente, sobre el tratamiento de la ansiedad asociada con fases avanzadas de cáncer».[14]

El grupo de Johns Hopkins ha aplicado estos conceptos a estudios ulteriores sobre la posibilidad de emplear la psilocibina para tratar la adicción al tabaco.[15]

En estos estudios, quince personas que intentaban dejar de fumar se sometieron a un programa de tratamientos que incluía tres experiencias con psilocibina monitorizadas a nivel clínico. Concluido el tratamiento, doce de los quince participantes dejaron de fumar. Seis meses después, seguían sin fumar. Los participantes que dejaron el tabaco refirieron experiencias místicas más fuertes y significativas a nivel espiritual que los que no dejaron la adicción.

Como resumieron los investigadores, «estos resultados sugieren que la experiencia mística jugó un papel mediador en los tratamientos contra la acción que se apoyan en sustancias psicodélicas».

¿Por qué entra de nuevo en escena la «jerga» científica? Aparentemente, la experiencia mística puede «mediar» en la adicción al tabaco, que suele considerarse una enfermedad del cerebro y una adicción física. Asimismo, las experiencias místicas de Mike con la ayahuasca lo ayudaron a luchar contra su adicción a la cocaína. Sin duda, necesitamos ampliar el concepto que tenemos de la adicción. No parece que sea suficiente considerarla una «enfermedad del cerebro».[16]

Hasta donde sabemos, la experiencia mística de reconciliarse consigo mismo puede reprogramar el cuerpo-mente de manera significativa y duradera. Para volver al caso de Mike, sus experiencias en las ceremonias lo ayudaron a dejar atrás buena parte de su sufrimiento emocional: gracias a ellas, su cerebro pudo reprogramarse y él mismo pudo contarse su propia historia desde otra perspectiva. Esta transformación se vio potenciada por la curación chamánica, la dieta con plantas maestras, la integración posterior de las experiencias y el apoyo de terceros.

El cuerpo emocional se ve afectado por sentimientos. En ocasiones, las plantas maestras y la energía de las ceremonias de ayahuasca pueden generarnos sentimientos tan fuertes que nos pueden cambiar la vida. Aún más, estas experiencias pueden tener un impacto en fenómenos tan intensos físicamente como la adicción a la cocaína. La ayahuasca le ayudó a Mike a adentrarse en el misterio para encontrar el perdón, la compasión, la gratitud y el amor por sí mismo. Luego, estas facultades del alma contribuyeron a que su cuerpo emocional se curara y esta curación se tradujo en cambios en su cuerpo-mente.

Desde luego, en este punto aún quedaba trabajo por hacer. La medicina tradicional, en todo el mundo, coincide en que si la persona no cambia de vida, ninguna mejoría puede durar mucho tiempo. Cada pasajero debe poner de su parte para afianzar los cambios de su cuerpo emocional. En caso contrario, sus experiencias místicas en el Amazonas acabarán difuminándose en un viaje fantasía, en el recuerdo de una noche en medio de la selva.

Capítulo 18

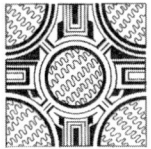

Plantas protectoras y nuevas canciones

> El realismo verdadero consiste en revelar cosas sorprendentes que el hábito mantiene encubiertas, impidiéndonos verlas.
>
> JEAN COCTEAU

Transcurrido algún tiempo desde la visita de Mike, comencé mi siguiente dieta de aprendizaje. Ricardo sugirió que hiciera una dieta de bobinsana (*Calliandra angustifolia*), un arbusto que produce hermosas flores que parecen borlas, rojas y rosadas. Al margen de la tradición, la bobinsana se emplea como remedio natural para diversas dolencias, incluidos el reumatismo y los dolores de las articulaciones.

Bajo la guía de Ricardo, nosotros habíamos plantado varios árboles de bobinsana alrededor de la maloca de Nihue Rao. Cumplían una función de protección, pues se cree que el espíritu de esta planta maestra nos defiende de las energías negativas. Ricardo quería que yo hiciera la dieta para que aprendiera sus enseñanzas y, también en parte, para que su medicina me protegiera durante nuestro trabajo como curanderos. La tarea de abrir los reinos del espíritu durante las ceremonias implica ciertos riesgos. Según Ricardo, la bobinsana me haría invisible a ojos de aquellos que quisieran hacerme daño a nivel espiritual, de modo que las energías oscuras no pudieran tocarme. Por mi parte, yo aspiraba también a adquirir más práctica como curandero y a perfeccionar mis ícaros.

Como las veces anteriores, Ricardo inauguró la dieta en la ceremonia y yo seguí con mi rutina de trabajo. Seguía el régimen *vegetalista* y, una vez al día, bebía un extracto elaborado con las hojas frescas de las bobinsanas que crecían alrededor de la maloca. La dieta suponía un paso en mi formación y era distinta de la que había hecho con el piñón blanco. En los tres meses que la seguí, tuve a menudo visiones en las ceremonias y recibí información e ideas en varias ocasiones. En un centro de tratamiento con ayahuasca pueden pasar cosas un poco extrañas, y con la bobinsana se volvieron todavía más extrañas.

Una noche, en una ceremonia, un señor mayor procedente de California me «vio» desaparecer ante sus ojos. Yo acababa de acompañarlo de vuelta a su estera, después de que le cantaran los maestros. Él se sentó, alzó la vista y, al parecer, yo me esfumé y me volví invisible. En el lugar donde había estado mi cuerpo, un símbolo geométrico blanco flotaba en el aire. Me llamó en un susurro y me contó lo que estaba viendo. Yo bajé la vista. Aunque estaba oscuro, seguía viéndome. Fue extraño.

En otra ceremonia, tuve una percepción de cómo la bobinsana protegía nuestro espacio ceremonial. En mis visiones, vi las matas de bobinsana ubicadas ordenadamente alrededor de la maloca. Me di cuenta de que las flores, cuyos pistilos son blancos en la base y rojos o rosados en las terminaciones, parecían hechas de fibra óptica. Luego vi que de cada pistilo brotaba una cinta de energía y vi que todos confluían por encima del techo de la maloca. Eran como las cintas de un palo de mayo y se entrelazaban formando un escudo que nos protegía en el interior.

Otra noche salí a respirar aire fresco hacia el final de la ceremonia. Junto al umbral de la maloca, había unos bancos de madera justo dentro del anillo de las bobinsanas. También había un par de sillones de madera, donde solían sentarse los vigilantes. Justo en ese momento, los vigilantes estaban en la entrada del centro a unos 150 metros de distancia. Me senté en uno de los sillones. Sólo quería relajarme y contemplar la Vía Láctea. Era una noche fresca y casi no había insectos. El silencio reinaba en la maloca, y también en la selva. Era tarde. Estaba solo.

Entonces, pasados unos diez minutos, oí a alguien soplando. Era un soplo, una especie de silbido, como el que los curanderos emplean en ocasiones para sellar un ícaro. Pensé que podía ser eso. O tal vez alguien soplándole humo de mapacho a un pasajero, para limpiarle la energía o proporcionarle protección. No supe de dónde venía, pero no cabía duda: alguien estaba soplando. No se oía ningún canto. Tampoco era un soplo muy fuerte ni muy sonoro. Pero yo alcanzaba a oírlo. Pensé que quizá Cvita estaba trabajando todavía con algún pasajero. El soplo que oía se parecía a su soplo.

Decidí no pensar demasiado. Me recosté en el sillón y volví a mirar al cielo. Justo cuando mi mente empezaba a distraerse, oí otra vez aquel soplo susurrante. Me enderecé. Ahora parecía que venía del exterior de la maloca. Miré alrededor y vi a los guardias haciendo su ronda con las linternas. Volví a oír el soplo. «¿Realmente está ahí? –pensé–. ¿Me lo estoy imaginando?». Ahí estaba otra vez. Cada vez, en cuanto me olvidaba de él, volvía a oírlo. Era como si algo estuviera tratando de hacerme llegar un mensaje entre líneas. Como si fuera un soplo para mí. Pero, si no venía de dentro de la maloca, ¿de dónde procedía? Era muy extraño.

Lo oí una vez más. Claramente estaba muy cerca. Me volví hacia el soplo y me di cuenta de que justo delante tenía una mata de bobinsana. La mata volvió a soplarme. Estaba soplándome a mí. Sé que parece una locura, y que yo aún estaba saliendo de la ayahuasca, pero así era: la bobinsana estaba soplándome. Sentí su energía y, por un momento, entré en comunión con ella. Compartimos ese momento, siendo conscientes el uno del otro.

El momento había pasado. Los vigilantes estaban volviendo a la maloca. En mi corazón, le rendí mis respetos a la planta y me levanté. Saludé al vigilante y entré a la maloca. Les conté lo ocurrido a Ricardo y a los maestros. Se alegraron por mí, pero no parecían en absoluto sorprendidos. Quizá, en alguna otra noche, habríamos podido hablar más del asunto. Pero ya era tarde y querían descansar. Me tendí en mi estera, me fumé un mapacho y reflexioné un rato sobre la bendición que había recibido.

Durante la dieta de bobinsana, los sueños se me mezclaban con las visiones de ayahuasca. Según la tradición shipiba, estas visiones, de hecho, abren la puerta al reino místico de los sueños. El mundo de las visiones y el de los sueños se conectan por esta vía. Cuando se abre la puerta de los sueños, también se abre la de las visiones. Una noche tuve un sueño extraño en el que estaba en un edificio grande y complejo parecido a un aeropuerto. Había escaleras automáticas y ascensores y tumultos que iban de aquí para allá. Al parecer, yo tenía una especie de misión, que consistía en seguir una serie de instrucciones sin sentido. Siguiendo mi intuición, tenía que ir de un piso a otro, luego subir, luego bajar, ir hasta un punto y volver, todo con la esperanza de encontrar un paquete que me habían enviado. Todo me resultaba muy confuso, hasta que encontré una escalera automática que llevaba a la última planta.

La escalera, que era muy larga, me sustrajo a toda esta actividad y llegué a un lugar callado, muy espacioso, donde había un gran escritorio blanco. Detrás del escritorio, alguien me esperaba. «Por fin llega –me decía–, aquí está su paquete». Yo abría un envoltorio de papel marrón y encontraba dos objetos dentro. Uno era un trozo rectangular de cristal grueso, del tamaño de un folio A4, salvo que de tres centímetros de espesor. En la superficie, una serie de intrincados diseños enlazaban tres lentes convexos incrustados en el cristal. Era una especie de lupa mágica, con lentes distintos, a través de los cuales podía ver. Al parecer, me permitiría «ver» mejor durante las ceremonias.

El otro objeto era un abanico metálico reluciente que estaba cerrado. Aparentemente, era un escudo de plata, que podía cerrarse o abrirse y me serviría para protegerme. Me hizo pensar en algo que había visto en *Big Trouble in Little China*. En la película, llegado un momento crucial, el mago Egg Shen abre un abanico metálico para desviar un ataque de energía eléctrica. Me pareció que era tan útil como la lupa.

Ricardo y los demás maestros me habían contado que a veces las plantas hacen regalos en los sueños. Se supone que uno puede utilizar estos regalos en su trabajo como curandero. El paso siguiente consistía en encontrar estos objetos en mis visiones de ayahuasca.

Una noche, durante una ceremonia, vi la lupa. Por desgracia, sólo me di cuenta de que la había visto después de que unos espíritus oscuros, ataviados con máscaras de gas y abrigos con capucha, me la arrebataron y se escabulleron por un callejón. Tuve que correr tras ellos y recuperarla por la fuerza. En varias ocasiones, conjuré también el abanico, pero pensé que simplemente podía habérmelo imaginado. En los reinos chamánicos, las cosas pueden complicarse. Con el tiempo, fui aprendiendo a cuidarme y a cuidar las energías que iba recibiendo. Algunos regalos son para compartirlos y otros conviene guardarlos para uno mismo.

El canto sigue a la visión

Hacia el final de la dieta recibí un ícaro nuevo, con una melodía rítmica que se apoyaba en la frase *bobinsana medicina, bobinsana invisible, bobinsana médico*. Como la vez anterior, el ícaro surgió de una melodía simple que me repicaba en la cabeza. A lo largo de tres meses, fue convirtiéndose en una canción. Es una canción con la que me siento a gusto. Realmente se siento bien.

Ricardo me había enseñado que los ícaros siguen a la visión. En nuestra tradición, son ante todo cantos improvisados. La letra, que puede incluir algunas frases prescritas, cuenta la historia de lo que uno está viendo y expresa también lo que intenta hacer a través de las visiones. Es la medicina del onanya.

Cuando los curanderos no tienen visiones claras, se guían por la intuición. Con la práctica, sin embargo, uno logra establecer una conexión más consistente con sus visiones. Es importante poder ver lo que uno está haciendo. En este sentido, la lupa que había recibido de regalo representaba una oportunidad de «ver» más cosas. Cuando uno logra visualizar las energías del paciente, también puede ver lo que hace. Después de la dieta de bobinsana, mi visión chamánica mejoró.

Poco tiempo después del final de la dieta, una pasajera colombiano-estadounidense vino a vernos. Tenía unos cincuenta años y era de Nueva York. Como nadie de mi familia inmediata había visitado hasta entonces el centro, sentí con ella cierto vínculo familiar, dado que ambos éramos colombiano-estadounidenses.

Graciela no creía en realidad en la medicina chamánica. Había venido al centro más bien para echar un vistazo. Tenía asuntos que quería dejar atrás, pero se mantenía escéptica y no estaba dispuesta del todo a subirse al carro de la ayahuasca. La infusión de ayahuasca le inspiraba cierto resquemor y pedía que le dieran dosis pequeñas. En consecuencia, sus experiencias en las ceremonias eran bastante suaves: ella prefería que fueran así. Según me dijo, estaba satisfecha con hacer la dieta y con ver qué era lo que se hacía en las ceremonias.

Yo acababa de terminar mi dieta y quería practicar mi nuevo ícaro. Ricardo me había dado permiso de practicar con los pasajeros. Una noche, en la ceremonia, tuve un rato libre y decidí acercarme a mi amiga colombiana. Ricardo y los maestros estaban cantando para prepararse y despejar la maloca. Yo me senté delante de la estera de Graciela y le pregunté cómo estaba. Como de costumbre, me contestó que no sentía casi ningún efecto, ni de la ayahuasca ni de los ícaros. Le pregunté si quería tomar un poco más para enriquecer la experiencia. Dijo que no. Le pregunté si le parecía bien que yo le cantara un poco. Contestó que sí.

Antes de entrar en la maloca, le había preguntado a Graciela cuál era su intención para la ceremonia. Me había contestado algo más bien general, como «dejar atrás el pasado y abrir mi corazón». Me concentré en eso y traté de hacerlo lo mejor que pude. Con mi limitado vocabulario shipibo y unas pocas palabras en español, empecé cantar para limpiar las energías de su pasado y abrir su corazón.

En ese momento, estaba «cantando sin visión». Guiándome por mi intuición, procuraba invocar las energías de las plantas medicinales y canalizarlas a través de mi voz. Cuando uno quiere guiarse por la intuición, tiene que confiar en sí mismo. Sin embargo, yo era apenas un aprendiz y tenía bastantes dudas. Lo único que veía con claridad, incluso en lo oscuro, era que Graciela no estaba muy conmovida con mi canto.

Terminé de cantar y le pregunté cómo se había sentido. No cedió en absoluto.

—¿Sentiste algo mientras cantaba? –susurré.

—No, no mucho... –murmuró ella en respuesta.

No era precisamente un espaldarazo. Me recordé que, en general, Graciela no estaba muy impresionada con su experiencia en Nihue Rao. No obstante, estaba decepcionado. Sí, era verdad que yo era un novato. Pero me costaba dejar las cosas así. Quería llegar hasta Graciela, de algún modo.

Decidí ir un paso más allá. Hice a un lado mis propias inseguridades y le pregunté si había visto o había sentido algo en algún momento de la ceremonia, antes, durante o después de la canción. Me contestó, a regañadientes, que había notado que una energía verde le cubría el lado derecho de la cara. Al parecer, le cubría ese lado desde la mejilla hasta la frente, y también el cuero cabelludo. Añadió que le parecía que era una energía negativa y que la cabeza le dolía de ese lado.

La ceremonia seguía en marcha. En un lado, los maestros seguían cantando. Decidí indagar un poco más. A veces, la ayahuasca causa dolor cuando está curando un área específica. Le pregunté dónde le dolía la cabeza. Me cogió la mano en la oscuridad y se la llevó a la cabeza para mostrarme el punto exacto. Luego guio mis dedos hasta una especie de muesca que tenía en el cráneo. Le pregunté si se había dado un golpe. Me contó que, una vez, cuando era niña, se había caído de un caballo en Colombia y el caballo le había dado una patada en ese lado de la cabeza. Ése era el origen de la muesca.

Sugerí que la energía verde podía emanar de la muesca y del trauma que estaba asociado con ella.

—A lo mejor –me contestó.

—¿Te parece si hago otro intento? –propuse–. Voy a tratar de cantarle a eso.

Graciela accedió a que le cantara de nuevo.

Empecé a cantar y cerré los ojos. Sin abrirlos, busqué su rostro y la muesca en el cráneo. Por lo general, Ricardo aconseja «ver» con los ojos abiertos, pero yo suelo ver mejor si los tengo cerrados. De repente, vi algo. Tal vez fuera mi imaginación, o una simple proyección, pero vi una energía verde que efectivamente le cubría el lado derecho de la cabeza y de la cara, mezclada con una bruma oscura. Si era producto de mi imaginación, me daba igual. Iba a imaginarme que estaba limpiándola.

Comencé a cantarle a esa energía verde. Canté que estaba despejándola, limpiándola. A través del ícaro, invoqué la energía curativa de las plantas para que guiara mi voz y mi vibración. También canté para limpiarle el cráneo de la energía del trauma, y también la mente y el corazón. Mi propósito era despejar el recuerdo traumático y el miedo y el sufrimiento posteriores. A medida que iba cantando, la bruma verde empezó a difuminarse.

Una vez despejada esa energía, vi la «raíz» del problema. En la base de la muesca, había algo parecido a un pequeño racimo de perlas. Las miré con más detalle y vi que era un racimo de células vivas, como las que se forma cuando una célula se divide. Traté de desterrar el racimo con el ícaro. Con todo cuidado, lo separé del cráneo y lo levanté. Luego invoqué las energías limpiadoras del agua y de la luz para retirarlo. Seguí limpiando y despejando hasta que ya no estuvo ahí.

Debajo de donde había estado el racimo había un agujero. Un pequeño agujero en el cráneo de Graciela. Canté para curarlo y para sellarlo. A medida que iba cerrándose, su cabeza empezó a irradiar un aura dorada. En la visión, su cuero cabelludo se volvió liso. Las cosas se calmaron y sentí que era el momento de concluir. Cerré el ícaro con un soplo silencioso.

Me incliné hacia Graciela y le pregunté cómo se sentía. Me dijo que la canción no le había hecho mucho efecto, pero que se le había ido el dolor de cabeza. Parecía contenta con eso, y también yo lo estaba.

Por primera vez había logrado ver lo que hacía mientras cantaba el ícaro. Mi canción había seguido la visión y, al menos en este caso, me había parecido que era más efectiva. Aunque seguía teniendo dudas, ahora confiaba más en lo que estaba haciendo. Todavía tendría que hacer otras dietas para abrir más mi propia capacidad de ver, pero por lo menos estaba avanzando. Le di las gracias una vez más a la bobinsana, por su medicina, por su protección, por el ícaro.

Graciela se marchó al cabo de unos días. No he tenido la oportunidad de volver a contactar con ella, pero siempre le estaré también agradecido por su paciencia y por su escepticismo. La curación chamánica exige confianza. Al abordar su preocupación más inmediata, que era el dolor de cabeza, yo había logrado conectar finalmente con ella. En adelante, tendría que seguir apoyándome en esa mezcla de fe e imaginación, así como en mi propia paciencia.

Capítulo 19

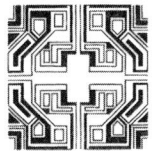

La migraña de Lisa y el dragón negro

No serás castigado a causa de tu ira. Tu ira te castigará.

BUDA

Al cabo de algún tiempo, nos visitó Lisa, una bailarina profesional de unos treinta años procedente del suroeste de Estados Unidos. Tenía migrañas y buscaba ayuda. Casi todo el mundo conoce a alguien que padece este problema, que en Estados Unidos afecta al 15 % de la población. En general, las migrañas se describen como dolores de cabeza recurrentes, entre moderados y severos, que típicamente afectan a un lado de la cabeza y pueden prolongarse durante horas, o incluso durante días. Suelen venir acompañados de náuseas, vómitos e hipersensibilidad a la luz, y en ocasiones también a los olores.

Las causas de las migrañas no se conocen a ciencia cierta. Se cree que en su origen hay una combinación de factores genéticos y ambientales (una vez más), que crean problemas en los nervios y los vasos sanguíneos del cerebro. Las migrañas suelen asociarse también con cambios en los niveles hormonales y afectan a muchas mujeres durante la menstruación.

Lisa, en particular, llevaba años batallando con problemas en esa área. Tenía la menstruación de forma irregular y sus niveles hormonales se desequilibraban a menudo. Entre los veinte y los veintisiete años, había tenido múltiples migrañas cada mes. A partir de los veintisiete, habían empezado a surgir con regularidad. «Empezaban un día antes de que me viniera la regla y se prolongaban hasta el primer día de la regla. Me incapacitaban. No podía trabajar. No podía hacer nada».

En los consultorios médicos, las migrañas se abordan típicamente con antinflamatorios no esteroideos (AINE) como el ibuprofeno y, en algunos casos, se recetan medicamentos adicionales para las náuseas. A los pacientes se les aconseja evitar ciertos detonantes (algunos alimentos, la fatiga, el estrés, etc.) que suelen causarles cefaleas. Existen también algunos fármacos específicos para la migraña: las ergotaminas (presentes en el Cafergot y el Migergot, entre otros) y las triptaminas (incluido el sumatriptán, que en Estados Unidos se receta normalmente como Imitrex). Como resulta interesante comprobar, estos medicamentos son bastante próximos a los fármacos psicodélicos a nivel bioquímico.[2] El LSD, por ejemplo, es también una ergotamina, y las triptaminas están emparentadas con la DMT. (En algunos casos, ninguno de estos medicamentos resulta suficiente para combatir la migraña, y los pacientes tienen que tratarse con opioides para mitigar el dolor).

Lisa había estado tomando sumatriptán. Por lo general, en esos dos primeros días del ciclo menstrual, necesitaba tomar 100 mg de Imitrex (la dosis alta más común), sólo para sobrellevar la situación. Pese a que algunas personas toman también medicamentos preventivos, ella no lo había hecho.

Aunque no soy ningún experto en migrañas, había ido detectando un patrón común entre los pasajeros que las padecían. Hablando con ellos, y pasando tiempo juntos, había observado que casi todos se habían visto expuestos a gritos y agresiones durante la infancia. Era como si un voltaje excesivo hubiera sobrecargado su sistema nervioso siendo niños. Algunos investigadores apoyan ahora la teoría de que la exposición repetida al estrés puede encontrarse en el origen de las migrañas.[3-5] Como ya hemos señalado, esta sobreexposición repetida puede dañar nuestro cuerpo emocional y nuestro sistema de respuesta al estrés. Este tipo de daño (por acumulación de la carga alostática) puede generar respuestas maladaptativas al estrés. En el caso de las migrañas, da lugar a una respuesta disfuncional a ciertos detonantes: el cerebro responde de manera anormal a ciertas condiciones ambientales (fisiológicas y/o psicológicas), tales como ciertos alimentos, fatiga, estrés excesivo y cambios hormonales, entre otros.[1,6]

Le pregunté a Lisa si se había visto expuesta de niña a muchas agresiones. Me contó que su padre solía ser muy agresivo a nivel verbal. «Nunca agredía a nivel físico, de ninguna manera. [Pero] a nivel verbal, abusaba de nosotros. Mi madre solía decir: "Cuando es bueno, es buenísimo, [pero] cuando es malo es horrible". Tengo recuerdos geniales de cuando íbamos al parque y jugábamos con los perros. [Pero también tengo recuerdos no tan geniales.] Durante la primera parte de mi infancia, mis padres lo intentaron, pero a menudo acababan peleando. Eran peleas tremendas. Siempre que íbamos de vacaciones, se convertía en un perro rabioso. Gritaba, tiraba cosas. Una vez, tiró de la mesa toda la cena de Acción de Gracias, era como si estuviera loco. Yo tenía la suerte de que no me llevaba a los paseos [que hacía con mi hermano]. Se refería a mí como "la niña". La niña no puede ir a cosas de hombres, me decía, y se iba con mi hermano. Yo me sentía muy triste. Ignorada y demás. Hoy lo agradezco, [porque me enterado de que] volvía loco a mi hermano. Es muy manipulador. Ni siquiera tengo una idea de cuánto le dijo y le hizo a mi hermano. Sé que nunca le pegó, pero psicológicamente [abusaba de él]».

Los padres de Lisa esperaron a que ella cumpliera dieciocho años para divorciarse. «Era absurdo, porque desde que tenía doce estaban separados y no se hablaban. Mi padre tenía su casa aparte. Creo que se dieron cuenta de que se pasaban con las peleas. Todavía venía en Navidad y en días así, y volvían a pelear como locos, realmente no sé qué pretendían. De mí abusó [verbalmente] cuando yo era adolescente. Se ponía desagradable y me decía cosas… me menospreciaba. No hacía más que menospreciarme. Me decía que iba a terminar viviendo en un tráiler. Yo bailaba en esa época y me decía que eso era una cosa vulgar. Todo el tiempo estaba criticándome».

El tratamiento de MTPA

En 2014, Lisa viajó a Nihue Rao con su marido, su hermano y la novia de este último. Llegaron una tarde soleada de domingo, a bordo de dos mototaxis. En cuanto se tomó el primer vomitivo, a Lisa le entró una migraña terrible.

«Fue la peor de mi vida. Pero de toda mi vida. Fue brutal».

A menudo, la ayahuasca y la dieta despiertan dolores en las áreas problemáticas del cuerpo, aún antes de que comience el propio tratamiento. También podía deberse al cambio de escenario, o al viaje en avión. Sin embargo, Lisa estaba extrañada y sorprendida. Aun así, decidió ceñirse a la dieta *vegetalista* e intentó sobrellevar la migraña sin medicarse. Al cabo de unas horas, el terrible dolor de cabeza empezó a aflojar. Acudió a la consulta con Ricardo y manifestó sus intenciones para la ceremonia, al igual que los otros pasajeros. Ricardo le recetó la planta maestra ojé.

Por entonces, yo había tenido que ausentarme de Nihue Rao. Francisco Villegas, un primo mío colombiano, había acudido al centro para ayudar. A mi regreso, Lisa ya había vivido su primera ceremonia. La experiencia fue sumamente intensa. «Me caí de espaldas», me comentó luego. Según recordaba, alguien (Francisco) había tenido que agarrarla para que no diera patadas y alterara a sus vecinos de estera. Ella había emprendido un proceso de limpieza profunda, que incluía procesar el trauma que le había causado su padre: el enfado, la frustración y la herida. Cuando hablé con Francisco, me confirmó que había sido una noche difícil. A duras penas había conseguido controlar a Lisa.

«Hay que reducir la dosis», pensé.

La noche siguiente, entré en la ceremonia con Lisa, Francisco y los demás pasajeros. Lisa recibió una dosis menor, pero la ayahuasca volvió a tener un efecto potente en ella. Los maestros empezaron a cantar y, en un momento dado, ella salió al baño. Cuando volvió, se sentó en medio de la maloca y empezó a revolverse y a gemir. Me acerqué con Francisco para ver qué podíamos hacer. Lo ideal era quitarla de allí y devolverla a su estera, pero ella estaba en lo profundo de la *mareación*. No contestó a ninguna de nuestras preguntas.

Desde fuera, no era fácil adivinar qué estaba viviendo. Más tarde, me contó que se había visto confrontada con muchas cosas de su padre. En su relato, enfatizaba que había habido muchas cosas buenas y muchas cosas malas. «Era una lucha constante entre el sentimiento de ser querida y el de ser rechazada, y eso hacía que me esforzara muchísimo por conseguir su aprobación. Yo siempre estaba tratando de que él nos quisiera, y creo que es de ahí de donde viene el enfado y las migrañas… El resultado es que me cargué de culpas… Siento que las migrañas están vinculadas a mi ciclo menstrual, pero también a toda esta carga que llevo conmigo desde hace tanto tiempo».

El proceso había tenido lugar en pleno centro de la maloca. En un momento dado, yo llegué la conclusión de que iba ser muy difícil moverla de allí. «Si no puedes con ellos, únete», pensé, y me senté a su lado en el suelo. Empecé a cantar para hacerla volver a la tierra. Traté de centrarla y de ayudarla en lo que estaba viviendo con la esperanza de que volviera a la estera, si es que esto era posible.

Mientras le cantaba, empecé a ver algo. Vi un hilo grueso, como hecho de cuentas, flotando delante de mí. Era el ADN de Lisa. De hecho, era su cromatina. La cromatina, básicamente, es el envoltorio de proteínas del ADN. El ADN humano mide cerca de tres metros, que se pliegan y se repliegan alrededor de unas proteínas llamadas histonas. Este paquete se compacta casi mágicamente hasta entrar en el núcleo de cada una de nuestros treinta trillones de células.

En la visión, la cinta de cuentas de la cromatina (compuesta por las histonas alrededor de las que se envuelve el ADN) era rosada y brillante. Entre cuenta y cuenta, había resquicios, rendijas, canales muy estrechos. De repente, vi que algo se deslizaba por uno de los canales. Era un dragón negro, muy largo, que nadaba de ida y vuelta en esos espacios íntimos entre las cuentas, rondando el material genético de Lisa. Mientras lo observaba, recibí el mensaje de que su problema no se hallaba en los genes, sino encima de ellos. Sus migrañas estaban ligadas a ese delgado dragón oscuro. «El canto sigue a la visión», me recordé, y enfoqué mi atención en extraer la energía del dragón.

La visión me recordaba lo que había aprendido sobre la epigenética. En cierto sentido, es el estudio de lo que existe *encima* de los genes, pues se ocupa de las variaciones genéticas que resultan de factores externos o ambientales. La epigenética, por ejemplo, estudia la manera en la que la dieta, el estilo de vida y otros factores pueden dar pie a que se expresen los genes responsables de la diabetes, el cáncer o la enfermedad de Parkinson. También examina cómo estos factores pueden alterar la superficie de las histonas, marcándolas, o etiquetándolas, y condicionando así la manera en la que se expresa el segmento de ADN correspondiente. Como el dragón negro de la visión, estas etiquetas merodean por encima de los genes e influyen en ellos energéticamente.

La ayahuasca estaba mostrándome que Lisa tenía un problema epigenético. Aunque otras personas de su familia hubieran padecido migrañas, éstas no estaban inscritas de manera obligatoria en su «destino genético». No eran el producto de un problema de hardware, sino de un problema de software. Por así decirlo, tenían que ver con un problema de programación epigenética, que había generado etiquetas maladaptativas. El pequeño dragón encarnaba el programa insalubre. La exposición repetida al estrés le había implantado ese software maladaptativo.

Por supuesto, Lisa no era ni mucho menos un caso único. Según algunas investigaciones, el maltrato infantil puede alterar la epigenética de una persona y ocasionarle migrañas más tarde.[5,7,8] La epigenética es un campo muy relevante y volveremos a él en el siguiente capítulo.

Esa noche, en el centro de la maloca, yo seguí cantándole a Lisa para tratar de desterrar el pequeño dragón negro del hilo de cuentas rosado de su cromatina. Canté un rato largo, concentrándome en su mente y en sus sentidos. Finalmente, sentí que ya había hecho bastante y dejé de cantar. Lisa consiguió hablar entonces. Me dijo que se sentía un poco mejor. Me acerqué con ella a los onanyabo para seguir el tratamiento. Luego, mi primo Francisco la acompañó de vuelta a su estera.

Para entonces, Lisa se sentía «desinflada» «Había soltado tanto esa noche [que me sentía] hueca, desinflada, y creo que por eso me vino la migraña».

En efecto, después de que los maestros le cantaron sus ícaros, a Lisa le dio otra migraña. No fue una migraña severa, pero la acompañó a lo largo del resto de la ceremonia, y sólo acabó de disiparse por la mañana. Ella la atribuyó a su proceso de sanación. Sentía que, a pesar de la migraña, el tratamiento estaba haciendo efecto en su cerebro. Se mantuvo firme tanto con la dieta como con las ceremonias de ayahuasca.

«En cada ceremonia –me comentó luego–, aunque no estuviera pensando en mi padre, tenía experiencias relacionadas [con él]. Lo veía y sentía compasión y perdón. Cada noche avanzaba un poco. No sé cuál es la causa de las migrañas, pero soltar [el enfado y la culpa] fue muy importante».

Esa misma noche, me acerqué de nuevo a Lisa durante la ceremonia. Uno de los maestros ya le había cantado y ella se encontraba razonablemente bien. Me senté a los pies de su estera y le pregunté si podía cantarle yo. Dijo que sí, y canté acerca de su trauma y de su padre, acerca de perdonar y soltar la ira. Mientras cantaba, traté de desterrar todas las energías negativas que veía. De su cuerpo empezaron a brotar unas rayas negras que se juntaban alrededor de su cabeza. A medida que el canto avanzaba, estas frenéticas energías oscuras se conjugaron en una tormenta furiosa de la que saltaban chispas por momentos. La tormenta cubría la cabeza entera de Lisa.

Empecé a cantar cada vez con más intensidad para tratar de despejar esas nubes ominosas. Comencé a sudar por el esfuerzo. Poco a poco, las nubes oscuras fueron levantándose. Podía ver ya la cara de Lisa, que parecía más clara y luminosa. Seguí adelante, con la idea de apartar esa tormenta y enviarla muy lejos, y pedí ayuda a las plantas y a la luz divina. Los nubarrones seguían levantándose. Yo seguí cantando, más y más, hasta que de repente un nudo se soltó y las nubes negras se alejaron flotando. Canté un rato más, para tratar de consolidar el cambio.

Cuando acabé de cantar, le pregunté a Lisa cómo se encontraba. Dijo que se sentía bien y que había visto una tormenta negra alrededor de su cabeza. Al comienzo del canto, había sentido una presión intensa en la cabeza, pero luego la tormenta se había ido levantando, y se había llevado consigo la presión.

Eso me impactó. Yo aún no le había hablado a Lisa de lo que había visto. De hecho, era la primera vez que una persona a la que le cantaba veía lo mismo que yo. Ambos estábamos describiendo las energías oscuras en los mismos términos, y ambos estábamos bastante sorprendidos. Conversamos en voz baja unos minutos e intercambiamos expresiones sobre el curioso fenómeno. Luego me excusé y regresé a mi sitio en la maloca.

Más tarde, Lisa me contó que, tras el final de la canción, la tormenta había vuelto a descender sobre su cabeza. La presión se había renovado y le había dado una jaqueca. Sin embargo, al día siguiente ya no tenía jaqueca. Algo había cambiado. Según me dijo, sentía que había soltado todas las cargas que traía de su padre. También había tenido «la sensación física de que se las sacaban de dentro».

A lo largo del proceso, los curanderos se habían empleado a fondo para limpiar su cuerpo energético. La propia Lisa había hecho su parte y había logrado liberarse de la ira y de la culpa a través del perdón. Después de la sexta ceremonia, concluyó su dieta *vegetalista*. Estuvo diez días con nosotros, regresó a su casa y no tuvo migraña durante todo un año.

En 2016, dos años después de su visita a Nihue Rao, me puse en contacto con ella para comprobar sus progresos. Me contó que, pasado el primer año, había vuelto a tener alguna que otra jaqueca, pero no migrañas. «Me daban cada tantos meses. Por ejemplo, ahora llevo tres meses sin tener ninguna. La menstruación me viene mañana y no tengo dolor de cabeza. [Antes de la visita al centro], ya me habría dado migraña, así que lo más probable es que no me dé este mes».

Eran jaquecas tan suaves que, a veces, si salía a correr, «ponía en marcha» sus endorfinas y lograba desalojarlas. Esto era nuevo para ella. Antes del viaje, su médico le había recetado seis pastillas de Imitrex, y al cabo de dos años sólo se había tomado media en una ocasión y otra media otra vez. También esto era nuevo e importante para ella.

«Cuando me fui de Nihue Rao, sentía una paz que nunca había sentido. Me parecía que todos mis "problemas" se habían derretido y, en su lugar, no había más que gratitud hacia la vida y la gente que me ha apoyado. Sentía que podía afrontar fácilmente cualquier desafío, [como si] por primera vez, me hubieran dado las herramientas adecuadas».

De vuelta en su casa, había regresado al trajín de cada día, y también entonces le habían sorprendido los sentimientos que tenía. «Los primeros días, estaba súper exasperada, y completamente consciente [de todo]. Era como si fuera hipersensible a los ruidos y a la prisa del día a día, lo único que quería era volver a Nihue Rao». Con el tiempo, se había dado cuenta de que eso era natural.

«Volví a casa muy abierta y se me bajaron todas las barreras. Había perdonado completamente a mi padre. Había soltado toda la rabia que sentía hacia él, [lo cual había sido] el propósito de tres de mis ceremonias. Al regreso, estaba llena de perdón y compasión hacia él y dispuesta a hacer las paces, así que lo llamé por primera vez en dos años. Su reacción fue desgarradora. Él seguía siendo como antes, una persona llena de odio, abusiva, intimidadora, y como yo tenía la guardia baja, fue un golpe muy profundo. Me había hecho la ilusión de que si lo llamaba desde un lugar de amor y perdón, él me respondería de otro modo. Estaba muy equivocada. Entré en barrena a nivel emocional. Me sentía totalmente derrotada».

En el punto más bajo, Lisa llamó a su hermano para contarle lo mal que se sentía. Le parecía que tanto perdonar no había servido para nada, porque claramente seguía enfadada. «Él me dijo: "Lisa, si no hubieras pasado por todo esto, nunca habrías dado el paso de llamarlo ni habrías aprendido [lo que has aprendido hoy]. Es todo parte de un plan, y ese plan sigue funcionando". Tenía razón. Yo había idealizado mi relación con mi padre, y como lo compadecía lo llamé. Ahora veo más claro que nunca cómo es él, y cómo va a seguir siendo. Todo es parte de un proceso, pero ahora sé [que] en ese proceso yo estoy avanzando. Antes tenía tanta rabia que no podía ni moverme».

Lisa y otros miembros de su grupo hicieron buena amistad con mi primo Francisco y siguieron en contacto con él. Después de trabajar con nosotros, Francisco empezó a llevar a cabo un trabajo de integración a distancia con Lisa y con otros pasajeros que habían estado en Nihue Rao.

Según Lisa, «fue una suerte que Francisco estuviera empezando a trabajar como *coach*. Siento que todo pasó como tenía que pasar porque después de esa última tormenta de mierda con mi papá pensé: "No puedo aspirar a volver a casa y creer que ya estoy curada, tengo que integrar las cosas". Y fue entonces cuando llamé a Francisco. Creo que si no hubiera hecho ese trabajo y no hubiera seguido curándome, habrían vuelto a darme migrañas. Un día, después de dos meses de trabajar con él (y esto se lo debo todo a la ayahuasca), me levanté y sentí que esa pesadumbre que había cargado toda mi vida se había ido para siempre. Yo antes lloraba sólo con hablar de mi padre. Ahora más bien me entra risa, porque he aceptado completamente quién es él».

Lisa sigue comunicándose con su padre y ahora entiende que él está luchando con su propio pasado. «Ya no quiere hablar con nadie por teléfono, así que nosotros le mandamos correos electrónicos. A veces nos responde con un correo cariñoso y nos dice que nos echa de menos y que quiere que vayamos a verlo, y otras veces nos dice que somos una mierda. Antes eso me mataba por dentro. Ni siquiera me atrevía a abrir el correo. Ahora siempre le contestó: "Lamento que te sientas así, yo estaré aquí si quieres hablar"».

Hasta entonces, Lisa había sentido un rencor permanente hacia su padre. Sin embargo, entendió que él no estaba bien y que su relación con él nunca sería ideal. Podían estar muy bien un día, y al día siguiente no. Aun así, en su sentir, perdonarlo y aceptarlo como es había sido clave para deshacerse de las migrañas. «Aprendí a ser mucho más consciente de mis pensamientos, y también a perdonarme más a mí misma. Sigo aprendiendo cada día que la paz interior es una práctica. Tengo que volver a conectar conmigo todos los días».

Lisa regresó a Nihue Rao en la primavera de 2016. Aunque prácticamente se había librado de las migrañas, todavía tenía severos cólicos menstruales. Permaneció en el centro dos semanas para seguir adelante con su tratamiento y se le recetó una dieta de piñón blanco. Durante las ceremonias, curiosamente, le dieron varias migrañas. Una vez más, ella las asumió como parte del proceso curativo.

La llamé para seguir su caso dos meses después de esa segunda estancia. Me contó que se sentía estupendamente. «Nunca había controlado tan bien mis emociones. Siento una calma que antes no conocía. Por otro lado… mientras estuve en el centro, sentí que [la medicina] estaba haciendo efecto en mis problemas menstruales. Hace poco tuve mi ciclo y apenas tuve cólicos. Casi no sentí ningún dolor. […] Antes había llegado a un punto en el que casi me desmayaba del dolor, así que tener la regla sin dolor me parece casi increíble».

Durante su segunda visita, sus ceremonias habían estado casi todas relacionadas con el amor por sí misma. Le habían mostrado lo importante que era quererse. «Desde que volví, a veces me sorprende cuánto más confío en mí misma. Cuando me enfrento a algo que antes me daba pánico o me ponía en modo de estrés y ansiedad, tengo la mente diáfana. Ya no respondo emocionalmente de manera automática. Estoy segura de que se debe al trabajo [que hace la ayahuasca] en las conexiones neuronales. Hasta ahora los cambios han sido extraordinarios». Hasta ahora, además, Lisa no ha vuelto a tener migrañas.

Como la tos crónica y la psoriasis, las migrañas se atribuyen parcialmente a una inflamación neurogénica.[6,8] De nuevo, esta inflamación es generada por el cuerpo emocional, el sistema nervioso autónomo y, en un sentido más amplio, la red PNEI. En muchos casos, las migrañas son parte de una respuesta de mala adaptación al estrés, que el cuerpo pone en marcha para tratar manejar un trauma emocional sin resolver. En los casos que hemos comentado hasta aquí (el de Colleen, el de Sharon, el de Lisa), los síntomas de la inflamación han estado asociados a este tipo de problemas sin resolver. Una vez que se abordan los problemas, los propios síntomas empiezan a remitir. También los problemas menstruales, en muchos casos, pueden estar relacionados con alteraciones del cuerpo emocional.

En la tradición shipiba, estos problemas emocionales sin resolver que se aferran al cuerpo emocional se describen como energías insalubres. Y la presencia de estas energías nos hace más vulnerables a una contaminación energética mayor. En el caso de Lisa, tal como Ricardo me había enseñado, necesitábamos limpiar y desalojar estas energías o espíritus relacionados con la rabia de su padre. En mis visiones, estas energías aparecían encarnadas en un pequeño dragón negro y en una tormenta feroz. A nivel físico, y desde un punto de vista científico, representan daños en el sistema de respuesta al estrés, ocasionados por sobreexposición al estrés mismo o, como ya hemos señalado antes, por la carga alostática. La medicina chamánica puede resultar muy útil para liberar a una persona de esta pesada carga, del fardo de sus traumas acumulados.

¿Cómo interactúa la medicina chamánica con el cuerpo emocional? ¿Cómo es posible que el canto y el perdón mitiguen las inflamaciones neurogénicas? ¿Cómo afectan las plantas y los rituales a los ámbitos físicos del cerebro, los nervios, el sistema inmune y las hormonas? Mi hipótesis es que tienen estos efectos porque reparan las respuestas maladaptativas en nuestra programación epigenética.

Capítulo 20

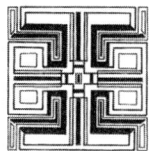

La epigenética, el estrés hereditario y su descarga a través de la curación espiritual

> [...] Comencé a buscar un terreno común entre el conocimiento nativo y la ciencia occidental, y terminé encontrando nexos entre el chamanismo y la biología molecular. En *La serpiente cósmica*, presenté la hipótesis de que los chamanes descienden de manera consciente al nivel celular y acceden en sus visiones a informaciones relacionadas con el ADN, a las que le dan el nombre de «esencias animadas», o «espíritus».
>
> JEREMY NARBY, *Inteligencia en la naturaleza*

Para Ricardo y los demás onanyabo shipibos las migrañas de Lisa eran un problema energético y espiritual. En consecuencia, para que pudiera sanar hacían falta tres pasos: (1) Lisa tenía que hacerse una limpieza espiritual para expulsar las energías problemáticas, (2) tenía que reconciliarse consigo misma y transformar, a través del perdón, sus recuerdos y experiencias traumáticas, y (3) tenía que encontrar una manera de querer y aceptar a su padre. Russ, Colleen, María, Karl y Mike habían vivido, todos ellos, un proceso similar de sanación. Con el tiempo, todos habían experimentado mejorías tanto a nivel emocional como a nivel físico.

En las ceremonias de ayahuasca, los curanderos centran su atención en las alteraciones energéticas que perciben para limpiarlas y sanar el cuerpo emocional. A veces a estas perturbaciones se las conoce como espíritus malos. En el caso de Lisa, como en tantos otros casos, estaban relacionados con sus traumas y se encarnaban en el dragón negro y la tormenta oscura que yo mismo había percibido. La propia Lisa daba fe de que su salud había mejorado una vez desalojadas estas energías. Sin embargo, ¿cómo podía esta limpieza energética producir una transformación física? Como las pesadillas, estas energías tienen su origen en intensas experiencias emocionales que se graban en el propio cuerpo emocional (la red PNEI). Una vez almacenadas en él, siguen ejerciendo un influjo energético sobre la persona. No obstante, del mismo modo que una fuerte experiencia emocional puede crear este tipo de huellas (por ejemplo, el trauma de un niño al que grita su padre), estas últimas pueden liberarse a través de una descarga energética como la que se presenta en las ceremonias de ayahuasca. Una vez liberada la energía negativa, la red emocional tiene una nueva oportunidad para funcionar de manera sana, y esto abre la puerta para una mejoría a nivel físico.

¿Cómo se forman más precisamente estas huellas? ¿Y dónde se almacenan dentro de la red PNEI? Para emplear las palabras de Jeremy Narby, ¿dónde viven estos «espíritus» y estas «esencias animadas» a nivel molecular?

Hace algún tiempo, vi una película de ciencia ficción titulada *El ascenso de Júpiter*. No puedo decir que me haya gustado, pero algunas ideas me llamaron la atención. En el filme, varios vampiros espaciales venidos del futuro se pasan mil años esperando a que un código particular de ADN vuelva a aflorar dentro de una vasta población interplanetaria. Según el argumento, el retorno del código permitirá que un alma en particular (a saber, la amada madre de los vampiros) se reencarne en su cuerpo anterior. En esencia, la película sugiere que para que un alma se reencarne en un cuerpo precisa la presencia de un código genético específico. Esto sugeriría que el ADN es la sede del alma (entendida como la forma localizada del espíritu durante el término de una vida). El código genético sería el trazado del camino en el que cobra forma el asfalto espiritual.

La idea me pareció interesante. Después de todo, según la biología, todo ser vivo es una forma de vida basada en el ADN. Así pues: si el ADN es la sede del alma, ¿cómo se relaciona esta sede con el mundo?

¿Dónde tiene lugar esta interacción? Nuestro ADN se halla alojado en nuestra epigenética, que es la maquinaria molecular situada alrededor y por encima de nuestros genes (en griego, *epi* significa «encima»). A esta maquinaria molecular se le puede dar el nombre de epigenoma, del mismo modo que a la totalidad del ADN humano se le da el de genoma humano. El epigenoma, por así decirlo, es el soporte físico de la sede del alma, que interactúa bioquímicamente con el entorno físico a nivel epigenético. Éste es también el nivel en el que tiene lugar la curación espiritual.

Nuestros traumas emocionales perviven energéticamente en nuestro interior. Como el dragón negro de Lisa, son «espíritus» alojados en nuestra epigenética, que pueden causar alteraciones continuas y duraderas en nuestro cuerpo emocional. De hecho, se ha constatado que estas alteraciones desempeñan un papel significativo en toda una serie de problemas de salud de origen emocional, incluidos el TEPT, la depresión, la adicción y las migrañas, es decir, todas las dolencias que hemos examinado en este libro.[1-10] En todos estos casos, la enfermedad, o el malestar, tenían sus raíces en un trauma infantil. En algunos, como el de María (*véase* capítulo 12), los recuerdos reprimidos de este trauma habían afectado al estado físico y emocional de la persona durante décadas. La limpieza ceremonial que llevaron a cabo los curanderos fue clave para limpiar las energías asociadas a este trauma emocional enquistado y abrió la puerta para lo que ella misma llamó «la curación de su sistema límbico».

Las investigaciones recientes corroboran la noción de que las «energías» del trauma infantil imprimen sus huellas en el epigenoma. Éste puede convertirse en una auténtica «casa de los espíritus», en la medida en que alberga nuestros recuerdos emocionales y, con ellos, las historias de nuestros traumas. En estudios realizados tanto con monos como con seres humanos, se ha comprobado que la memoria biológica del maltrato infantil está vinculada a estas huellas epigenéticas.[11-15] La presencia de estas huellas puede detectase en los monos al cabo de años, tanto en sus tejidos como en las células de su red PNEI (el cuerpo emocional).[14]

Como los espíritus, las huellas epigenéticas pueden pervivir en nuestro interior hasta la muerte. Incluso podemos legárselas a nuestros descendientes.[18,19] Algunas de estas huellas emocionales pueden ser positivas, en la medida en que fortalecen nuestro sistema; por ejemplo, las asociadas al recuerdo de ser amados y protegidos. En cambio, otras resultan problemáticas, pues cuentan una y otra vez la historia de una lesión por estrés repetitivo. Como señalamos en el capítulo anterior, la huella misma se genera cuando una serie de factores marcan o etiquetan las proteínas de las histonas que sirven de envoltorio al ADN.[20] Estas etiquetas, junto con otras alteraciones epigenéticas, pueden afectar a la manera en que se expresan los genes situados cerca de ellas y modular su actividad, por ejemplo «encendiéndolas» o «apagándolas». Para darles un nombre, estos procesos de alteración y modulación configuran *programas epigenéticos*.

Los programas epigenéticos registran de manera inconsciente ciertos acontecimientos emocionales y modulan la manera en que nuestros genes se expresan en respuesta a estos acontecimientos y al entorno en general. El funcionamiento de nuestro cuerpo, por esta vía, se ve afectado por las huellas de nuestros recuerdos emocionales. Una experiencia emocional fuerte, por ejemplo, puede modificar los programas epigenéticos que controlan el sistema de respuesta al estrés, y esta modificación puede traducirse en la manera en que reaccionaremos a cierto tipo de sucesos en el futuro.

En el caso de Lisa, por ejemplo, el maltrato recurrente por parte de su padre desembocó en un programa epigenético que se ponía en acción ante otras situaciones de estrés, y fue acumulándose en su epigenoma. Esta acumulación tiene lugar cuando, a falta de una resolución o de descargas emocionales suficientes, el programa epigenético del caso se vuelve parte del sistema operativo. Con el tiempo, el estrés continuo genera una recarga alostática, y el propio sistema empieza a operar en modo de estrés crónico. Es así como se desarrollan los programas epigenéticos maladaptativos y también como dan lugar a respuestas maladaptativas al propio estrés.

La *carga* alostática corresponde a una acumulación de programas problemáticos en el sistema operativo epigenético. Asimismo, cuando Ricardo ve a un pasajero que trae consigo muchos traumas sin resolver, suele decir que «está muy cargado», en el sentido de que lleva encima muchas energías problemáticas. Estas cargas pueden resolverse de diversas maneras (por ejemplo, modificando las etiquetas de las proteínas de las histonas): a través de fármacos o de hierbas, o incluso por medio de dietas de desintoxicación y purificación, como la dieta *vegetalista*. Como dato interesante, se ha descubierto que los compuestos presentes en la liana de ayahuasca pueden tener un efecto farmacológico en la manera en la que se etiquetan las proteínas de las histonas.[21] Las limpiezas espirituales que llevan a cabo los curanderos tendrían así el efecto de *reparar* ciertos programas epigenéticos maladaptativos. Una vez más, el espíritu estaría interactuando con la bioquímica a nivel epigenético.

Para decirlo en otras palabras, los programas epigenéticos, que son programas biológicos, pueden modificarse con técnicas espirituales. La epigenética, el soporte físico de la sede del alma, responde energéticamente al amor y a otros fenómenos místicos. Los estudios con primates jóvenes demuestran que éstos responden epigenéticamente al amor, al mismo tiempo que a la falta de amor. Esta falta de amor, y el estrés continuo de no ser amados, desborda su cuerpo emocional y genera programas epigenéticos maladaptativos que los afectan a largo plazo. Típicamente, los monos afectados tienen problemas para socializar y dificultades para manejar el estrés. Esto es también cierto en los seres humanos.

Como hemos visto en los casos de este libro, las respuestas maladaptativas pueden reprogramarse a través del amor y de otras facultades de la psique, incluidos el perdón, la compasión y la gratitud. Por otra parte, sabemos que el epigenoma responde también a la meditación y a los estados de consciencia alterados.[22-24]

En las últimas décadas, se han llevado a cabo numerosas investigaciones en torno al impacto de la meditación en nuestras funciones bioquímicas. En la década de 1970, se estableció que esta última induce una «respuesta de relajación» en todo el cuerpo, que altera la actividad cerebral y el funcionamiento del cuerpo emocional.[22] Otros estudios más recientes indican que esta respuesta se activa en virtud de cambios subyacentes a nivel epigenético.[22,24] En 2014, varios investigadores españoles demostraron que, con un solo día de meditación intensiva, ciertas personas con experiencia pueden inducir rápidos cambios epigenéticos en su cuerpo y alterar la manera en la que se expresan los genes relacionados con las inflamaciones. Hasta donde llegan mis conocimientos, no existen investigaciones específicas acerca de los efectos epigenéticos de los estados místicos inducidos por psicodélicos. Sin embargo, pienso que los mecanismos involucrados son similares.[5]

En mi opinión, la tradición del curanderismo de los shipibos y otras tradiciones místicas relacionadas abordan (al menos en parte) las huellas epigenéticas que perviven en el cuerpo emocional. Ricardo habla con frecuencia de limpiar las energías de traumas emocionales e infantiles, e incluso de traumas acaecidos en el útero y de traumas ancestrales, que han sido todos vinculados a dichas huellas. [6,18,25]

Los traumas ancestrales, en particular, están asociados a la programación epigenética que heredamos de nuestros padres. Esta última es el resultado de la historia de sus vidas, y muy probablemente también de la vida de sus padres, sus abuelos, etc. En el momento de la concepción, el óvulo de la madre y el esperma del padre no sólo llevan consigo el ADN de los dos, sino también parte de su programación y su maquinaria epigenética (por ejemplo, dentro de la cromatina). Estos programas llevan impresa la experiencia de múltiples generaciones y afectan a la manera en la que funcionan sus genes. También contribuyen a reproducir lo que conocemos como instintos.

Un ratón de campo, por ejemplo, hereda su programación epigenética de sus padres. Este conjunto de programas ayuda a sus genes a expresarse en consonancia con el ecosistema local. Desde que nace, responde a ciertos olores y sonidos, y reconoce instintivamente los alimentos nutritivos y los depredadores peligrosos.[26] Aunque algunos de estos instintos hacen parte de su código genético, otros los ha heredado por vía de la epigenética. Esta programación adicional le permite responder a situaciones cambiantes y condiciona a las generaciones futuras para la vida. En muchos casos, esto supone aumentar las posibilidades de supervivencia.

Nuestra herencia epigenética nos aporta instintos útiles y ventajosos. Sin embargo, también puede legarnos programas maladaptativos que obran en nuestra contra. Estos programas problemáticos nos transmiten la carga de lo que se conoce tradicionalmente como un trauma ancestral. En Europa, por ejemplo, las investigaciones han demostrado que los hijos de supervivientes de los campos de concentración (1) heredan huellas epigenéticas resultantes de las experiencias de sus padres en los campos y (2) tienen más posibilidades de padecer ansiedad y otros desórdenes relacionados con el estrés.[18] Pese a que esta tendencia solía a atribuirse a problemas en la crianza, los análisis ulteriores revelan que está vinculada a las huellas epigenéticas del trauma de la guerra. Tanto en los supervivientes del Holocausto como en sus hijos, se han detectado etiquetas que afectan a la hormona del estrés. En los grupos de control, conformados por familias semejantes que vivían fuera de Europa, estas etiquetas estaban ausentes.

En una investigación aparte, los investigadores de la Universidad de Emory demostraron que los ratones heredan las respuestas al estrés de sus padres.[27]

Para comprobarlo, sometieron a un desafortunado grupo de ratones a electrochoques cada vez que percibían cierto olor. Con el tiempo, los ratones aprendieron a responder de cierta manera al olor, aun sin los electrochoques. Este condicionamiento generó una respuesta al estrés epigenéticamente programada que, como un trauma ancestral, se transmitió a las generaciones posteriores. Los descendientes de estos ratones, así pues, entraban en pánico en cuanto percibían el olor aunque nunca antes lo hubieran percibido. El condicionamiento perduró varias generaciones antes de desaparecer.

Nuestro cuerpo emocional, en resumen, está programado para registrar y responder tanto a sucesos gratificantes como a situaciones estresantes, y estas experiencias nos preparan para la vida. Las huellas epigenéticas relacionadas con ellas afectan a nuestras funciones corporales y pueden influir en las generaciones futuras. Mientras que algunas de estas huellas pueden resultarnos muy útiles, otras dan pie a respuestas maladaptativas al estrés. Un estrés recurrente y sin resolución puede generar enfermedades epigenéticas como la ansiedad, que podemos legar a nuestros descendientes.

La buena noticia es que esta programación maladaptativa es un problema de software y no un problema de hardware. Los desórdenes que se originan en traumas emocionales, o incluso en traumas ancestrales, tienen posibilidades de cura. Las lesiones ocasionadas por exceso de estrés pueden desalojarse de nuestra epigenética. La sanación espiritual, precisamente, ofrecería múltiples caminos para liberarnos de ellas.

El amor y la aceptación pueden restablecer un funcionamiento más sano de nuestras respuestas al estrés. En los casos de traumas ancestrales, la sanación espiritual podría sanar incluso a todo un linaje familiar. Como hemos visto en los casos de este libro, las facultades del alma como el perdón, la aceptación, la compasión y la gratitud pueden resultarnos extremadamente útiles a la hora de sanar nuestras respuestas maladaptativas al estrés. En el nivel de la epigenética, como ya hemos dicho, la espiritualidad se da la mano con la bioquímica. Del mismo modo que los impactos energéticos del trauma emocional pueden dejar huella en el cuerpo emocional, las energías no menos potentes de una sanación espiritual profunda pueden alterar nuestra programación epigenética. A la hora de sanar el cuerpo emocional, el amor es la medicina espiritual original.

Nuestra maquinaria epigenética parece responder a las intervenciones metafísicas: al amor, a los estados alterados de conciencia, a las experiencias metafísicas y a las técnicas chamánicas. Si abordamos el software epigenético maladaptativo, podemos cambiar la manera en la que se expresan nuestros genes y también el modo en que funciona nuestro cuerpo físico. Ampliaremos este tema cuando comentemos el caso de Nathan en el capítulo 22. De momento, les invito a volver al río Amazonas, donde proseguía mi aprendizaje con las plantas.

Capítulo 21

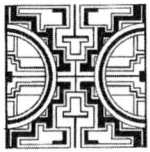

Visiones más potentes: una nueva iniciación

La intuición le indica a la mente pensante dónde buscar.

JONAS SALK

En las ceremonias de ayahuasca shipibas, a mi entender, el maestro busca limpiar y despejar las energías problemáticas asociadas con una programación maladaptativa del cuerpo emocional. El ayahuasquero o la ayahuasquera recurren a la ayahuasca para que los ayude a diagnosticar y abordar estas energías problemáticas. Esta capacidad de diagnóstico se desarrolla a través del entrenamiento con las plantas. En mi caso, el paso siguiente de este proceso consistía en realizar un año de dietas con plantas maestras bajo la guía de Ricardo e iniciarme, así, en la práctica del curanderismo de las plantas.

En el otoño de 2014, algún tiempo después de la visita de Lisa, entré en el tercer segmento de mi iniciación como aprendiz con una dieta de ayahuma. Aunque la dieta *vegetalista* podía ser un desafío, con los años había comprobado que, tal como sostienen los shipibos, era una forma de educación superior. Yo quería seguir aprendiendo acerca de la sanación chamánica y, sobre todo, acerca de cómo limpiar las energías problemáticas. Ricardo pensaba que debía hacer dieta con un «palo fuerte», y me recomendó la ayahuma (*Couroupita guianensis*), un árbol tropical que crece hasta los 35 metros de altura. Se lo reconoce por sus grandes frutas en forma de bala de cañón y por sus flores brillantes, que son rosadas, rojas y púrpura.

Según Ricardo, la ayahuma me ayudaría a abrir mi visión chamánica y a progresar en mis ícaros. Además, me brindaría protección, igual que la bobinsana. El espíritu de la ayahuma, sin embargo, se consideraba más poderoso. Un curandero de las plantas necesita protección para manejar las potentes energías que pueden aflorar entre los asistentes a sus ceremonias (pensemos, por ejemplo, en el trauma de guerra de Russ). En ocasiones, tiene que hacer frente a otras energías difíciles, que tienen su origen fuera de la ceremonia y pueden proceder de la naturaleza y del mundo exterior.

Los curanderos shipibos incluyen también la brujería entre las fuentes potenciales de estas energías oscuras. El ayahuasquero, según sus creencias, tiene que aprender a protegerse de los malos oficios de brujos y brujas. Aunque yo mismo nunca he tenido interés en la brujería, no cabe duda de que las prácticas chamánicas tienen su lado oscuro. De hecho, algunos individuos –los brujos– hacen dietas de plantas maestras con intenciones estrictamente malévolas. El poder, la manipulación y la destrucción les interesan más que la humildad, el aliento y la sanación.

A algunos pasajeros, y sobre todo a los que han tenido grandes experiencias curativas, les cuesta creer que la ayahuasca pueda emplearse con malas intenciones. En mi experiencia, tanto las plantas maestras como la propia naturaleza mantienen la neutralidad al respecto de los asuntos humanos. Recuerdo una experiencia que nos relató un pasajero en Nihue Rao. Según contaba, la víspera, en la ceremonia, la ayahuasca le había dicho que, en sus vidas, los seres humanos tenían plena libertad para tomar sus decisiones y aprender lo que tuvieran que aprender, incluso por las malas. La ayahuasca, en efecto, puede guiar a una persona hacia su propio corazón y mostrarle los efectos nocivos de sus decisiones. Pero ni ella ni las plantas maestras se interponen necesariamente en nuestro camino. En última instancia, somos nosotros mismos los que decidimos, para bien o para mal.

En Nihue Rao, la ayahuma está reservada a los practicantes más avanzados. Esto se debe a que, aparte de su potente medicina, tiene también una potente energía oscura. Como señalamos al hablar de la marihuana (*véase* el capítulo 16), estas energías oscuras se conocen en shipibo como *shitanas*. Se supone que, en lugar de enseñar a curar, enseñan a hacer brujería. Aunque un curandero puede emplearlas en defensa propia, tiene que hacerlo con gran cuidado, pues pueden contaminar su medicina. En la tradición de Ricardo, cuando un aprendiz hace una dieta de una planta fuerte como la ayahuma, su maestro tiene que acompañar el proceso para ir limpiando las shitanas y potenciar la formación del aprendiz. A los aprendices novatos se les recomiendan otras plantas maestras, como el piñón blanco o el ojé, que están llenas de luz y prácticamente no tienen lado oscuro.

Las shitanas de la ayahuma no me preocupaban demasiado. Yo sabía que tenía una intención clara y que Ricardo, en sus palabras, me ayudaría a «limpiar la shitana y centrar mi medicina». Mi plan era hacer una dieta de tres meses para completar mi aprendizaje. Para entonces, llevaba ya siete años en relación con la ayahuasca, y durante los últimos cuatro había estado profundamente involucrado en el trabajo de las ceremonias.

Durante la dieta con la ayahuma, tal como esperaba, empecé a tener cada vez más visiones en las ceremonias. Ya en la primera semana, hice un primer contacto con el espíritu de la planta. Durante la ceremonia, entré dentro de un árbol muy grande. En el interior del tronco, había un círculo de unos tres o cuatro metros de diámetro. Me senté y miré a mi alrededor. Por encima de mi cabeza se alzaban altos muros de madera oscura, cubiertos de diseños rojos que palpitaban como brasas. Era un lugar bastante tenebroso. ¿Encontraría allí la medicina de la ayahuma? ¿O su shitana?

Permanecí atento, en actitud respetuosa. Percibía la presencia de un espíritu a mi alrededor, pero no veía nada más allá de los muros. Aunque no había una comunicación clara, estábamos reconociéndonos el uno al otro. Los diseños incandescentes siguieron palpitando. Todo iba a estar bien. El árbol me protegía, aunque no dejaba de sentirme inquieto: no estaba acostumbrado a tanta oscuridad. Me quedé allí sentado, observando, tratando de absorber la energía que palpitaba en los diseños, hasta que la visión acabó por disolverse.

Transcurridos unos días, la ayahuma empezó a enseñarme cosas nuevas. Una noche, por ejemplo, me mostró cómo podía interactuar desde una perspectiva distinta con las visiones. La maloca estaba en calma, y Ricardo y los maestros habían empezado a cantar. De repente, alcé la vista y vi a tres monstruos que me miraban. Estaban a cierta distancia, de modo que no resultaban tan amenazantes, pero aun así, parecían interponerse en mi camino hacia algo más productivo. Eran una distracción. Yo quería que se marcharan. La ahuyama me proporcionó entonces una estrategia. Me indicó que aplanara esa visión de tres dimensiones en una pantalla de dos dimensiones. Ya con los monstruos metidos en la pantalla, podía rotarla, darle vueltas y, finalmente, descartarla. Nunca se me había ocurrido lidiar de ese modo con las visiones. La ayahuma estaba abriéndome nuevas posibilidades.

Otra noche me topé con una energía más agresiva. Vi un espíritu sombrío, ominoso. Se acercó con gestos amenazadores. Aunque me alegraba de estar teniendo una visión, yo no tenía ánimo para visiones negativas. ¿De dónde había salido esa cosa? La verdad, me daba igual. Esa noche estaba demasiado cansado. El espíritu, entre tanto, seguía acercándose. En un momento dado me puse de mal humor y empecé a buscar algún modo de expulsarlo de mi experiencia en las ceremonias. Pensaba en quemarlo, en destruirlo, cuando, de repente, tres grandes ramas llenas de nudos se alzaron a mi espalda y cayeron sobre él. Antes de que me diera cuenta, la ayahuma salió en mi defensa y aplastó el espíritu sombrío con un par de puñetazos brutales.

Fue una experiencia trepidante. Pero también me chocó. Tendría que haberme esforzado más para esclarecer de dónde venía ese espíritu y asegurarme de que no estuviera vinculado a nadie. Sin embargo, ya era tarde. Me sentía desbocado. Entendí que tenía que trabajar más para controlar mi ira, mi frustración y mi impaciencia. Durante el resto de la dieta, dediqué atención a estas áreas. Por el camino, poco a poco, Ricardo me ayudó a limpiar y a controlar también la shitana de la ayahuma.

Por otra parte, y esto era más importante, conseguí conectar con la medicina de la ayahuma. A lo largo de esta dieta, Ricardo me dio permiso para seguir practicando con los pasajeros. Gracias a la planta maestra, ahora tenía una visión al menos parcial cada vez que le cantaba algo. Pese a que ya había tenido estas visiones (con Lisa y con mi compatriota colombiana) habían sido más la excepción que la regla. Ahora, con cada pasajero, veía energías y veía historias. Recuerdo que le hablé a Ricardo de este cambio fascinante en mi trabajo como curandero. «Tú no me creías cuando te dije que este camino era lento», me dijo. Como él mismo afirma siempre: «Enfermar es fácil y es rápido, porque el lado oscuro es así, fácil y rápido. Pero curarse lleva tiempo. Y aprender a curar es un proceso muy lento».

Apenas a una semana de completar los tres meses de la dieta, tuve que abandonarla a raíz de un nuevo brote de malaria: eran gajes del oficio, por más que fueran desafortunados. Con la experiencia de la primera vez, sabía que en cuanto empezara a tomarme los remedios comenzaría a recuperarme y todo quedaría en unos días de fiebre, sudores y dolores de cuerpo. Poco después, ya comía con normalidad y empezaba a sentirme mejor. En todo caso, había valido la pena. Había concluido mi formación básica como aprendiz ayahuasquero y, a partir de esa dieta de ayahuma, las visiones acompañaban a mis ícaros. Fiel a la promesa, la dieta de ayahuma me había ayudado a avanzar en el camino y había fortalecido mi confianza.

Concluida la dieta no hubo una gran fiesta de graduación. Simplemente representaba una oportunidad de seguir practicando y trabajando. Ahora empezaba a plantearme la posibilidad de dirigir mis propias ceremonias. Hice unas cuantas con unos pocos amigos en las noches que estaba disponible la maloca. Sin embargo, la mayor parte de mi trabajo seguí haciéndolo en las ceremonias más grandes, bajo la supervisión de Ricardo y de los otros maestros shipibos.

A medida que se me abrían las visiones, empecé a ver cosas de las que no me habían hablado los pasajeros. Estas visiones podían ser relevantes para su sanación, pero tenía que tratarlas con cuidado. Si me parecía apropiado compartirlas con ellos, las mencionaba con escepticismo antes de confirmarlas. Como los sueños, la ayahuasca habla a menudo a través de metáforas. El ancho mundo del curanderismo da bastante margen para la proyección y es importante no apegarse demasiado a las propias interpretaciones. Los buenos médicos no sólo tienen en cuenta lo que saben (o lo que creen que saben), sino también lo que no saben. La utilidad de estas revelaciones sólo se encuentra con respeto y humildad.

Hace no mucho tiempo, visitó Nihue Rao un hombre de unos treinta años llamado Larry, que venía de la costa Este de Estados Unidos. Durante la consulta inicial, me indicó en qué temas quería trabajar durante su estancia. En particular, eran temas sexuales. Por un lado, se había dejado absorber por la pornografía en Internet, y, por otro, tenía dificultades en su desempeño sexual con la novia con la que vivía.

Larry es un hombre amable y considerado, y nos pareció a todos una buena persona. En general, sus experiencias durante las ceremonias fueron agradables. Sin embargo, no veía nada. En las conversaciones posteriores, decía que la ayahuasca hacía que se sintiera bien, tanto a nivel físico como mental. Noche tras noche, durante las ceremonias, se embarcaba en una extraña serie de movimientos involuntarios: según él, estaba «improvisando» al compás de los ícaros. Los efectos de estos últimos eran potentes, pero no le causaban ninguna inquietud o dificultad. Él mismo empezó a pensar que tal vez se encontraba mejor de lo que había creído.

En las conversaciones, Larry se mostraba abierto al proceso que estaba viviendo. Decía que se sentía muy agradecido por el bienestar que sentía en las ceremonias, y se lo atribuía al hecho de que, en general, había tenido una infancia feliz. Por indicación de Ricardo, emprendió una dieta de ajo sacha y se mostró respetuoso en todo momento. Sin embargo, seguía sin tener visiones. En ocasiones, este bloqueo puede deberse a que uno no quiere ver lo que la ayahuasca quiere mostrarle. En otras, a la falta de interés en un recuerdo o una experiencia pasada potencialmente relevantes.

Una noche, durante la ceremonia, me acerqué a la estera de Larry para ver cómo estaba. Era ya algo tarde y él ya estaba aterrizando, después de una nueva experiencia positiva. Una vez más, había pasado buena parte de la noche sintiéndose a gusto, revolviéndose y dando pataditas en el aire. Le pregunté si había visto algo o había recibido alguna información personal. Una vez más, no había visto nada.

Le pregunté entonces si podía cantarle y me dijo que sí. Empecé a entonar mi ícaro. Al comienzo, como de costumbre, yo mismo no veía nada. Tampoco tenía un plan de acción concreto. No era fácil saber por dónde empezar. Finalmente, decidí centrarme en sus problemas sexuales y en la posibilidad de abrir sus visiones, con la esperanza de que la ayahuasca revelara algo. Mientras cantaba, traté también de resonar con él a nivel límbico, de sintonizar con su mundo interno y con sus sentimientos. Podía percibir paralelismos entre nosotros dos: ambos éramos buenas personas, razonablemente abiertas, pero como casi todo el mundo, nos guardábamos ciertas cosas. A medida que sintonizaba con él, mi intuición fue abriéndose paso. Avancé con prudencia, porque Ricardo siempre nos advertía de que nos protegiéramos y tuviéramos cuidado a la hora de conectar con las energías de los pasajeros.

Al cabo de algunos minutos, observé algo. Al principio era apenas un borrón. Pero ahí estaba. En lo profundo del pecho de Larry, había una especie de fantasma. Lo observé con cuidado. Recordé un consejo que Rolando me había dado una vez, y no fui tras él. Seguí estudiándolo durante otro instante, tratando de entender de dónde venía. Había algo allí escondido, y aunque en apariencia todo parecía estar bien, aquel fantasma estaba ligado a algo incómodo. Me planteé dejarlo tranquilo, pues no acababa de saber cómo abordarlo.

Entre tanto, seguí cantando, con la intención puesta en limpiar la mente de Larry, su corazón y todo su cuerpo, y en abrir sus visiones. Pero el espectro seguía ahí. No tenía intención de marcharse. La ayahuasca me estaba diciendo: «Tienes que hacer algo con este fantasma». Entonces, decidí centrarme en él. Iba a tratar de sacarlo, de arrancarlo del cuerpo y del alma de Larry. Intenté desalojarlo con mi ícaro y vi algo con más claridad: era una calavera, que brillaba tenuemente.

Entre tanto, Larry había cambiado de postura. Cuando había empezado a cantarle estaba sentado casi en posición de loto, pero a medida que me concentraba en la calavera, iba levantando las rodillas y apoyando los pies en la estera. (Más tarde, le pregunté por qué había cambiado de postura: me dijo que, simplemente, se sentía incómodo). En cuanto adoptó esta posición, la espectral calavera se transformó en el esqueleto de un bebé. Estaba rodeado de un aura gris. Descendió hasta el vientre de Larry y se acomodó allí en posición fetal. Intuitivamente, tuve la impresión de que Larry había participado en un aborto. No estaba seguro de que fuera así, pero recibí el mensaje de que su pareja había abortado. Y que el espíritu del bebé muerto se había aferrado de algún modo a él.

El esqueleto siguió descendiendo. Larry tenía todavía las rodillas abiertas y las piernas levantadas. Finalmente, el bebe espectral salió de él y acabó encogido entre sus piernas delante de mí. En el ícaro, y en mi imaginación, lo levanté hacia la luz e elevé una oración por él para que trascendiera a otro plano. Seguí cantando para despejar cualquier otra sombra que hubiera podido quedar adherida. Cuando pareció que todo estaba claro, dejé de cantar.

Le pregunté a Larry cómo se encontraba. Dijo que algo había cambiado. Había tenido una visión, finalmente. Había visto una multitud de gente y, en la distancia, apenas visible, había reconocido a su padre. «Sentí que todos ellos eran parientes míos —me explicó—. Una familia universal, que había existido durante milenios. Sin decir una palabra, mi padre confirmaba que él era mi padre y mi familiar más cercano». Era una visión de la paternidad. Lo escuché y le dije que también yo había visto algo, pero que prefería contárselo en privado.

Más tarde, después de que Ricardo cerrara la ceremonia, me acerqué otra vez a Larry. Sus vecinos estaban charlando al otro lado de la maloca y él estaba solo, reposando. Le dije que quería contarle lo que había visto, pero que primero quería preguntarle algo. Quise saber si en algún momento había sido partícipe de un aborto. Me confirmó que, en la universidad, una novia que tenía había abortado un hijo suyo. Él nunca se lo había dicho a nadie.

Le hablé entonces del parto que había presenciado. Sin entrar en juicios de valor, le expliqué que, en nuestra experiencia, un aborto suponía un problema energético, una herida espiritual que tarde o temprano había que sanar. Se sorprendió, porque nunca se había detenido a pensar en aquel aborto. Tal vez, reflexionó, la ayahuasca estaba obligándolo a vivir lo que su novia había vivido entonces.

Durante la curación ceremonial, y sobre todo entre las mujeres, emergen a menudo energías relacionadas con abortos. En el caso de Larry, su novia se había quedado embarazada por accidente, pero él mismo reconocía que tendría que haber sido más cuidadoso. La conversación hizo que pensara en una época en la que había sido promiscuo e irresponsable, y también en la vergüenza que él mismo asociaba con la sexualidad. Esto representó para él un auténtico avance y lo instó a trabajar para reconciliarse con esa época y limpiar la vergüenza con la que estaba asociada.

En la tradición del curanderismo, incluso los abortos espontáneos requieren atención. Aunque no generan los mismos sentimientos de culpa y de vergüenza, dejan también una herida espiritual, una huella energética conectada con el trauma y con la muerte. Si esta energía no se despeja, puede manifestarse más tarde como una enfermedad física.

A menudo no sabemos qué energías pueden impedirnos desarrollarnos y estar sanos. La ayahuasca y las plantas maestras pueden guiar nuestra intuición para ayudarnos a ver esto que no vemos. Como reza el epígrafe al comienzo del capítulo, la intuición le indica el camino a la mente. Este tipo de orientación fue crucial en el caso de Nathan, un pasajero que llegó a Nihue Rao al cabo de años de depresión. Llevaba también años luchando con la enfermedad de Crohn.

Capítulo 22

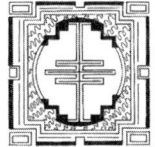

La enfermedad de Crohn de Nathan: reprogramación mística y la curación del corazón roto

si anhelas curarte,
enferma
enferma.

RUMI

En enero de 2015, llegó a Nihue Rao un maquinista de tren canadiense llamado Nathan. Yo estaba de vacaciones en Estados Unidos y apenas lo conocí brevemente antes de que se marchara. Sin embargo, las personas que lo habían acompañado durante su estancia –Martina, Cvita y Markus, marido de Cvita y hermano de Martina– me sugirieron que le hiciera un seguimiento. Concluida mi formación básica como curandero, yo había emprendido ya mi siguiente misión: quería tender puentes entre la medicina alopática y la práctica del curanderismo. Había ido recopilando ya algunas historias para este libro, y el caso de Nathan, que padecía la enfermedad de Crohn, parecía interesante. Como otros pasajeros con estas dolencias, el tratamiento en el centro había dado paso a una notable mejoría.

Entrevisté a Nathan en la primavera de 2016, más de un año después de su tratamiento de tres semanas en Nihue Rao. Por entonces, llevaba casi toda una vida batallando con la enfermedad de Crohn, una enfermedad intestinal inflamatoria (EII) que genera inflamación en las paredes del tracto gastrointestinal y afecta generalmente al intestino grueso, o colon. La inflamación puede causar dolores abdominales, diarreas severas, fatiga, pérdida de peso y desnutrición. La enfermedad de Crohn, en la que esta inflamación se torna crónica, suele atribuirse a una combinación de factores ambientales, inmunes y bacterianos (relacionados con la flora intestinal), que tiene lugar en individuos genéticamente susceptibles de desarrollarla.[1] Aunque en principio no tiene cura, algunas terapias pueden mitigar los síntomas y, a largo plazo, producir una mejoría definitiva.

Nathan había empezado a tener síntomas de la enfermedad en la adolescencia: dolores abdominales intensos y recurrentes y ataques frecuentes de diarrea. En un comienzo, lo trataron con esteroides inmunosupresores, como la prednisona, para mitigar la inflamación en su intestino. También le recetaron opiáceos para el dolor, como Tylenol #3 y Percocet. A los veintitrés años, ya tenía lesiones intestinales, e incluso desarrolló una perforación que evolucionó en una fístula o conexión anormal entre el intestino y la vejiga. La orina y las heces circulaban de ida y vuelta a través de esta fístula y le causaron varias infecciones.

Nathan se puso muy enfermo y tuvieron que hospitalizarlo. Lo operaron de emergencia para repararle la vejiga y los intestinos. Durante la cirugía, le hicieron una biopsia que confirmó que padecía la enfermedad de Crohn. Aunque se recuperó después de la cirugía, y a pesar de que la dolencia que tenía era grave, no siguió el tratamiento posterior que le prescribieron los médicos. Estaba lidiando con problemas emocionales y no le gustaba cómo se sentía cuando tomaba los esteroides.

Con los años, sus problemas intestinales siguieron agravándose. Lo operaron dos veces más, y las dos operaciones incluyeron una resección del intestino; en otras palabras, le quitaron un segmento. Idealmente, después de retirar este segmento, los dos «cabos» sanos se reconectan lo más pronto posible para normalizar el funcionamiento intestinal (es decir, para que uno pueda ir al baño con normalidad). Sin embargo, después de una de las cirugías, Nathan contrajo una infección y no pudieron conectárselo. En consecuencia, tuvo que usar una bolsa de ileostomía durante tres meses, hasta que pudieron conectarle el intestino. Entre una operación y otras, lo trataron principalmente con medicamentos para el dolor.

La última resección de Nathan tuvo lugar en 2010. En los dos años posteriores, experimentó una mejoría, pero luego los síntomas retornaron: tenía otra vez dolores abdominales y llegó a ir al baño hasta quince veces en un día, en ocasiones con sangre en las heces. Él mismo no se cuidó demasiado durante esos años. Hasta que llegó a Nihue Rao, y a pesar de los síntomas que tenía, nunca había contemplado la posibilidad de comer de otro modo: ingería cada día muchísimos alimentos procesados y desayunaba un sándwich de beicon. Tenía otras preocupaciones, según me contó. Durante casi toda su vida había estado deprimido.

La depresión y la ansiedad son frecuentes entre los enfermos que sufren de EII (enfermedad intestinal inflamatoria).[2,3] En teoría, esto se debe a que su psique, que está estresada, afecta al eje que conecta el vientre y el cerebro, así como al eje hipotalámico-pituitario-adrenal (es decir, al sistema de respuesta al estrés) y el sistema nervioso periférico o sistema nervioso autónomo.[4] La enfermedad de Crohn, en otras palabras, entraña alteraciones en diversas áreas del cuerpo emocional (la red PNEI). Como la psoriasis y las migrañas, es una dolencia que ha sido asociada a las disfunciones en el cuerpo emocional y las inflamaciones neurogénicas relacionadas con ellas.[5,6] Como tal vez habrán adivinado, también existe abundante evidencia de que las alteraciones epigenéticas (esos programas maladaptativos del capítulo anterior) desempeñan un papel significativo en el desarrollo de la enfermedad de Crohn.[7,8]

Pese a que sufría una depresión crónica, Nathan apenas tuvo contacto con terapeutas o tratamientos psiquiátricos. Había tenido una infancia bastante traumática. No conocía a su padre biológico, y el hombre que le habían hecho creer que era su padre murió cuando él tenía cinco años. Su madre tuvo relaciones con varios hombres que le infligían abusos físicos y se había casado con uno de ellos, con el que Nathan había convivido entre los seis y los trece años. Nathan huyó de casa a esta edad, tras varios años de graves abusos físicos. Estuvo unos días en un refugio y luego empezó a vivir solo. Consiguió un trabajo fingiendo que era mayor y buscó un lugar donde vivir. Sólo un tío le había ayudado un poco.

Nathan desarrolló sus problemas digestivos durante la adolescencia y se convirtió luego en un adulto deprimido e iracundo. Según me explicó, solía meterse en problemas con cualquiera «que me desafiara en la calle, o en un bar, con gente mala». En 2001, una ex novia le pidió que fuera a terapia y él acudió durante un tiempo. Eso lo ayudó a controlar un poco más sus accesos de rabia.

A pesar de estas rabietas, Nathan nunca abusó físicamente de nadie en sus relaciones de pareja. Las relaciones mismas, sin embargo, le costaban, y su depresión a menudo empeoraba las cosas. Después de su operación de 2010, se deprimió todavía más. Su esposa de entonces lo animó a que buscara ayuda y a que tomara antidepresivos. Estuvo tomándolos durante tres meses, pero no sentía que le ayudaran. En sus palabras: «No me gustan las pastillas y, de todos modos, no me servían de nada. Creo que incluso hacñian que empeorara».

Nathan no volvió nunca a terapia y tampoco consultó a otro psiquiatra. Siguió tomando analgésicos por temporadas y, en ocasiones, recurrió a marihuana comestible de uso médico para calmar sus dolores de estómago. Nunca desarrolló problemas serios con las drogas ni con el alcohol. Durante nuestra conversación, por otra parte, me reveló que había tenido pensamientos suicidas durante casi toda su vida. En 2013, estos pensamientos se hicieron más serios. Empezó a ponerse fechas para suicidarse.

En 2014, sin embargo, llegó a sus manos un *podcast* de Joe Rogan, en el que el actor y ex deportista hablaba de la ayahuasca. El propio Nathan había oído hablar de otras personas que habían viajado al Amazonas para curarse de depresión. Se enteró entonces de la existencia de Nihue Rao a través de la página web reset.me, de la periodista Amber Lyon. Fue así como contactó conmigo y programamos su visita para enero de 2015.

Como comenté antes, yo mismo no estaba cuando llegó. Ricardo se había hecho cargo del centro, junto con Cvita y Markus. Markus, que es artista visual, había estado formándose y trabajando con nosotros durante varios años. Es un individuo talentoso, y su alegría y su claridad mental se reflejan en su trabajo. Mientras escribía este capítulo, le pedí que me hiciera una descripción de Nathan en el momento de su llegada. Me respondió que había visto a una persona amable y delicada, pero también muy desesperada. Durante sus primeros días en el centro, Nathan hablaba todo el tiempo del suicidio. Llegó a decirle a Markus que Nihue Rao era su última carta: si las plantas no podían ayudarlo, no quería seguir viviendo.

Nathan comenzó su dieta *vegetalista* con un vomitivo. Después de repasar su situación y sus intenciones con Ricardo, éste le recetó la planta maestra ojé. Como ya hemos señalado, la savia del árbol de ojé se emplea tradicionalmente para tratar parásitos intestinales y se la conoce por sus propiedades purgativas y desintoxicantes. Ricardo confiaba en que le ayudara a Nathan con la digestión y también en que, espiritualmente, le permitiera remontar la depresión. Al cabo de unos días de este régimen, Nathan empezó a participar en las ceremonias de ayahuasca.

«Cuando llegué al centro —me contó Nathan en nuestra entrevista—, en realidad me preocupaba el tema del baño, porque hasta el día anterior había estado yendo quince veces al día. Ya el primer día de la dieta, empecé a ir solamente tres veces. Después de las dos primeras ceremonias, que fueron brutales [tuvo vómitos y diarrea], y aparte de las idas al baño en las ceremonias mismas, ya solamente iba a orinar. Tampoco recuerdo que [mientras estuve en el centro] tuviera dolores abdominales. El estómago me dolía al vomitar, pero no recuerdo haber sentido el dolor del Crohn… De hecho, no recuerdo haberlo sentido en absoluto».

La digestión de Nathan probablemente agradeció el cambio a una dieta sana de pescado y verduras, al igual que las bacterias amazónicas que se incorporaron a su flora bacteriana. Para el propio Nathan, tanto el ojé como la ayahuasca desempeñaron un papel crucial en su mejoría, y no sólo por sus efectos purgativos.

En las ceremonias, por otra parte, tuvo más visiones que la mayoría de los pasajeros. Experimentó varias veces que estaba «fuera de este mundo». En una de sus primeras ceremonias, vio «unas serpientes que lo acosaban en el baño, mientras estaba vomitando […] las serpientes estaban dentro del cubo y cuando yo vomitaba en el cubo ellas lamían el vómito y se morían».

En otra ceremonia, vio a «un hombre calvo en una carroza de oro; [al principio era] Jean-Luc Picard, el de *Star Trek*, pero luego su cara se transformó en la de Gandhi, y luego Gandhi se convirtió en mi médico, que es también calvo. Cuando mi médico se acercó, yo bostecé y él trató de ponerme una pastilla en la boca pero me negué; entonces se convirtió en una víbora enorme y se marchó».

A Nathan lo impactaron especialmente sus experiencias con extraterrestres. Según decía, estas extrañas entidades, que es posible que vinieran de otras dimensiones, habían sido cruciales para que empezara a sanar. En una de sus visiones, mientras estaba en el baño en Nihue Rao, lo habían llevado a bordo de su nave:

«Trabajaban conmigo con un computador, arreglándome, como reconectando mi cerebro. Entonces oí un zumbido muy fuerte. Casi avasallador. Luego uno de ellos [los extraterrestres] me miró. Yo estaba en una especie de caja de cristal que los protegía a ellos de mí, pero a la vez estaba en el baño. Él simplemente me reprogramaba y me miraba para ver por dónde íbamos. De pronto me dio la espalda y empecé a vomitar como un loco. Salí de mi cuerpo y me vi a mí mismo agachado encima del balde de vómito. Él se asustó y tocó un botón, y entonces volví al inodoro y sentí una corriente eléctrica que me subía por el muslo. Vi algo que ascendía detrás de mí, como una energía azulada…». Luego, la visión se había disipado.

En las ceremonias, Nathan tuvo también experiencias más personales. Una noche, le pidió a la ayahuasca que le mostrara quién era su padre biológico. Como ya he contado, había tenido una infancia difícil y, por lo menos en principio, había perdido a su padre con cinco años. Luego había venido una serie de «malos padrastros», y el último, con el que vive todavía su madre, los maltrataba y abusaba de ellos físicamente. La ayahuasca le había mostrado a este último individuo. Y le había dicho: «Olvida a tu padre, éste es tu padre». Nathan había vivido con él entre los seis y los trece años, antes de huir de casa. Ése era el hombre que lo había criado. Y la ayahuasca le dijo: «Solamente perdónalo, entonces podrá ser tu padre».

En otra ceremonia, Nathan vio a una tía suya tocándolo y tocando también a algunos de sus primos. No tenía ningún recuerdo de estos abusos sexuales. Sin embargo, esta información le resonó por dentro. Comprendió que tenía que indagar más en el tema cuando volviera a casa.

También tuvo una ceremonia «muy loca» con Cvita. Según me contó, ella se acercó a su estera y le preguntó si podía cantarle. Él estaba en medio de una experiencia muy oscura y muy intensa. Dijo que sí, y ella empezó a cantar su ícaro. A lo largo de la canción, la ayahuasca le dio a Nathan una serie de instrucciones muy claras. La primera fue que cerrara los ojos.

«Yo estaba ahí sentado, con las piernas cruzadas y las manos en el regazo, y había un montón de serpientes y pirañas mordiéndome. Era un momento muy oscuro. Entonces, Cvita empezó a cantar y a medida que cantaba había cada vez más luz. Había mariposas y libélulas, estaba en un lugar muy terrenal, como en un jardín. De pronto tuve la sensación abrumadora de que la canción estaba a punto de acabar. Justo en ese instante, una piraña enorme se alzó por encima de ella para lanzarse sobre mí. Yo no dije nada –prosiguió Nathan–. Ni me moví. Cvita se sentó entonces en las rodillas y me empujó la cabeza hacia abajo. Cantó y cantó y cantó, haciendo lo que sabe hacer. Y mientras yo tenía así la cabeza, vi en mis manos un corazón como pintado por un niño, que estaba roto. Entonces Cvita me cogió las manos y las apretó una contra otra para pegar el corazón. Cuando yo las abría, veía el corazón otra vez arreglado, pero enseguida volvía a romperse. Ella me las juntaba otra vez, y las apretaba, las abría y volvía a mirar: estaba ya unido pero se volvía a romper. Cvita se dirigió entonces a mi pecho y luego a mi espalda, siempre cantando. Y cuando volví a mirarme las manos, el corazón ya estaba bien».

Nathan no se comunicó verbalmente con Cvita en ningún momento de la canción. Fue eso lo que le pareció «lo más loco», porque ella estaba manipulándole las manos. «Fue una experiencia muy fuerte».

Al cabo de tres semanas, Nathan completó su dieta de ojé y sus ceremonias curativas. Se marchó y regresó a Canadá, sintiéndose mucho mejor que cuando había venido. Poco después, enfermó y le diagnosticaron malaria y dos parásitos intestinales. Un médico alópata lo trató con fármacos y empezó a mejorar. Cuando estuvo recuperado, se percató de que ya no necesitaba ir al baño con tanta frecuencia.

Poco después, fue a visitar a su madre y a su padrastro. Y les habló de sus experiencias en las ceremonias. Ambos sabían por qué había ido a Perú; Nathan le había contado a su madre que estaba deprimido y tenía pensamientos suicidas. Aunque su madre aún no le había revelado la identidad de su padre biológico, Nathan decidió contarle a su padrastro lo que le había dicho la ayahuasca: su padrastro no era su padre verdadero. El padrastro aceptó su papel y le pidió disculpas por haberlo maltratado tanto. «Dijo que simplemente él no era un buen padre –recordaba Nathan–. Que no sabía cómo ser padre, que sólo era un chófer de camión. Ahora estamos bien. Todo está bien».

Nathan indagó luego acerca de los abusos sexuales de su tía. Sus primos le confirmaron que habían tenido lugar. Entre los cinco y los doce años, él había sido víctima de su tía, que había abusado también de los primos.

Nathan se lo contó a su madre y ella se echó a llorar. Nunca se había enterado. En la actualidad, él sigue trabajando en esta experiencia de abuso, siempre desde el perdón.

Desde su regreso de Perú, y después de hacer estos «deberes» que le puso la ayahuasca, su estado de ánimo ha mejorado. Aunque cuando hablamos estaba divorciándose, ya no se sentía deprimido. Hasta la primavera de 2016, sólo un día se había sentido abrumado e impotente: el día de la audiencia de divorcio en el juzgado. (Él y su ex mujer estaban batallando por la custodia de sus hijos). Sin embargo, se había recuperado muy pronto. Se sentía a gusto con su vida y ya no pensaba en suicidarse. Evitaba los factores de estrés que en otra época agravaban su enfermedad de Crohn y se había puesto una nueva meta: tener una relación de pareja exitosa.

Después de la dieta *vegetalista*, Nathan empezó también a cuidarse «un poco» con la comida. Su estadía en Nihue Rao le permitió experimentar los efectos de una alimentación más sencilla, y ahora come más verduras frescas, toma *kombucha* y también probióticos. Hasta el momento, no ha vuelto a tener dolores abdominales. Tampoco tiene que ir al baño más que tres o cuatro veces, y eso en un mal día. De cuando en cuando, siente los espasmos abdominales que antes precedían las diarreas. En esos casos toma marihuana comestible de uso médico, que le ralentiza los movimientos intestinales y elimina los síntomas. La inflamación intestinal de Nathan ha disminuido de manera dramática y sostenida. En su experiencia, esta mejoría ha avanzado en paralelo con su estado de salud mental. El poder curativo de las plantas y las técnicas espirituales relacionadas con ellas modificaron algo en su cuerpo. Este cambio tuvo lugar gracias a una purga energética de sus emociones, una reprogramación de su «cerebro» y el restablecimiento de su corazón roto. La curación espiritual profunda, en pocas palabras, le ayudó a restablecer su cuerpo emocional. Dada la naturaleza de la depresión y de la enfermedad de Crohn, parece razonable asumir que este proceso implicó una limpieza de programas epigenéticos maladaptativos.

El susto de Nathan

Cuando Nathan ya estaba haciendo las maletas para irse de Nihue Rao, nuestro equipo le sugirió que se quedará más. Todavía faltaba mucho por limpiar. Además, Ricardo le había diagnosticado *susto*. Como se explica en el capítulo 11, el susto es una condición que afecta a las personas cuyas almas han salido de su cuerpo a raíz de un shock o un trauma.

Es equivalente a la «pérdida del alma», que se trata mediante la recuperación del alma. En su infancia, en efecto, Nathan padeció malos tratos físicos y abusos sexuales, y esas experiencias provocaron un estado de disociación, en el que perdió el acceso a sus propios recuerdos reprimidos. Como también se ha señalado, estos estados afectan al desarrollo límbico/emocional. La psicóloga intercultural Mónica Williams ha sugerido que, de hecho, los síntomas del *susto* son muy similares a los del TEPT: ansiedad, evasión, inquietud, problemas de sueño y depresión.[9]

En nuestra última conversación, Nathan seguía sintiéndose mejor. Sin embargo, también seguía algo inquieto por este diagnóstico. Ricardo le había dejado claro que aún había trabajo por hacer. Yo lo animé a que no se preocupara demasiado por su *susto*: simplemente, tenía que seguir curándose e integrando sus experiencias de sanación. Sé que, cuando llegue el momento correcto, podrá recurrir de nuevo a la medicina de los onanyabo.

El caso de Nathan ejemplifica el potencial de las técnicas curativas espirituales a la hora de tratar enfermedades intestinales inflamatorias.

En el origen de sus dolencias, tanto físicas como mentales, se hallaban sus malas experiencias infantiles de maltrato y abuso sexual. No sólo era indispensable que cambiara de dieta: necesitaba una profunda sanación emocional. La apertura a la dimensión mística desbrozó el camino que lo llevó a recuperarse.

Capítulo 23

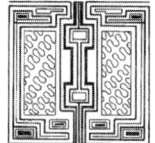

La ansiedad de Adam y el sereno poder de la compasión

La compasión se convierte en un puente con el mundo exterior. Confiar en nosotros mismos y tenernos compasión nos inspira a danzar con la vida, a comunicarnos con las energías del mundo.

CHOGYAM TRONGPA, *Cutting through Spiritual Materialism*

No te rindas ante tus miedos. Si lo haces, ya no podrás hablar con tu corazón.

PAULO COELHO, *El alquimista*

Para finales de 2015, yo llevaba cinco años pasando más de medio año en Nihue Rao. La vida en el centro seguía siendo hermosa. Por un lado, estaba la selva con sus mil matices de verde, las lluvias torrenciales, la gente maravillosa, las noches estrelladas. También había momentos difíciles, ceremonias arduas, noches aterradoras, discusiones administrativas, dramas personales. Sin embargo, y aun con todos estos altibajos, nuestro trabajo seguía siendo una fuente de inspiración para mí. Además de los casos recopilados en este libro, fui testigo de cómo cientos de personas vivían profundas experiencias curativas en Nihue Rao. No siempre era fácil mantener el contacto con ellas desde lo profundo de la selva. Ya teníamos bastante con ocuparnos de los pasajeros que teníamos allí.

Llegado 2016, decidí pasar más tiempo fuera para hacer seguimiento a nuestros pasajeros, escribir este libro y empezar a trabajar en otros proyectos. Nihue Rao era ya un centro establecido y yo tenía más tiempo para desarrollar mis ideas e integrar mis experiencias como médico y como curandero. Además, el centro había nacido de una visión de Ricardo, y aunque se había convertido en un hogar lejos de casa, yo mismo había empezado a pensar en seguir mi camino por mi cuenta. La llamada del Amazonas estaba cambiando. Tal vez ahora era el océano el que me llamaba. Resolví reducir mis estancias en el centro a cuatro meses al año.

Cuando estaba fuera de Perú, seguía en contacto con el centro y ayudaba a administrarlo a distancia. También colaboraba filtrando a los futuros pasajeros y en algunas ocasiones respondía preguntas por Internet. A comienzos de 2016, Martina me pidió que le contestara algunas a Adam, un hombre de cincuenta y cinco años que sufría ansiedad.

Los trastornos relacionados con la ansiedad se caracterizan porque las personas que los sufren están asustadas, estresadas o inquietas sin motivo aparente.[1] Por supuesto, todos experimentamos ansiedad de cuando en cuando –de hecho, según las estadísticas del Instituto Nacional para la Salud Mental, un 18 % de los estadounidenses adultos sufren cada año ansiedad, y un 22 % de ellos ansiedad severa–. Pero eso no quiere decir que todos padezcamos trastornos de ansiedad. Estos últimos incluyen, entre otros, el trastorno de ansiedad generalizada, el trastorno de ansiedad social, algunas fobias específicas y el TEPT.

Como la depresión y la adicción, estos trastornos han sido vinculados a los esquemas de pensamiento cerrado que examinamos en el capítulo 5. Este modo de pensamiento, que involucra hiperactividad en ciertas áreas del cerebro (la RND), restringe nuestro contacto con el mundo y con nuestros propios sentimientos. En pocas palabras, nos desconecta del corazón. En el caso de la ansiedad, un temor inadecuado alimenta la desconexión y puede ocasionar otros problemas en el cuerpo emocional. Los trastornos de ansiedad afectan al cerebro límbico (la amígdala), al sistema de respuesta al estrés (eje HPA) y al sistema nervioso autónomo. Por ejemplo, pueden generar taquicardia e hipertensión.[2]

Entre las causas de la ansiedad figuran ciertas drogas, la abstinencia de la cafeína, el alcohol o las benzodiacepinas, los desórdenes endocrinos (por ejemplo, el hipertiroidismo), el estrés y, una vez más, ciertas interacciones genéticas/epigenéticas. Estas últimas, que son comunes a la depresión, están vinculadas en muchos casos al trauma emocional.[3-5] Pueden ser el fruto de traumas experimentados en la edad adulta, en la infancia, en el útero, o incluso de traumas ancestrales, como vimos en el capítulo 20.[6]

Los medicamentos psicodélicos, como la MDMA y la psilocibina, han obtenido resultados prometedores a la hora de tratar trastornos de estrés postraumático resistentes o la ansiedad de morir que padecen algunos pacientes terminales de cáncer.[7-11] Algunos estudios actuales llevados a cabo en seres humanos y animales indican que la ayahuasca y los alcaloides que la componen pueden ser también de utilidad para tratar los trastornos de ansiedad. Ciertamente, ésta ha sido nuestra experiencia en Nihue Rao.

Durante cerca de treinta años, Adam había probado un tratamiento tras otro con la esperanza de curarse de su trastorno de ansiedad. Por correo electrónico, me contó que en ese momento estaba tomando Xanax, o alprazolam, una benzodiacepina de la familia del Valium. Su plan era ir dejándolo gradualmente hasta tres semanas antes de viajar a Perú. Con las benzodiacepinas, hay que proceder con cuidado. Dejar de tomarlas demasiado rápido puede generar peligrosos síntomas de abstinencia, incluidas convulsiones.

Le aconsejé a Adam que consultara el plan con su médico. Pese a que el Xanax no estaba necesariamente contraindicado a la hora de tomar ayahuasca, queríamos que Adam estuviera estable y limpio de medicación al empezar su dieta con plantas, evitando así cualquier posible interacción con estas últimas. Al cabo de algunos correos, Adam programó su viaje y empezó a prepararse. Llevaría consigo el medicamento por si surgía una emergencia, pero en principio, se había comprometido a gestionar sin él sus síntomas.

«He tenido ansiedad desde los 26 años», me dijo Adam cuando hablamos sobre su historia psiquiátrica. Desde entonces, habían pasado casi treinta años. Durante ese período, probó todo tipo de terapias y también toda clase de antidepresivos, pues tenía también depresión relacionada con la ansiedad. No se consideraba muy partidario de los fármacos. Pero los había probado todos. Y sólo el Xanax le había funcionado.

«Tomaba una dosis bastante baja. Y no todos los días. Era como una muleta. Lo llevaba conmigo en el coche o en el bolsillo, por si las moscas. Nunca me pregunté si estaba enganchado [se sabe que el Xanax es adictivo], pero claramente tuve síndrome de abstinencia cuando estuve en Perú. No es fácil quitarse eso de encima. Estuve tomándomelo más de veinte años».

Además de las terapias y los fármacos, Adam había probado con la acupuntura.

En su juventud había hecho también yoga y meditación, pero ya no se sentía motivado para retomarlas. «Estaba en un punto de mi vida en el que me sentía enfermo. No hacía nada, vivía como frenado, lleno de miedo». Sentía que su viaje a Perú era su última oportunidad. Y también que necesitaba algo drástico. «Por eso escogí la ayahuasca. Quería ir a Perú y darle una vuelta a las cosas».

Por entonces Adam vivía solo con su perro en el suroeste de Estados Unidos. Se había divorciado hacía varios años, y su ex mujer vivía en Alemania, de donde era oriunda, junto con su hijo. A nivel profesional, estaba en un momento de tránsito. Había trabajado previamente como realizador de cine y como productor. «En principio —me explicó—, quería quitarme de encima la ansiedad, el miedo y la depresión, y, en segundo lugar, quería encontrarle un nuevo rumbo a mi vida. Básicamente, quería volver a empezar. Fue así como abordé [el viaje] y como lo emprendí».

Adam estuvo en el centro mientras yo estaba en Estados Unidos. Sin embargo, seguimos en contacto y lo entrevisté cuando regresó, unas tres semanas después de su visita. Según me contó, la llegada fue agradable. Se alegró al ver que en el centro había gente interesante y amigable, tanto entre el personal como entre los pasajeros. Luego repasó la intención de su visita con el equipo y Ricardo le recetó una dieta *vegetalista* con piñón blanco, la planta que sana y trae luz a la mente y al corazón. Poco después, empezó a participar en las ceremonias.

«Yo había leído algunos libros sobre el tema —me explicó cuando hablamos por teléfono—. Pero nadie puede prepararte [para las ceremonias]. Salvo la última, todas fueron una auténtica paliza. Fueron brutales. Las primeras dos, sobre todo, fueron completamente catárticas».

Me leyó entonces las notas que había tomado mientras estaba en el centro: «Primera ceremonia: vómitos, diarreas, muchas visiones, vi algunos personajes de dibujos animados cobrando vida en la luz. Mi boca se convirtió en la boca de una anaconda y exhalé mis miedos y mi dolor. Se me metieron unas serpientes por la nariz, bajaron por mi garganta y me limpiaron todo el cuerpo. Vi también mis miedos y traté de sanar mis relaciones con mi ex esposa y con mis ex novias. De repente, entendí muchas cosas. Con mi ex esposa había tenido una mala relación, y la medicina [la ayahuasca] me hizo saber que ella había tenido un aborto natural que la había dejado rota: por eso me tenía tanto rencor. [Entonces pude sentir] amor y compasión por ella».

Adam había bloqueado el episodio del aborto. Lo había borrado de su memoria. Durante la ceremonia, revivió muchas otras cosas que había bloqueado también. «En realidad fue una experiencia autobiográfica. Recorrí todos los episodios de mi vida. Después de cada uno quedaba agotado, meciéndome en la estera. Luego me tumbaba y la madre [ayahuasca] me decía: "Tienes que levantarte, tenemos que seguir trabajando". Y yo pensaba: "¡No, yo sólo quiero descansar!"». Habían seguido trabajando y trabajando. Al final de la primera ceremonia, Adam se sentía «fracturado»: «En parte seguía siendo el antiguo yo enfermo, y en parte mi nuevo yo curado. El efecto era muy profundo, incluso me asustó un poco».

La segunda ceremonia había sido similar: «Seguí limpiándome y adentrándome más y más hondo, tuve también visiones y trabajamos con mis miedos. Rolando [que había venido a Nihue Rao a trabajar] estuvo cantándome, junto con otro maestro que había a su izquierda». En un momento, un ayudante llevó a Adam con Rolando para que le cantara su ícaro personal.

«Fue una experiencia muy poderosa –recordaba luego Adam–, como un exorcismo. Vi una especie de guerrero antiguo que estaba exorcizando mis miedos. Su voz era cada vez más intensa. Era como el rugir de una caldera y yo veía llamas rojas. Con cada verso del ícaro, el fuego fue haciéndose más brillante, y cambió de color, primero de rojo a naranja, luego a dorado. Yo mismo era cada vez más grande. El ícaro estaba transformándome, ya no era un hombrecito con miedo, sino un jefe guerrero valiente. Todo el cuerpo me temblaba. [Después de la canción,] Rolando estiró la mano, me puso los dedos en la frente y me sopló el humo del mapacho. Pasé del temor a la temeridad. Me vi a mi mismo joven, en forma, convertido en un guerrero. Estaba sentado en lo alto de mi caballo y me convertía en el líder de mi pueblo en una ceremonia. Sentía que lo correcto era entregarme a la medicina. Fue una experiencia súper, súper intensa».

Concluida la ceremonia, Adam le preguntó al pasajero de la estera vecina: «¿Quién era ese anciano que estaba cantando junto a Rolando, el de la izquierda?». Su vecino le contestó: «No había nadie a su izquierda». Había sido una visión. Y ésa fue la segunda ceremonia.

Entre la segunda y la tercera, a Adam le entraron temblores. De cuando en cuando, sacudía la cabeza involuntariamente. Llegó a pensar que la ayahuasca le había desencadenado la enfermedad de Parkinson. Su abuela había tenido la enfermedad. «Sacudía la cabeza y no podía controlarme. Estaba aterrorizado y arrepentido de haber ido a Perú. El maestro me dijo que era normal, que no me preocupara».

Adam llevaba suficiente tiempo sin tomar Xanax como para tener síndrome de abstinencia. Lo que experimentaba era una descarga de energía mística. En la tradición shipiba, estas descargas se consideran normales cuando se sigue una dieta con plantas maestras. La ayahuasca y el piñón blanco, por así decirlo, seguían trabajando con Adam. Su cuerpo emocional descargaba energía a través de los temblores. Durante el día, y en las noches que no había ceremonia, las plantas maestras seguían retirando una capa tras otra y avanzando en su sanación.

La tercera ceremonia, según sus notas, fue abrumadora. «Estaba todo oscuro, sentía terror, una carga enorme, el cuerpo me temblaba sin control con los ícaros. Primero sudaba a chorros y luego me sentía helado. Me encogí en posición fetal y recé para que se fueran los temblores y el terror. No llegaba a ver la luz en las visiones. Todo era pesadumbre y oscuridad. [...] Cuando terminó la ceremonia, me costaba tenerme en pie y tuvieron que ayudarme a ir hasta el tambo. Tenía los sentidos exacerbados. Habría podido oír la caída de un alfiler. Si alguien hablaba, yo oía su voz como si fuera un clavo rayando un tablero. Eso duró hasta el día siguiente».

Adam estaba tan asustado que, al otro día, cuando habló con Emilie, una de las personas del equipo, le dijo que no quería seguir tomando ayahuasca. Ella lo tranquilizó y le recordó que no estaba obligado a hacerlo. El equipo sólo le pedía que acudiera a la ceremonia a recibir sus ícaros.

Adam siguió adelante con la dieta y acudió a la cuarta ceremonia pero no tomó ayahuasca. En la tradición shipiba, esto ocurre con cierta frecuencia. Una vez que la persona entra en el proceso, la ceremonia puede seguir deparándole experiencias valiosas aunque no tome ayahuasca. Adam estuvo otra vez con temblores toda la noche. Cuando lo llamaron para que le cantara Pedro, otro maestro que estaba de visita, apenas podía tenerse en pie y tuvieron que llevarlo del brazo.

«No había tomado nada, pero seguía teniendo visiones y sintiendo los efectos. Me movía al compás de la música: era como si fuera una marioneta, oscilaba de un lado para otro. El ícaro de Pedro era muy potente». Aunque Pedro le cantaba en shipibo, a Adam le parecía entender las palabras y el mensaje lo traspasaba en cuerpo y alma. A través del ícaro, comprendió que, aunque había hecho algunos progresos, todavía quedaba mucho miedo por limpiar.

«En medio de la canción, me enderecé y me arranqué mi falso yo: [emergió] un ser de luz, que irradiaba amor y vida. Una sonrisa de oreja a oreja se me dibujó en la cara. Me sentí completamente relajado, ligero como una pluma. Y también muy cansado. Después del ícaro, regresé a mi estera y caí en un sueño muy profundo. Cuando la ceremonia terminó, regresé a mi tambo y volví a dormir profundamente. No había dormido así en años. Fue increíble, y eso sin tomar [ayahuasca]».

Adam descansó durante el fin de semana y siguió con su dieta de piñón blanco y su proceso curativo. El lunes, entró en su quinta ceremonia. Decidió volver a tomar ayahuasca, aunque en una dosis reducida. La noche le deparó otra vez una limpieza profunda, que despejaba las energías de su vida, e iba incluso más allá.

«Toda la noche estuve limpiando y purgando cosas. Primero purgué mis células, que estaban llenas de miedo, y luego mis entrañas. Después de limpiar toda mi vida, limpié mis vidas pasadas y toda la oscuridad que pude encontrar. Fue una limpieza muy física, violenta.

Cuando terminé de limpiar mis vidas pasadas, seguí limpiando a otra gente que no podía limpiarse. Yo le preguntaba a la ayahuasca: "¿Pero por qué? Yo ya estoy limpio y sigo aquí limpiando", y ella me dijo: "Tienes que limpiar por las personas que no pueden limpiarse"».

Adam experimentó los temores y los traumas de esas personas. Y las purgó a todas. «Sentía una gran compasión por ellas, porque eran demasiado mayores, o estaban enfermas, y por eso no podían limpiarse. Los ícaros realmente me movían: me mecía de aquí para allá con la vibración. Yo me entregué por completo pero terminé exhausto. También conecté brevemente con el piñón blanco, mi planta maestra. Me costaba mantener el foco en algo durante más de unos segundos».

La noche siguiente, en su sexta y última ceremonia, Adam redujo aún más la dosis. Después de tanta intensidad, anhelaba tener una experiencia más apacible. «En la sexta ceremonia –recordaba–, mi intención era centrarme en mi futuro. Había aprendido ya que la ayahuasca le da a uno lo que necesita, no necesariamente lo que quiere. [Pero] aspiraba a que me dejara entrever algo de mi futura carrera, o de mi futura relación. En realidad no funcionó así. Fue la ceremonia menos exigente. La experiencia fue mucho menos intensa. Cuando pregunté acerca de mi futuro, vi una pizarra en blanco, como esas en las que se escribe con rotuladores».

La respuesta había sido esa pizarra en blanco. Adam había percibido que había hecho borrón y cuenta nueva y ahora podía escribir su futuro, tanto a nivel romántico como a nivel profesional. «Mi cuerpo era una energía blanca, puro. Me dirigía hacia el futuro sin equipaje. Ésa era la respuesta: "Tu futuro será lo que tú hagas con él". [Era como si la ayahuasca me dijera:] "Ahora estás limpio, pero no voy a contarte cómo será tu futuro. Dependerá de ti"».

No son pocos los pasajeros que acuden a las ceremonias con la esperanza de atisbar el misterio de su futuro, el futuro de su carrera y de su vida amorosa. Sin embargo, para los shipibos, es mucho más valioso limpiar el pasado y el presente. Cuando se despejan el cuerpo, la mente y las emociones, uno tiene una noción más clara de lo que anhela su corazón. Una vez que se abordan los bloqueos y los programas maladaptativos nocivos, se nos revela una guía interna mucho más práctica. Un cuerpo emocional sano puede ayudarnos a percibir lo que no entiende nuestra mente. Aprendemos a sentir qué nos impulsa en cada momento y por qué. Con el paso del tiempo, este sentido también nos indica qué debemos hacer.

Hasta cierto punto, Adam había experimentado este tipo de esclarecimiento. La ayahuasca, como él mismo decía, no le había dado lo que quería, sino lo que necesitaba. Había conseguido despejar todos sus bloqueos.

Al cabo de tres semanas, se marchó de Nihue Rao mucho mejor que cuando llegó. «El día que me fui estaba en un estado de hiperrealismo. Todo me parecía más agudo. Sentía que mi cuerpo no tenía peso y caminaba en el aire. Estaba dichoso. Era como si estuviera entre dos mundos: no del todo en el mundo físico, pero tampoco del todo en el mundo espiritual. Era un poco extraño, pero me sentía muy bien».

Tres semanas después, Adam y yo hablamos por teléfono. A su regreso, como otros pasajeros, había estado enfermo una semana. Se sentía débil y tuvo una tos tremenda durante unos diez días. No estaba seguro de si había padecido malaria, pero seguía sintiéndose indudablemente mejor. El tratamiento, según él, le había salvado la vida y le había dado un nuevo comienzo. Al cabo de años de tomar medicamentos para la ansiedad, ya no estaba tomando nada. En un momento dado, le pregunté si sentía que había encontrado lo que buscaba. «Cien por cien, sí», me contestó.

Con el paso de los días, el resplandor se había ido apagando. Al igual que Mike, aunque Adam creía que había vuelto curado, todavía quedaba trabajo por hacer. Como suele decir Ricardo, era apenas su primer proceso.

«Para ser francos –reconoció Adam cuando hablamos–, ahora que han pasado varias semanas la experiencia ha cambiado». Una vez instalado de vuelta en este «mundo al revés», había vuelto a tener dificultades, y sus temores habían regresado: «Estoy otra vez atrincherado, pero la ansiedad ya no es la misma. A veces pienso demasiado en cómo voy a ganar dinero, y en esto y en aquello. Vuelvo a sentirse ansioso, pero nunca como antes». Su tendencia a estar ansioso podía volver a dispararse, pero no como antes. Los programas maladaptativos se habían visto alterados. Sin embargo, Adam seguía siendo vulnerable.

El desafío de Adam era integrar sus experiencias en el Amazonas con su vida en Estados Unidos. Y además tenía que hacerlo él solo. «Yo llegué solo [al centro], pero obviamente allá todo el mundo está conectado porque tiene una meta en común, piensa del mismo modo y está abierto a la medicina. Todos están en el mismo camino a nivel espiritual. Luego volví aquí a vivir con mi perro, solo, aislado. Aunque tengo amigos, no todos son tan abiertos. Sería muy bueno poder compartir aquí, tener una comunidad local… [Con las personas que conocí en Nihue Rao] hicimos un grupo de Facebook y hemos compartido cosas, pero sobre todo fotos. También he seguido en contacto con un par de personas, nos llamamos para ver cómo vamos».

Como afirma el sanador chamánico Malidoma Somé, los seres humanos necesitan estar conectados: a su comunidad, a la naturaleza, al espíritu. Aunque había experimentado una limpieza significativa, Adam se sentía de nuevo solo y no sabía qué hacer consigo mismo. Quería retomar la meditación. Y aspiraba a conectar con una comunidad de espíritus afines. Como suele decir Ricardo, su tarea era ahora «cuidar su medicina», las energías curativas que había obtenido de las plantas.

En julio de 2016, Adam y yo hablamos una vez más. La ansiedad había vuelto. Él conseguía controlar los síntomas sin recurrir a la medicación, lo cual era una mejora significativa, pues había estado medicándose veinte años. Sin embargo, no estaba curado. Tampoco había perdido la esperanza. Pero necesitaba más ayuda. Hablamos un rato y me confesó que no había hecho «las tareas» que le había puesto la ayahuasca. No había hablado con su ex esposa acerca del aborto que él mismo había visto en las visiones. Lo animé a que contactara con ella. Sentí que tenía que cultivar más la compasión. Con frecuencia, la sanación espiritual ocurre a lo largo de varias etapas.

Mientras él decidía su siguiente movimiento, lo puse en contacto con alguien que podía ayudarle a integrar sus experiencias, una persona que conocía la medicina de plantas y podía brindarle apoyo y orientación. En la actualidad, Adam sigue meditando y está planeando su próxima visita a Nihue Rao. Con un poco de suerte, podrá vincularse a una comunidad que le brinde apoyo y le ayude a encontrar su camino hacia el bienestar.

La ayahuasca no le mostró a Adam su futuro. Pero le dio ideas acerca de en qué podía trabajar. En el misterio de la vida, uno va saltando de piedra en piedra. Cada vez que llega a una nueva, se abre un nuevo juego de posibilidades. Es así como avanzamos en el camino espiritual. Cuando entré en la facultad de medicina, por ejemplo, nunca me imaginé que un día terminaría de aprendiz de maestro shipibo en Perú. Pero, piedra tras piedra, fui siguiendo la llamada del Amazonas. Como el de Adam, mi camino también prosigue.

Capítulo 24

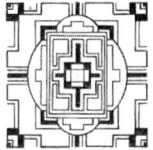

El papel de la curación espiritual en la atención médica moderna

Le envié (a un amigo sin nombre) mi librito, *El porvenir de una ilusión*, que aborda la religión como una ilusión, y respondió que estaba completamente de acuerdo con mi opinión de la religión, pero que lamentaba que no valorara de manera adecuada la fuente verdadera del sentimiento religioso. Este último, decía, es un sentamiento peculiar, del que él mismo nunca está exento, y que ha confirmado a través de muchos otros, y que supone presente en millones de personas. Es un sentimiento que le gustaría llamar la sensación de «eternidad», el sentimiento de algo sin límites, sin ataduras –por así decirlo, de algo «oceánico»–. Este sentimiento, añadió, es un hecho puramente subjetivo, no un artículo de fe.

SIGMUND FREUD, *El malestar en la cultura*

Y el camino que va más allá de la mente ordinaria, según cuentan todas las grandes tradiciones de sabiduría, pasa por el corazón.

SOGYAL RINPOCHE, *El libro tibetano de los vivos y los muertos*

Me acerco al final de este libro y una vez más voy rumbo a América del Sur, para visitar a la familia en Colombia de camino a Nihue Rao. Los dos meses que vienen serán el cierre de mi especialización amazónica. A finales de este año de 2016, me retiraré como socio del centro. Pienso pasar menos tiempo allí y no puedo seguir gestionándolo a distancia. Como dicen, uno no puede elevar a la vez dos cometas. Es posible que siga colaborando como consultor, pero ha llegado la hora de buscar otros caminos para poner en práctica mi formación. De momento, y esto es lo más importante, quiero compartir parte de lo que he aprendido.

Estos años han supuesto una aventura increíble y una educación médica magnífica, que me ha enseñado mucho sobre el valor de la sanación espiritual. Tras trabajar con cientos de pasajeros, tengo claro que, para gozar de salud, los seres humanos necesitamos estar conectados con nuestro entorno, con nuestra comunidad, con nosotros mismos y con los sentimientos de nuestro corazón, y también precisamos estar en paz con todos ellos. Sólo a través del corazón, experimentamos el sentimiento de un océano sin límites. Sólo a través de él, conocemos el espíritu. Lo sentimos, aunque no lleguemos a entenderlo con la mente. El espíritu es recuerdo, y es también posibilidad. El espíritu toca la carne y es tan real como las penas del corazón o la alegría. Las dolencias espirituales hacen que enfermemos, y la sanación espiritual nos devuelve la salud.

La ciencia moderna me merece todo el respeto, al igual que todos aquellos que se atienen a sus enseñanzas y confían en que un día llegue a explicar lo que no ha explicado todavía. Solamente pido que se respeten también mis creencias y mi interpretación de la evidencia disponible. Mi educación amazónica me ha conducido a una nueva filosofía médica. Frente a la que recibí durante mi formación alopática, esta filosofía no me pide que niegue mi corazón ni mi alma; por el contrario, me exige que reconozca la dimensión emocional y espiritual de la salud. En la actualidad, nos enfrentamos a una auténtica epidemia de dolores del alma, o en otras palabras, de enfermedades espirituales. Para abordar adecuadamente esta avalancha de dolencias, necesitamos paradigmas médicos y espirituales más amplios. Como mínimo, tenemos que ampliar nuestra propia capacidad de identificar y tratar la enfermedad emocional.

Como señalan muchas tradiciones, tanto médicas como espirituales, la mente y el cuerpo son una pareja. El cuerpo emocional (la red PNEI) actúa como puente entre los dos. A su vez, tiene su propia pareja: se trata del cuerpo energético, que sirve de vínculo con el espíritu.

El cuerpo emocional es el portal del universo energético y, por lo tanto, conecta el cuerpo-mente con el espíritu. Es también un portal de doble vía. En una dirección, podemos abordarlo desde el espíritu y curar el cuerpo empleando técnicas místicas. En la otra, el propio cuerpo emocional nos ayuda a acceder al ámbito espiritual, y un cuerpo emocional más sano nos abre una puerta más grande a la conciencia mística.

Cuando nos olvidamos del cuerpo emocional, ponemos en riesgo nuestra conexión con un misterio mucho más grande. A nivel institucional, esta negligencia contribuye a crear una sociedad que sólo accede de manera limitada a experiencias significativas en lo personal y en lo espiritual. Cercenada esta fuente de inspiración, apenas podemos encontrar estímulos emocionales a través de lo material. Este consumo materialista a menudo nos decepciona. En medio de la decepción, nos animamos unos a otros a ignorar cómo nos sentimos al respecto de nuestras relaciones, nuestros trabajos, nuestra cultura y nuestro entorno. A nivel individual, podemos desarrollar dolencias como el TEPT de Russ, el dolor de espalda de María y las migrañas de Lisa. Si los profesionales de la salud, además, ignoran las causas subyacentes de estas dolencias (el estrés cotidiano, los traumas infantiles, los traumas de guerra, etc.), tardaremos más en curarnos. Por el camino, y en virtud de esta ignorancia, se consumirán inútilmente valiosos recursos.

Si se emplean de la manera adecuada, la ayahuasca, el peyote y las plantas maestras pueden ayudarnos a avanzar en el tratamiento de estas dolencias. Son remedios espirituales que sirven para sanar el cuerpo emocional-energético y, en consecuencia, el cuerpo-mente. Como corroboran los casos de este libro, esta medicina ancestral puede resultar de especial utilidad a la hora de tratar trastornos que tienen su origen en disfunciones emocionales y energéticas. Los medicamentos psicodélicos, de nuevo si se emplean adecuadamente, ofrecen una cura similar, y los estudios clínicos modernos confirman estos resultados prometedores. En la práctica, la medicina espiritual de plantas, como toda forma de sanación espiritual, resulta más beneficiosa cuando la persona cuenta con un contexto de apoyo continuado y puede integrar sus experiencias. Esto puede significar seguimiento con un terapeuta profesional o, en otros casos, una práctica espiritual continuada dentro de una comunidad de apoyo.

Bien sea a través de la medicina espiritual de plantas, de la medicina psicodélica, de la práctica espiritual o, simplemente, de la práctica del amor, la sanación espiritual está llamada a tratar las dimensiones emocionales y espirituales (o energéticas) de la enfermedad dentro de la atención médica moderna. Como suele decir Ricardo, si una persona tiene una enfermedad energética, no va encontrar cura en los fármacos ni en la cirugía. Va a tener que acudir a un curandero, a un sanador espiritual.

Los tratamientos chamánicos interactúan con el cuerpo energético y, en esta medida, ayudan a reparar las disfunciones del cuerpo emocional. Las técnicas de diagnóstico occidentales pueden ser útiles para excluir las causas identificables de la disfunción. Sin embargo, si este análisis no revela una causa clara, y, en cambio, establece que hay disfunciones mensurables en múltiples regiones del cuerpo emocional, es pertinente recurrir al curanderismo o a algún otro enfoque espiritual. Explorar estos tratamientos puede ser especialmente necesario en casos de depresión, TEPT, tos crónica idiopática, dolores psicosomáticos, psoriasis y otras inflamaciones de la piel, adicciones, migrañas, enfermedad intestinal inflamatoria y ansiedad.

Nuestro bienestar espiritual se refleja en nuestra salud emocional. Y es aquí donde el curanderismo se da la mano con la medicina alopática. Esto fue que lo aprendí a lo largo de mi educación en el Amazonas. Además de iniciarme en la práctica chamánica, las plantas y las gentes de la selva amazónica me brindaron estas enseñanzas:

1. Para curarse a nivel emocional y espiritual, es indispensable superar los esquemas rígidos y cerrados de pensamiento, que probablemente involucran una disfunción en la red neuronal por defecto (RND) y cierran la mente al corazón. Pese a que estos esquemas limitados pueden operar en un primer momento como mecanismos de protección, terminan bloqueando nuestras experiencias sin resolver del pasado y nuestros sentimientos actuales, desconectándonos de nuestro cuerpo emocional. La situación es susceptible de empeorar si vivimos en una sociedad enferma que refuerza estos esquemas de pensamiento rígidos y potencialmente nocivos. Yo mismo me vi atrapado en este tipo de

pensamiento cuando me deprimí en la facultad de medicina. En los terrenos de la Iglesia del Peyote, la Caminata con el Espíritu reconectó otra vez mi mente con mi corazón y con el mundo a mi alrededor.

2. Una vez que abrimos la mente al corazón, podemos acceder de nuevo a nuestros sentimientos y a nuestros sentidos, y cobramos mayor consciencia de lo que necesitamos curar en nuestro cuerpo emocional (la red PNEI), ya se trate de traumas emocionales anteriores, de procesos emocionales sin resolver, etc. Russ, por ejemplo, vio que tenía que reparar sus relaciones familiares. A Colleen se le mostró que tenía que quererse a sí misma, aunque no hubiera aprendido a quererse de niña.

3. El estrés emocional sin resolver y los traumas emocionales se acumulan en el cuerpo emocional, y esta acumulación genera una carga alostática en la red PNEI. Las energías y las dinámicas fisiológicas vinculadas a esta acumulación se encuentran en el origen de la enfermedad espiritual. Si no abordamos estas energías, pueden languidecer en nuestro interior durante décadas y desembocar en enfermedades físicas, como en el caso de María. En el caso de Karl, dieron origen a una culpa inconsciente que estuvo merodeando en su interior durante más de setenta años. La aceptación y el perdón pueden transformar estas energías a través de un proceso espiritual.

4. El amor es la aceptación de las cosas tal cual son, sin reserva alguna.

5. Estas energías acumuladas (semejantes a la carga alostática) crean huellas epigenéticas en la red PNEI, que almacena los recuerdos de las situaciones estresantes y los traumas emocionales. Del mismo modo que este software epigenético se ve condicionado por el estrés y las experiencias traumáticas, también pueden influir en él las prácticas místicas, como el amor, la meditación y, según mi hipótesis, los ícaros de los maestros. La respuesta de Sharon a la meditación y a la medicina de plantas confirma esta hipótesis, tanto como las reacciones Lisa y Nathan a estos cantos sanadores. En el nivel de la epigenética, el espíritu se encuentra con la bioquímica. Dicho sea de paso,

la psicoterapia (que trabaja también a través de una conexión emocional invisible, a saber, de la resonancia límbica) también promueve la curación en la medida en que induce cambios en nuestra epigenética.[1]

6. La curación espiritual, bien sea a través de la medicina chamánica de plantas o de otras técnicas, nos ayuda a liberar el cuerpo emocional de energías disfuncionales (o programas maladaptativos) y puede guiarnos para que las transformemos a través de las facultades del alma (o de la psique): el amor por uno mismo, el perdón, la compasión y la gratitud. Fui testigo de transformaciones semejantes con Adam, que al liberarse del miedo encontró la compasión, y también con Nathan, que aprendió a reconciliarse con su pasado y a quererse a sí mismo, entre muchos otros casos.

7. Estos procesos de curación nos abren la puerta a experiencias místicas que dan forma a nuestras nociones del propósito de nuestra vida y la trascendencia espiritual. Son experiencias que nos ayudan a abrir la mente, a reconectar con el corazón y a avanzar en la curación de nuestro cuerpo emocional, que se refleja en mejorías en el cuerpo-mente, en nuestro ser corporal.

El cuerpo emocional sirve de puente entre la mente y el cuerpo, y la piedra angular de este puente es el corazón, que siente, intuye e interactúa con las energías místicas. Nuestra conciencia encarnada existe dentro de un misterio más amplio que supera la comprensión de nuestra mente. Paradójicamente, sólo si nos conectamos a este misterio inabarcable podemos entender en realidad qué hacemos aquí y qué sentido tiene nuestra vida.

Esta conexión subjetiva con ese misterio sin bordes, que experimentamos a través del cuerpo emocional-energético, es lo que se conoce tradicionalmente como la fe.

No estoy seguro de adónde me llevará mi camino a partir de ahora. Pero tengo fe. Sé que hice bien en seguir mi corazón cuando me llamó desde el Amazonas. Y ahora ese mismo guía interno me está llevando a otra parte. Estoy muy agradecido por todo el tiempo que pasé en medio de la magia de la selva. Amo el Amazonas y confío en que podamos proteger entre todos este poderoso río y los increíbles recursos a su alrededor.

La magia de la naturaleza sigue viva sobre la Tierra. Estoy eternamente agradecido con mis maestras las plantas, con mis maestros, con Cvita, con todos los que hicieron posible este viaje. Y, aunque no siempre vemos las cosas del mismo modo, siempre estaré especialmente agradecido con mi maestro y amigo Ricardo Amaringo: de no ser por él, nunca me habría convertido en curandero. Por supuesto, doy gracias también muy especialmente a la ayahuasca, por toda su ayuda. A medida que la ayahuasca y otras medicinas espirituales similares vuelvan a tener su espacio en la práctica médica en el mundo, tendremos que ser a la vez cautos y de mente abierta, como lo fueron nuestros ancestros. Nunca olvidemos que, en realidad, existe sólo una medicina: la que nos ayuda a curarnos.

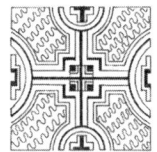

Agradecimientos

Este libro no habría sido posible sin el apoyo de mi familia: mi madre, mi padre, mis hermanos Mario y Camilo, mis cuñadas Lilit y Martiza, mi sobrina y mis sobrinos. Quiero dar las gracias a todos por su constante apoyo. También quiero dar las gracias a mis abuelos, mis tías, mis tíos, mis primos y todos mis parientes y ahijados, incluido el ilustre Dirk Wiggins, cuya perspectiva y apoyo fueron cruciales para elevar el nivel del texto. Me gustaría también mostrar mi agradecimiento de corazón al doctor Hernando García Barriga y a su familia.

Por supuesto, no puedo dejar de dar las gracias también a mi familia chamánica: a Ricardo Amaringo, a Cvita Mamic, a Markus Drassl, a Martina Drassl y a todas las personas que han contribuido en Nihue Rao, en especial a Emilie Lescale y Philippe Favre. Doy asimismo las gracias a mi familia chamánica en Arizona: a Anne Zapf, a Matthew Kent y a su familia. Gracias por guiarme en el camino mientras seguía la llamada del río. Nunca lo habría conseguido sin vosotros. Un agradecimiento especial a todos los dieteros de larga duración de Nihue Rao: gracias por traer el espíritu a la vida.

Estoy eternamente agradecido a la cultura shipiba y a todos los curanderos que guiaron mi formación en la MTPA, incluidos (de nuevo) Ricardo Amaringo, Rolando Tangoa Murayari, Miguel Muñoz, Julián Arévalo, Olivia Arévalo, Estela Pangoza, Wiler Noriega, Sulmira Vela,

Celestina, Ronnie Vásquez, Marcelo Álvarez, Isabel Pinedo, Kestembetsa, Sonia Chuquimbalqui, el Taita Juan Agreda Chindoy, Juan Flores, Percy García, María Luisa y todos los curanderos y curanderas con los que he tenido el placer de trabajar en Nihue Rao. *Iraque.*

Este trabajo tampoco habría sido posible sin el apoyo de nuestro personal peruano en Nihue Rao. Gracias por tratarme como si fuera de la familia, a todos y cada uno, ya vengan de Llanchama, o de Iquitos, de Pucallpa o de tantos otros lugares.

Me gustaría también mostrar mi especial agradecimiento a mis plantas maestras: la ayahuasca, la chacruna, la coca, el piñón blanco, la bobinsana, la ayahuma, el ajo sacha, la morosa y el peyote.

Quiero darles las gracias a todas las personas con quienes tuve la suerte de trabajar, a nuestros queridos pasajeros, procedentes de todas partes del mundo.

Este proyecto tampoco habría sido posible sin la generosidad y la gentileza de esas personas excepcionales que compartieron conmigo sus historias de sanación para que escribiera este libro. Gracias por enseñarme y servirme de inspiración. Que Dios les bendiga.

Doy las gracias a mi editora oficial, Caroline Pincus. Aunque mordí el anzuelo en cuanto leí en su página web que era una «chamana de las palabras», cuando hablamos comprendí que había encontrado a una auténtica aliada a la que quiero de corazón. Gracias por tu fina percepción y por tu amable amistad. Y por mostrarme cómo escribir mejor y empujarme a hacerlo. Sin ti, este proyecto no se habría hecho realidad. Gracias también a Jeremy Narby, por ayudarme a encontrarte.

Gracias a todos mis otros editores: a mi hermano Mario, a Michelle Chargois y a Ariel Whitworth, que contribuyeron a que este libro levantara el vuelo; y a todas las personas que me ayudaron a orientar el proyecto, entre ellos mi hermano Camilo, Maritza, Cvita, Martina, Markus, Dave S., mi madre, Ian y Kasi. Que el cielo os colme de bendiciones por vuestra paciencia y consideración.

Quiero darle las gracias al doctor Gabor Maté, por ser un médico honesto, por servirme de ejemplo y por honrar este libro con ese prefacio preciso y reflexivo. Estoy muy orgulloso del prefacio, me gustaría que mi padre lo viera (sé que lo ve) y le deseo lo mejor a usted y a toda su familia.

Quiero mostrar también mi agradecimiento a los doctores Jeremy Narby y Alberto Villoldo por todo el inspirador trabajo que han hecho y por animarme a escribir este libro, así como al doctor Dennis McKenna, pionero y colega en la investigación de la ayahuasca, quien me ha ofrecido su apoyo.

Gracias, asimismo, a todo el profesorado y el personal de las siguientes instituciones educativas, que fueron claves para mí: el Departamento de Biología de la UCLA, la Facultad de Medicina de la UCSD, el programa de residencia en Medicina Familiar del Hospital St. Joseph, el programa de residencia en Medicina Familiar de la UCLA, el Centro de Medicina Oriente-Occidente de la UCLA, el College de Medicina Oriental del Pacífico, el Centro Scripps de Medicina Integrativa y el Departamento de Psiquiatría de la UCSD. Quiero dar las gracias en particular a dos de mis mentores, que fueron también claves: la doctora Sandra Daley y el doctor Paul Mills.

Quiero darles las gracias asimismo a todos los amigos, colegas y seres queridos que contribuyeron en esta aventura: Keyvan Hariri, Sabrina Sykes, Ken Kodama, R. Cahn, el reverendo I. Trujillo, L. Miles, J. Felder, J. Brainin, K. Mohammadi, J. Dawley, D. Monaco, M. Casillas, Maria Yraceburu, M. A. Coveñas, toda la tripulación de la Nave Tierra (todos y cada uno) con un agradecimiento especial para Bryon Hatcher, Russ Binicki y Miguel Montiel; K. Eichelberger, Soi Bari, Flor, Sita, Chonon Yaca, Malidoma Somé, Mbali, S. Gomes, A. M. Coelho, Inti Munay, J. Rivera, Rosalia, J. Nuñez, C. Tanner, M. Watherston, S. Their, R. Feingold, U. Portocarerro, S.Vieira, Bia Labate, Charles Grob, Chris Kilham, Zoe Helene, Amber Lyon, T. Mathope, K. Hui, R. Bonakdar, Fred Kahn, A. Turner, C. Wells, James, E. Maupin, J. Harrison, R. P. Duncan, M. Muench, el reverendo John Robson y muchísimos más.

Finalmente, gracias a todos los científicos e investigadores médicos que cada día trabajan con dedicación para seguir desarrollando nuestra base de conocimientos. Gracias por demostrarme que la biología, la emoción y la espiritualidad pueden convivir en una misma frase.

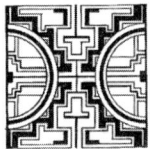

Glosario

[…] el científico que indaga en los niveles de organización inexplorados de la naturaleza, desde los reinos extraños y paradójicos de la física cuántica hasta la pasmosa vastedad de las metagalaxias, tiene mucho en común con el chamán que viaja a través de la topografía mágica del mundo-espíritu.

Dennis McKenna y Terence McKenna,
The Invisible Landscape

Abuta *(Cissampelos pariera):* liana fibrosa de la selva tropical, llamada en ocasiones hierba de partera, porque se emplea desde tiempos inmemoriales para tratar todo tipo de dolencias femeninas.

Ajo sacha *(Mansoa alliace):* arbusto de la selva tropical que huele a ajo. Por sus propiedades médicas y espirituales, se usa tradicionalmente en la formación de los aprendices de onanya y también para tratar dolores corporales.

Ayahuasca *(Banisteriopsis caapi):* liana fibrosa oriunda de la cuenca amazónica, considerada una planta sagrada por numerosas culturas. Suele ingerirse en forma de té, combinada con otras plantas psicotrópicas nativas.

Ayahuasquero/a: persona que se dedica a trabajar con la ayahuasca en las ceremonias chamánicas.

Ayahuma *(Couroupita guianensis)*: árbol tropical de gran tamaño que crece hasta los 35 metros de altura, reconocible por sus grandes frutos en forma de bala de cañón y sus brillantes flores coloridas (rosadas, rojas y moradas), empleado también en la formación del curandero o la curandera.

Ayurveda: sistema de medicina tradicional originario históricamente del subcontinente indio.

Azucena *(Liliam spp.)*: planta tropical con floración que crece a partir de un bulbo y se emplea para preparar vomitivos vegetales.

Beso de novia *(Psychotria poeppigiana)*: planta amazónica con floración, empleada en algunos preparados médicos y tóxicos, de la familia de la chacruna.

Boa huasca *(Monstera spp.)*: liana fibrosa y rojiza oriunda del Amazonas. En la tradición shipiba se emplea como medicina para tratar problemas del aparato reproductor, tanto en mujeres como en hombres. Se usa también en la formación del curandero o la curandera.

Bobinsana *(Calliandra angustifolia)*: arbusto amazónico con flores en forma de borlas, rojas y rosadas. Se emplea también en la enseñanza mística. Fuera de este contexto, se usa como remedio natural para diversas dolencias, incluidos el reumatismo y los dolores articulares.

Carga alostática: desgaste debido al estrés, que se mide a través de los cambios fisiológicos que genera este último.

Chacruna *(Psychotria viridis)*: arbusto oriundo de la cuenca amazónica, rico en dimetiltriptamina (DMT), el poderoso alucinógeno que induce las visiones de ayahuasca. Considerada una planta maestra en la cultura shipiba.

Chiric sanango *(Brunfelsia grandiflora)*: arbusto amazónico de la familia de las solanáceas con fragantes flores blancas y moradas. En la tradición shipiba, se le atribuye el poder de fortalecer las articulaciones y el cuerpo físico (cuando se consume en una dieta tradicional); se emplea también en la formación del curandero o la curandera.

Coca *(Erythroxylum coca)*: planta medicinal sumamente valorada en las culturas andinas de Bolivia, Perú, Ecuador y Colombia. Es también muy nutritiva y rica en minerales y vitaminas. Entre los incas, era la planta curativa más sagrada.

Cuerpo emocional: medio a través del que experimentamos las emociones y los sentimientos.

Curare: veneno de origen vegetal que se emplea como paralizante muscular. Las tribus amazónicas lo preparan con diversos ingredientes y lo emplean tradicionalmente en la cacería.

Dieta: *véase* Vegetalista.

Dimetiltriptamina: compuesto psicodélico potente de la familia de la triptamina.

Eje HPA: eje hipotalo-pituitario-adrenal, elemento central del sistema de respuesta al estrés.

Epigenética: estudio del rango de todos los fenotipos que pueden surgir de un genotipo. También puede describirse como el estudio de lo que se encuentra *por encima* de los genes. La epigenética se ocupa de las variaciones en los rasgos causadas por factores ambientales que encienden o apagan los genes y afectan así a la manera en que los expresan las células. La dieta y el estilo de vida, por ejemplo, pueden afectar a la expresión de los genes que se encuentran en el origen de dolencias como la diabetes, el cáncer y la enfermedad de Parkinson.

Ícaro: canción sanadora tradicional que el ayahuasquero o la ayahuasquera aprende de sus plantas maestras. Es un elemento central de las ceremonias de ayahuasca shipibas.

Inflamación neurogénica: inflamación cuyo origen se encuentra en el sistema nervioso, dado que no se presentan lesiones ni infección. Suele manifestar alguna disfunción en la red PNEI (el cuerpo emocional), que con frecuencia se remonta a un trauma emocional sin resolver.

ISRS: Inhibidor Selectivo de la Recaptación de Serotonina; por ejemplo, la fluoxetina (el Prozac).

LSD: nombre popular de la dietilamida de ácido lisérgico, cuyo potencial como medicamento psicodélico se investiga en la actualidad.

Maloca: construcción de forma circular tradicional de diversos pueblos del Amazonas.

Mapacho *(Nicotiana rustica):* tabaco negro nativo del Amazonas.

Mareación: en el español de los curanderos shipibo, la experiencia de sentirse mareado o desorientado. El término se emplea para describir los efectos físicos y psicológicos de la ayahuasca.

MDMA: 3,4-metilendioxianfetamina, compuesto cuyo potencial como medicamento psicodélico se investiga en la actualidad.

Ojé *(Ficus insipida):* árbol tropical alto oriundo de América Latina que en las primeras fases de crecimiento es una trepadora. Empleado también en el aprendizaje para convertirse en onanya. El látex del árbol tiene un uso tradicional por sus propiedades purgativas y antiparasitarias.

Onanya: Maestro shipibo que ha aprendido de las plantas maestras (plural: onanyabo).

Pasajero/a: término con el que algunos curanderos se refieren a los extranjeros que viajan a Perú para tratarse o experimentar con la MTPA.

Peyote *(Lophophora williamsii):* cactus pequeño sin espinas de crecimiento lento, oriundo de México y Estados Unidos, que contiene el alcaloide psicodélico conocido como mescalina. La parte superior del cactus, conocida como «el botón del peyote», puede cortarse sin hacer daño a la planta y se emplea para uso ceremonial.

Piñón blanco *(Jatropha curcas):* arbusto tropical con grandes semillas oleaginosas. En la tradición shipiba, el espíritu de la planta maestra piñón blanco trae una luz muy pura al corazón y a la mente.

Psiconeurinmunología: estudio de la relación entre la psicología humana, el sistema nervioso y el sistema inmune.

Red Neuronal por Defecto (RND): dentro del cerebro, la red neuronal que tiene mayor actividad cuando la persona no está atenta al mundo exterior (por ejemplo, cuando piensa en sí misma, en su pasado o en su futuro). El exceso de actividad en ciertas regiones de esta red se ha vinculado a una consciencia menor del mundo exterior y del propio cuerpo (interocepción/consciencia emocional), así como con patrones rígidos y repetitivos de pensamiento. Esta sobreactividad se ha relacionado también con ciertas dolencias mentales como la depresión, la ansiedad y la adicción.

Red PNEI o Red Psiconeuroendocrino inmunológica: la compleja red que conecta la psicología del cerebro con el sistema nervioso, el sistema endocrino y el sistema inmune. Teóricamente sería la manifestación física del cuerpo emocional.

Regulación límbica: contagio de una emoción o estado de ánimo. Una vez que nuestro sistema límbico resuena con el de otra persona, ambos se regulan mutuamente e influyen el uno en el otro. En las relaciones a largo plazo, la regulación límbica afecta a menudo al desarrollo y la estabilidad de nuestra personalidad y nuestros estados de ánimo (definición tomada de *A General Theory of Love,* citada en el capítulo 13).

Resonancia límbica: capacidad de dos personas de sintonizar con sus mundos internos respectivos y compartir estados emocionales. Esto ocurre cuando una de ellas se sintoniza emocionalmente con las señales inconscientes que envía el sistema límbico (a través de los ojos, la cara, el tono de voz, etc.).

Revisión límbica: alteración terapéutica de la personalidad a través de la regulación límbica.

Serotonina: neurotransmisor que desempeña un papel significativo en el estado de ánimo, conocido también como 5-hidroxitripatamina (5-HT).

Shipibo: cultura nativa del Alto Amazonas peruano, cuyos orígenes se remontan a la cuenca del río Ucayali.

Shitana: palabra shipiba con la que se nombra la energía oscura de las plantas.

Sistema de respuesta al estrés: sistema fisiológico dominado por el eje HPA que reacciona a factores de estrés de corta y larga duración, responsable de nuestro reflejo de «lucha o huida» y de nuestras reacciones al estrés crónico.

Sistema límbico: centro de procesamiento emocional del cerebro. Incluye varias áreas del cerebro, entre ellas la amígdala, el hipotálamo y el hipocampo.

Soplos: exhalaciones con las que un curandero o una curandera busca transmitir energía con una intención determinada.

Susto: en diversas culturas indígenas de Latinoamérica, evento traumático que espanta a la persona hasta tal punto que su alma o parte de ella sale del cuerpo. Resulta más común en los niños, que son particularmente sensibles a estos traumas.

Tambo: en el español de Perú, choza en medio de la selva.

TEPT: trastorno de estrés postraumático. Un trastorno de ansiedad crónico, que se desarrolla después de que una persona se ve expuesta a un suceso traumático.

TOC: trastorno obsesivo compulsivo. Problema de salud mental en el que ciertos pensamientos obsesivos dan lugar a conductas compulsivas.

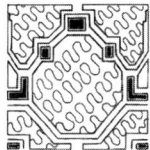

Referencias por capítulo

Los chamanes indígenas, conocidos también en Colombia como taitas, afirman que el yagé (la ayahuasca) no es una «droga», sino una planta sagrada que castiga (usando sus palabras) a quien la toma para reformarlo en todos los sentidos. En algunos casos, las ásperas reacciones físicas a la bebida no son el resultado de una enfermedad física; señalan un desequilibrio moral o emocional que se refleja en malas conductas, pensamientos negativos, depresiones y demás.

Jimmy Weiskopf, Yajé (yagé): El Nuevo purgatorio, Encuentros con Ayahuasca

Capítulo 1. La llamada del río
1. Buhner, S., *Plant Intelligence and the Imaginal Realm,* Rochester, Vermont. Bear & Company, 2014.

Capítulo 3. El curandero herido
1. Puthran *et. al.*, «Prevalence of depression amongst medical students: a meta-analysis», *Med Educ.*, abril de 2016; 50(4):456-468.
2. Medscape, www.medscape.com/viewarticle/838437

Capítulo 4. El camino del peyote
1. Halpern, J. H., «Hallucinogens and dissociative agents naturally growing in the United States», *Pharmacology & Therapeutics.* 2004; 102:131-138.

2. El-Seedi, H. R., *et. al.*, «Prehistoric peyote use: Alkaloid analysis and radiocarbon dating of archaeological specimens of Lophophora from Texas», *Journal of Ethnopharmacology*, abril de 2005; 101:238-242.

3. Nichols, Dave E., «Serotonin and the Past and Future of LSD», www.maps.org/news-letters/v23n1/v23n1_p20-23.pdf.

4. Vollenweider, F. X., y M. Kometer, «The neurobiology of psychedelic drugs: implications for the treatment of mood disorders», *Nat Rev Neurosci*, septiembre de 2010; 11(9):642-51.

5. Amoroso, T., «The Psychopharmacology of ±3,4 Methylenedioxymethamphetamine and Its Role in the Treatment of Post-Traumatic Stress Disorder», *J Psychoactive Drugs,* noviembre-diciembre de 2015; 47(5):337-44.

6. Dos Santos, *et. al.,* «Antidepressive, anxiolytic, and antiaddictive effects of ayahuasca, psilocybin, and lysergic acid diethylamide (LSD): a systematic review of clinical trials published in the last 25 years: Antidepressive effects of ayahuasca, psilocybin, and LSD», *Ther Adv Psychopharmacol.*, junio de 2016; 6(3):193-213.

7. Rucker, J. J. *et. al.*, «Psychedelics in the treatment of unipolar mood disorders: a systematic review», *J. Psychopharmacol*, diciembre de 2016; 30(12):1220-1229.

8. McKenna, D. J., «Clinical investigations of the therapeutic potential of ayahuasca: rationale and regulatory challenges», *Pharmacol Ther.,* mayo de 2004; 102(2):111-29. Review.

9. Halpern, J. H. *et. al.* «Psychological and cognitive effects of long-term peyote use among Native Americans», *Biol Psychiatry*, octubre de 2005; 58(8):624-31.

10. Bouso, J. C. *et. al.,* «Personality, psychopathology, life attitudes, and neuropsychological performance among ritual users of Ayahuasca: a longitudinal study», *PLoS One* 2012; 7(8):e4241.

11. Johansen, P. y T. S. Krebs, «Psychedelics not linked to mental health problems or suicidal behavior: a population study», *J Psychopharmacol*, marzo de 2015; 29(3):270-279.

12. Strassman, R. J. *et. al.*, «Dose-response study of N,N-dimethyltryptamine in humans. II. Subjective effects and preliminary results of a new rating scale», *Arch Gen Psychiatry.*, febrero de 1994; 51(2):98-108.

13. Ross, S. *et. al.*, «Rapid and sustained symptom reduction following psilocybin treatment for anxiety and depression in patients with life-threatening cancer: a randomized controlled trial», *J Psychopharmacol.*, diciembre de 2016; 30(12): 1165-1180.

14. Griffiths, Roland R. *et. al.*, «Psilocybin produces substantial and sustained decreases in depression and anxiety in patients with life-threatening cancer: A randomized double-blind trial», *J Psychopharmacol.*, 2016; 30(12);1181-1197.

15. Johnson, M. W. *et. al.*, «Pilot study of the 5-HT2AR agonist psilocybin in the treatment of tobacco addiction», *J Psychopharmacol.*, noviembre de 2014; 28(11):983-992.

Capítulo 5. Mente, sentimiento y fe

1. Spreng, R. N. *et. al.*, «The common neural basis of autobiographical memory, prospection, navigation, theory of mind, and the default mode: a quantitative meta-analysis», *J Cogn Neurosci.*, marzo de 2009; 21(3):489-510.
2. Van Wingen, G. A. *et. al.*, «Short-term antidepressant administration reduces default mode and task-positive network connectivity in healthy individuals during rest», *Neuroimage,* marzo de 2014; 88:47-53.
3. Posner, J. *et. al.*, «Antidepressants normalize the default mode network in patients with dysthymia», *JAMA Psychiatry,* abril de 2013; 70(4):373-382.
4. Hahn, A. *et. al.*, «Differential modulation of the default mode network via serotonin-1A receptors», *Proc Natl Acad Sci U S A*, 14 de febrero de 2012; 109(7): 2619-2624.
5. Carhart-Harris, R. L. *et. al.*, «The entropic brain: a theory of conscious states informed by neuroimaging research with psychedelic drugs», *Front Hum Neurosci.,* 3 de febrero de 2014; 8:20.
6. Bouso, J. C. *et. al.*, «Long-term use of psychedelic drugs is associated with differences in brain structure and personality in humans», *Eur Neuropsychopharmacol.*, abril de 2015; 25(4):483-492.
7. Palhano-Fontes, F. *et. al.*, «The psychedelic state induced by ayahuasca modulates the activity and connectivity of the default mode network», *PLoS One,* 18 de febrero de 2015; 10(2).
8. Dos Santos *et. al.*, «Antidepressive, anxiolytic, and antiaddictive effects of ayahuasca, psilocybin, and lysergic acid diethylamide (LSD): a systematic review of clinical trials published in the last 25 years: Antidepressive effects of ayahuasca, psilocybin, and LSD», *Ther Adv Psychopharmacol,* junio de 2016; 6(3):193-213.
9. Sanches, R. F. *et. al.* «Antidepressant Effects of a Single Dose of Ayahuasca in Patients with Recurrent Depression: A SPECT Study», *J Clin Psychopharmacol.,* febrero de 2016; 36(1):77-81.
10. Moreno, F. *et. al.*, «Safety, tolerability, and efficacy of psilocybin in 9 patients with obsessive-compulsive disorder», *J Clin Psychiatry,* noviembre de 2006; 67(11):1735-1740.
11. Domínguez-Clavé, E. *et. al.*, «Ayahuasca: Pharmacology, neuroscience, and therapeutic potential», *Brain Res Bull,* septiembre de 2016; 126(Pt 1):89-101.

12. Soler, J. *et. al.*, «Exploring the therapeutic potential of Ayahuasca: acute intake increases mindfulness-related capacities», *Psychopharmacology* (Berl), marzo de 2016; 233(5):823-829.
13. Taylor, V. A. *et. al.* «Impact of meditation training on the default mode network during a restful state», *Soc Cogn Affect Neurosci*, enero de 2013; 8(1):4-14.
14. Garrison, K. A. *et. al.*, «Meditation leads to reduced default mode network activity beyond an active task», *Cogn Affect Behav Neurosci.*, septiembre de 2015; 15(3):712-720.
15. Griffiths, R. *et. al.*, «Mystical-type experiences occasioned by psilocybin mediate the attribution of personal meaning and spiritual significance 14 months later», *J Psychopharmacol.*, agosto de 2008; 22(6):621-632.
16. Griffiths, R. R. *et. al.* «Psilocybin occasioned mystical-type experiences: immediate and persisting dose-related effects», *Psychopharmacology,* diciembre de 2011; 218(4):649-665.

Capítulo 6. Tukuymanta

1. Davis, Wade, *One River: Explorations and Discoveries in the Amazon Rainforest,* Nueva York, Simon & Schuster, 2010.
2. Beyer, Stephan, *Singing to the Plants: A Guide to Mestizo Shamanism in the Upper Amazon,* Albuquerque, Nuevo Mexico, University of New Mexico Press, 2009.

Capítulo 7. Por una práctica responsable

1. Carhart-Harris, R. L. *et. al.*, «The entropic brain: a theory of conscious states informed by neuroimaging research with psychedelic drugs», *Front Hum Neurosci.*, febrero de 2014, 3; 8:20.
2. Szmulewicz, A. G. *et. al.*, «Switch to mania after ayahuasca consumption in a man with bipolar disorder: a case report», *Int J Bipolar Disord.*, 24 de febrero de 2015; 3:4.

Capítulo 8. Tratando el TEPT en la Nave Tierra

1. American Psychiatric Association, *Diagnostic and Statistical Manual of Mental Disorders* (5.ª ed.). Arlington, VA, American Psychiatric Publishing, 2013, págs. 271–280.
2. Rauch, S. A. *et. al.* «Prolonged exposure for PTSD in a Veterans Health Administration PTSD clinic», *J Trauma Stress,* febrero de 2009; 22(1):60-64.
3. Chard, K. M. *et. al.*, «A comparison of OEF and OIF veterans and Vietnam veterans receiving cognitive processing therapy», *J Trauma Stress,* febrero de 2010; 23(1):25-32.

4. Lancaster, C. L. et. al., «Post-Traumatic Stress Disorder: Overview of Evidence-Based Assessment and Treatment», *J Clin Med.*, 22 de noviembre de 2016; 5(11).
5. Todd, E., «The Value of Confession and Forgiveness According to Jung», *Journal of Religion and Health,* primavera de 1985, 24(1): 39-44.
6. Mausbach, B. T. et. al., «A 5-year longitudinal study of the relationships between stress, coping, and immune cell beta(2)-adrenergic receptor sensitivity», *Psychiatry Res.*, 30 de septiembre de 2008; 160(3):247-255.
7. Mausbach, B. T. et. al., «Stress-related reduction in personal mastery is associated with reduced immune cell beta2-adrenergic receptor sensitivity», *Int Psychogeriatr.*, octubre de 2007; 19(5):935-946.

Capítulo 9. El cuerpo emocional

1. Palhano-Fontes, F. et. al. «The psychedelic state induced by ayahuasca modulates the activity and connectivity of the default mode network», *PLoS One,* 18 de febrero de 2015;10(2).
2. Renate, L. E. P., Reniersa et. al., «Moral decision-making, ToM, empathy and the default mode network», *Biological Psychology,* volumen 90, Issue 3, julio de 2012, págs. 202-210.
3. Mausbach, B. T. et. al., «The attenuating effect of personal mastery on the relations between stress and Alzheimer caregiver health: a five-year longitudinal analysis», *Aging Ment Health,* noviembre de 2007; 11(6):637-644.
4. Mausbach, B. T. et. al., «The moderating effect of personal mastery and the relations between stress and Plasminogen Activator Inhibitor-1 (PAI-1) antigen», *Health Psychol.*, marzo de 2008; 27(2S):S172-179.
5. Roepke, S. K. et. al., «Personal mastery is associated with reduced sympathetic arousal in stressed Alzheimer caregivers», *Am J Geriatr Psychiatry,* abril de 2008; 16(4):310-317.
6. Mausbach, B. T. et. al., «A 5-year longitudinal study of the relationships between stress, coping, and immune cell beta(2)-adrenergic receptor sensitivity», *Psychiatry Res.*, 30 de septiembre de 2008; 160(3):247-255.
7. Roepke, S. K. et. al., «The moderating role of personal mastery on the relationship between caregiving status and multiple dimensions of fatigue», *Int J Geriatr Psychiatry,* diciembre de 2009; 24(12):1453-1462.
8. Dennis, P. A. et. al. «Examining the Crux of Autonomic Dysfunction in Posttraumatic Stress Disorder: Whether Chronic or Situational Distress Underlies Elevated Heart Rate and Attenuated Heart Rate Variability», *Psychosom Med.*, septiembre de 2016; 78(7):805-809.

9. Daskalakis, N. P. et. al., «Endocrine aspects of post-traumatic stress disorder and implications for diagnosis and treatment», *Endocrinol Metab Clin North Am.*, septiembre de 2013; 42(3):503-513.

10. Lindqvist D. et. al., «Proinflammatory milieu in combat-related PTSD is independent of depression and early life stress», *Brain Behav Immun.*, noviembre de 2014; 42:81-88.

11. Bouso, J. C. et. al., «MDMA-assisted psychotherapy using low doses in a small sample of women with chronic posttraumatic stress disorder», *J Psychoactive Drugs,* septiembre de 2008; 40(3):225-236.

12. Mithoefer, M. C. et. al., «The safety and efficacy of {+/-}3,4-methylenedioxymethamphetamine- assisted psychotherapy in subjects with chronic, treatment-resistant posttraumatic stress disorder: the first randomized controlled pilot study», *J Psychopharmacol.*, abril de 2011; 25(4):439-452.

13. Mithoefer, M. C. et. al., «Durability of improvement in post-traumatic stress disorder symptoms and absence of harmful effects or drug dependency after 3,4-methylenedioxymethamphetamine-assisted psychotherapy: a prospective long-term follow-up study», *J Psychopharmacol.*, enero de 2013; 27(1):28-39.

14. Amoroso, T. y M. Workman, «Treating posttraumatic stress disorder with MDMA-assisted psychotherapy: A preliminary meta-analysis and comparison to prolonged exposure therapy», *J Psychopharmacol.*, julio de 2016; 30(7):595-600.

15. Tamburini, I. et. al., «MDMA induces caspase-3 activation in the limbic system but not in striatum», *Ann N Y Acad Sci.*, agosto de 2006; 1074:377-381.

16. Giannaccini, G. et. al., «Short-term effects of 3,4-methylen-dioxy-metamphetamine (MDMA) on 5-HT(1A) receptors in the rat hippocampus», *Neurochem Int.*, diciembre de 2007; 51(8):496-506.

17. Riba, J. et. al., «Increased frontal and paralimbic activation following ayahuasca, the pan-Amazonian inebriant», *Psychopharmacology (Berl),* mayo de 2006; 186(1):93-98.

18. Domínguez-Clavé, E. et. al., «Ayahuasca: Pharmacology, neuroscience and therapeutic potential», *Brain Res Bull.*, septiembre de 2016; 126(Pt 1):89-101.

Capítulo 11. El efecto placebo y la tos inexplicable

1. Brody, H., «The Doctor as Therapeutic Agent: A Placebo Effect Research Agenda», en A. Harrington (ed.), *The Placebo Effect: An Interdisciplinary Exploration* Cambridge, Massachusetts. Harvard University Press, 1999, págs. 77-92.

2. Faruqi, S. et. al., «On the definition of chronic cough and current treatment pathways: an international qualitative study», *Cough,* 29 de mayo de 2014; 10:5.

3. Cornere, M. M., «Chronic cough: a respiratory viewpoint», *Curr Opin Otolaryngol Head Neck Surg.*, diciembre de 2013; 21(6):530-534.

4. Ryan, N. M. *et. al.*, «Arnold's nerve cough reflex: evidence for chronic cough as a sensory vagal neuropathy», *J Thorac Dis.*, octubre de 2014; 6(Suppl 7): S748-752.

5. Altman, K. W. *et. al.*, «Neurogenic cough», *Laryngoscope,* julio de 2015; 125(7): 1675-1681.

6. Black, P. H., «Stress and the inflammatory response: a review of neurogenic inflammation», *Brain Behav Immun.*, diciembre de 2002; 16(6):622-653.

Capítulo 12. Curar traumas escondidos

1. www.rain-tree.com/ubos.htm#.V2oldI5wQ6g.

2. www.raintree.com/abuta.htm#.V2oknY5wR0s.

3. Modell, A., *Imagination and the Meaningful Brain,* Cambridge, Massachusetts, The MIT Press, 2003.

Capítulo 13. Ayahuasca, MTPA y curación límbica

1. Lewis, T., F. Amini y R. Lannon, *A General Theory of Love,* Nueva York, Vintage Books, 2000.

Capítulo 16. Un tratamiento espiritual para la psoriasis

1. Boehncke, W. H. y M. P. Schön, «Psoriasis», *Lancet,* 5 de septiembre de 2015; 386(9997):983-994.

2. Menter, A. *et. al.*, «Guidelines of care for the management of psoriasis and psoriatic arthritis: Section 1. Overview of psoriasis and guidelines of care for the treatment of psoriasis with biologics», *J Am Acad Dermatol.*, mayo de 2008; 58(5):826-850.

3. Connor, C. J. *et. al.*, «Exploring the Physiological Link between Psoriasis and Mood Disorders», *Dermatol Res Pract.*, 2015.

4. Harvima, R. J. *et. al.*, «Association of psychic stress with clinical severity and symptoms of psoriatic patients», *Acta Derm Venereol.*, noviembre de 1996; 76(6):467-471.

5. Hunter, H. J. *et. al.*, «Does psychosocial stress play a role in the exacerbation of psoriasis?», *Br J Dermatol.*, noviembre de 2013; 169(5):965-974.

6. Martín-Brufau, R. *et. al.*, «Psoriasis lesions are associated with specific types of emotions. Emotional profile in psoriasis», *Eur J Dermatol.*, julio-agosto de 2015; 25(4):329-334.

7. Leslie, K. S. *et. al.*, «Sulphur and skin: from Satan to Saddam!», *J Cosmet Dermatol.*, abril de 2004; 3(2):94-98.

8. Buske-Kirschbaum, A. *et. al.*, «Blunted HPA axis responsiveness to stress in atopic patients is associated with the acuity and severeness of allergic inflammation», *Brain Behav Immun.*, noviembre de 2010; 24(8):1347-1353.

9. Liezmann, C. *et. al.*, «Stress, atopy, and allergy: A re-evaluation from a psychoneuroimmunologic perspective», *Dermatoendocrinol.*, enero de 2011; 3(1):37-40.

10. Cvitanović, H. y E. Jancić, «Influence of stressful life events on coping in psoriasis», *Coll Antropol.*, diciembre de 2014; 38(4):1237-1240.

11. McEwen, B. S., «Stress, adaptation, and disease. Allostasis and allostatic load», *Ann N Y Acad Sci.*, 1 de mayo de 1998; 840:33-44.

12. Juster, R. P. *et. al.*, «Allostatic load and comorbidities: A mitochondrial, epigenetic, and evolutionary perspective», *Dev Psychopathol.*, noviembre de 2016; 28(4pt1):1117-1146.

13. Mauss, D. *et. al.*, «The streamlined Allostatic Load Index: a replication of study results», *Stress.*, noviembre de 2016; 19(6):553-558.

14. Verburg-van Kemenade, B. M. *et. al.* «Neuroendocrine-immune interaction: Evolutionarily conserved mechanisms that maintain allostasis in an ever-changing environment», *Dev Comp Immunol.*, enero de 2017; 66:2-23.

15. Maloney, E. M. *et. al.*, «Chronic fatigue syndrome and high allostatic load: results from a population-based case-control study in Georgia», *Psychosom Med.*, junio de 2009; 71(5):549-556. CFS.

Capítulo 17. Curar la herida de la adicción

1. Thomas, G. *et. al.*, «Ayahuasca-assisted therapy for addiction: results from a preliminary observational study in Canada», *Curr Drug Abuse Rev.*, marzo de 2013; 6(1):30-42.

2. Dos Santos, R. G. *et. al.*, «Antidepressive, anxiolytic, and antiaddictive effects of ayahuasca, psilocybin, and lysergic acid diethylamide (LSD): a systematic review of clinical trials published in the last 25 years», *Ther Adv Psychopharmacol.*, junio de 2016; 6(3):193-213.

3. Labate, B. y C. Cavnar (eds.), *The Therapeutic Use of Ayahuasca*, Springer Science & Business Media, 2013.

4. Loizaga-Velder, A. y R. Verres, «Therapeutic effects of ritua la ayahuasca use in the treatment of substance dependence-qualitative results», *J Psychoactive Drugs,* enero-marzo de 2014; 46(1):63-72.

5. Oliveira-Lima, A. J. *et. al.*, «Effects of ayahuasca on the development of ethanol-induced behavioral sensitization and on a post-sensitization treatment in mice», *Physiol Behav.*, 1 de abril de 2015; 142:28-36.

6. Nunes, A. A. *et. al.*, «Effects of Ayahuasca and Its Alkaloids on Drug Dependence: A Systematic Literature Review of Quantitative Studies in Animals and Humans», *J Psychoactive Drugs,* 26 de mayo de 2016:1-11.

7. Malenka, R. C., E. J. Nestler y S. E. Hyman, «Chapter 15: Reinforcement and Addictive Disorder», en Sydor, A. y R. Y. Brown, *Molecular Neuropharmacology: A Foundation for Clinical Neuroscience* (2.ª ed.), Nueva York, McGraw-Hill Medical, 2009, págs. 364-365, 375.

8. Murray, J. E. *et. al.*, «Basolateral and central amygdala differentially recruit and maintain dorsolateral striatum-dependent cocaine-seeking habits», *Nat Commun.*, 14 de diciembre de 2015; 6:10088.

9. Ladrón de Guevara-Miranda, D. *et. al.*, «Cocaine-conditioned place preference is predicted by previous anxiety-like behavior and is related to an increased number of neurons in the basolateral amygdala», *Behav Brain Res.*, 1 de febrero de 2016; 298(Pt B):35-43.

10. Rovaris, D. L. *et. al.*, «Corticosteroid receptor genes and childhood neglect influence susceptibility to crack/cocaine addiction and response to detoxification treatment», *J Psychiatr Res.*, septiembre de 2015; 68:83-90.

11. www.drugabuse.gov/publications/drugfacts/nationwide-trends.

12. Richards, W. A., «Entheogens in the study of mystical and archetypal experiences», *Research in the Social Scientific Study of Religion*, 13, 2002, págs. 143-155.

13. Griffiths, R. R. *et. al.* «Psilocybin can occasion mystical-type experiences having substantial and sustained personal meaning and spiritual significance», *Psychopharmacology (Berl),* agosto de 2006; 187(3):268-283; discusión 284-292.

14. Griffiths, R. R. *et. al.,* «Mystical-type experiences occasioned by psilocybin mediate the attribution of personal meaning and spiritual significance 14 months later», *J Psychopharmacol.*, agosto de 2008; 22(6):621-632.

15. Garcia-Romeu, A. *et. al.*, «Psilocybin-occasioned mystical experiences in the treatment of tobacco addiction», *Curr Drug Abuse Rev.*, 2014; 7(3):157-164.

16. Hall, W. *et. al.*, «The brain disease model of addiction: is it supported by the evidence and has it delivered on its promises?», *Lancet Psychiatry,* enero de 2015; 2(1):105-110.

Capítulo 19. La migraña de Lisa y el dragón negro

1. Smitherman, T. A. *et. al.*, «The prevalence, impact, and treatment of migraine and severe headaches in the United States: a review of statistics from national surveillance studies», *Headache,* marzo de 2013; 53(3):427-436.

2. Schindler, E. A. *et. al.*, «Indoleamine Hallucinogens in Cluster Headache: Results of the Clusterbusters Medication Use Survey», *J Psychoactive Drugs,* noviembre-diciembre de 2015; 47(5):372-381.

3. Borsook, D. et. al., «Understanding migraine through the lens of maladaptive stress responses: a model disease of allostatic load», *Neuron.*, 26 de enero de 2012; 73(2):219-234.

4. Maleki, N. et. al., «Migraine: maladaptive brain responses to stress», *Headache*, octubre de 2012; 52 Suppl 2:102-106.

5. Tietjen, G. E. et. al., «Childhood Maltreatment in the Migraine Patient», *Curr Treat Options Neurol.*, julio de 2016; 18(7):31.

6. Meggs, W. J., «Neurogenic inflammation and sensitivity to environmental chemicals», *Environ Health Perspect.*, agosto de 1993; 101(3):234-238.

7. Roos-Araujo, D. et. al., «Epigenetics and migraine: complex mitochondrial interactions contributing to disease susceptibility», *Gene.*, 10 de junio de 2014; 543(1):1-7.

8. Malhotra, R., «Understanding migraine: Potential role of neurogenic inflammation», *Ann Indian Acad Neurol.*, abril-junio de 2016; 19(2):175-182.

Capítulo 20. La epigenética, el estrés hereditario y su descarga a través de la curación espiritual

1. McGowan, P. O., «Epigenomic Mechanisms of Early Adversity and HPA Dysfunction: Considerations for PTSD Research», *Front Psychiatry*, 26 de septiembre de 2013; 4:110.

2. Kaminsky, Z. et. al., «Epigenetic and genetic variation at SKA2 predict suicidal behavior and post-traumatic stress disorder», *Transl Psychiatry,* 25 de agosto de 2015; 5: e627.

3. McGowan, P. O., «Epigenetics in mood disorders», *Environ Health Prev Med.*, enero de 2008; 13(1):16-24.

4. Sun, H. et. al., «Epigenetics of the depressed brain: role of histone acetylation and methylation», *Neuropsychopharmacology,* enero de 2013; 38(1):124-137.

5. Holloway, T. y J. González-Maeso, «Epigenetic mechanisms of Serotonin Signaling», *ACS Chem Neurosci.*, 15 de julio de 2015; 6(7): 1099-1109.

6. Smart, C. et. al., «Early life trauma, depression, and the glucocorticoid receptor gene-an epigenetic perspective», *Psychol Med.*, diciembre de 2015; 45(16):3393-3410.

7. Trowbridge, R. M. y M. R. Pittelkow, «Epigenetics in the pathogenesis and pathophysiology of psoriasis vulgaris», *J Drugs Dermatol.*, febrero de 2014; 13(2): 111-118.

8. Deng, Y. et. al., «The Inflammatory Response in Psoriasis: A Comprehensive Review», *Clin Rev Allergy Immunol.*, 30 de marzo de 2016.

9. Naomi A. et. al., «New Developments in Human Neurocognition: Clinical, Genetic, and Brain Imaging Correlates of Impulsivity and Compulsivity», *CNS Spectr.*, febrero de 2014; 19(1): 69-89.

10. Eising, E. et. al., «Epigenetic mechanisms in migraine: a promising avenue?», *BMC Med.*, 2013; 11:26.

11. Weaver, I. C., «Epigenetic programming by maternal behavior and pharmacological intervention. Nature versus nurture: let's call the whole thing off», *Epigenetics,* enero-marzo de 2007; 2(1):22-28.

12. McCrory, E. et. al., «The Impact of Childhood Maltreatment: A Review of Neurobiological and Genetic Factors», *Front Psychiatry,* 2011; 2:48.

13. Suderman, M. et. al., «Conserved epigenetic sensitivity to early life experience in the rat and human hippocampus», *Proc Natl Acad Sci U S A.*, 16 de octubre de 2012; 109 Suppl 2:17266-17272.

14. Provençal, N. et. al., «The signature of maternal rearing in the methylome in rhesus macaque prefrontal cortex and T cells», *J Neurosci.*, 31 de octubre de 2012; 32(44):15626-15642.

15. Bellis, M. y A. Zisk, «The Biological Effects of Childhood Trauma», *Child Adolesc Psychiatr Clin N Am.*, abril de 2014; 23(2):185-222.

16. Roos-Araujo, D. et. al., «Epigenetics and migraine; complex mitochondrial interactions contributing to disease susceptibility», *Gene.*, 10 de junio de 2014; 543(1):1-7.

17. Tietjen, G. E. et. al., «Childhood Maltreatment in the Migraine Patient», *Curr Treat Options Neurol.*, julio de 2016; 18(7):31.

18. Bowers, M. E. y R. Yehuda, «Intergenerational Transmission of Stress in Humans», *Neuropsychopharmacology,* enero de 2016; 41(1):232-244.

19. Klengel T. et. al., «Models of Intergenerational and Transgenerational Transmission of Risk for Psychopathology in Mice», *Neuropsychopharmacology,* enero de 2016; 41(1):219-231.

20. Mathews, H. y L. Witek Janusek, «Epigenetics and Psychoneuroimmunology: Mechanisms and Models», *Brain Behav Immun.*, enero de 2011; 25(1):25-39.

21. Qi-Bing, X. et. al., «Design, synthesis, and biological evaluation of hybrids of β- carboline and salicylic acid as potential anticancer and apoptosis inducing agents», *Sci Rep.*, 2016; 6:36238.

22. Dusek, J. A. et. al. «Genomic counter-stress changes induced by the relaxation response», *PLoS One,* 2 de julio de 2008; 3(7):e2576.

23. Black, D. S. et. al., «Yogic meditation reverses NF-B and IRF-related transcriptome dynamics in leukocytes of family dementia caregivers in a randomized controlled trial», *Psychoneuroendocrinology,* marzo de 2013; 38(3):348-355.

24. Kaliman, P. et. al. «Rapid changes in histone deacetylases and inflammatory gene expression in expert meditators», *Psychoneuroendocrinology*, febrero de 2014; 40:96-107.

25. Lee, H., «Impact of Maternal Diet on the Epigenome during In Utero Life and the Developmental Programming of Diseases in Childhood and Adulthood», *Nutrients*, noviembre de 2015; 7(11):9492–9507.

26. St-Cyr, S. y P. O. McGowan, «Programming of stress-related behavior and epigenetic neural gene regulation in mice offspring through maternal exposure to predator odor», *Front Behav Neurosci.*, 1 de junio de 2015; 9:145.

27. Dias, B. G. y K. J. Ressler, «Parental olfactory experience influences behavior and neural structure in subsequent generations», *Nat Neurosci.*, enero de 2014; 17(1):89-96.

Capítulo 22. La enfermedad de Crohn de Nathan: reprogramación mística y la curación del corazón roto

1. Stefanelli, T. et. al., «New Insights into Inflammatory Bowel Disease Pathophysiology: Paving the Way for Novel Therapeutic Targets», *Current Drug Targets*, 2008, 9(5): 413-418.

2. Goodhand, J. R. et. al., «Mood disorders in inflammatory bowel disease: relation to diagnosis, disease activity, perceived stress, and other factors», *Inflamm Bowel Dis.*, diciembre de 2012; 18(12):2301-2309.

3. Walker, E. et. al., «The relationship of current psychiatric disorder to functional disability and distress in patients with inflammatory bowel disease», *Gen Hosp Psychiatry*, julio de 1996; 18(4):220-229.

4. Filipovic, B. R. y B. F. Filipovic, «Psychiatric comorbidity in the treatment of patients with inflammatory bowel disease», *World J Gastroenterol.*, 7 de abril de 2014; 20(13):3552-3563.

5. de Fontgalland, D. et. al., «The neurochemical changes in the innervation of human colonic mesenteric and submucosal blood vessels in ulcerative colitis and Crohn's disease», *Neurogastroenterol Motil.*, mayo de 2014; 26(5):731-744.

6. Münster, T. et. al., «Characterization of somatosensory profiles in patients with Crohn's disease», *Pain Pract.*, marzo de 2015; 15(3):265-271.

7. McDermott, E. et. al., «DNA Methylation Profiling in Inflammatory Bowel Disease Provides New Insights into Disease Pathogenesis», *J Crohns Colitis*, enero de 2016; 10(1):77-86.

8. Bai, A. H. et. al., «Dysregulated Lysine Acetyltransferase 2B Promotes Inflammatory Bowel Disease Pathogenesis through Transcriptional Repression of Interleukin-10», *J Crohns Colitis*, junio de 2016; 10(6):726-734.

9. www.newstaco.com/2013/06/07/the-science-behind-susto.

Capítulo 23. La ansiedad de Adam y el sereno poder de la compasión

1. www.mentalhealthamerica.net/conditions/anxiety-disorders.
2. Müller, M. B. *et. al.*, «Hypothalamic-pituitary-adrenocortical system and mood disorders: highlights from mutant mice», *Neuroendocrinology*, enero de 2004; 79(1):1-12.
3. Shimada-Sugimoto, M. *et. al.*, «Genetics of anxiety disorders: Genetic epidemiological and molecular studies in humans», *Psychiatry Clin Neurosci.*, julio de 2015; 69(7):388-401.
4. Tyrka, A. R. *et. al.*, «Methylation of the leukocyte glucocorticoid receptor gene promoter in adults: associations with early adversity and depressive, anxiety, and substance-use disorders», *Transl Psychiatry*, 5 de julio de 2016; 6(7): e848.
5. Nieto, S. J. *et. al.* «Don't worry; be informed about the epigenetics of anxiety», *Pharmacol Biochem Behav.*, julio-agosto de 2016; 146-147:60-72.
6. Zheng, Y. *et. al.*, «Gestational stress induces depressive-like and anxiety-like phenotypes through epigenetic regulation of BDNF expression in offspring hippocampus», *Epigenetics,* febrero de 2016; 11(2):150-162.
7. Grob, C. S. *et. al.*, «Pilot study of psilocybin treatment for anxiety in patients with advanced-stage cancer», *Arch Gen Psychiatry*, enero de 2011; 68(1):71-78.
8. Mithoefer, M. C. *et. al.*, «Novel psychopharmacological therapies for psychiatric disorders: psilocybin and MDMA», *Lancet Psychiatry*, mayo de 2016; 3(5):481-488.
9. Dos Santos, R. G. *et. al.*, «Antidepressive, anxiolytic, and antiaddictive effects of ayahuasca, psilocybin, and lysergic acid diethylamide (LSD): a systematic review of clinical trials published in the last 25 years», *Ther Adv Psychopharmacol,* junio de 2016; 6(3):193-213.
10. Ross, S. *et. al.*, «Rapid and sustained symptom reduction following psilocybin treatment for anxiety and depression in patients with life-threatening cancer: a randomized controlled trial», *J Psychopharmacol*, diciembre de 2016; 30(12):1165-1180.
11. Dos Santos, R. G. *et. al.*, «Antidepressive and anxiolytic effects of ayahuasca: a systematic literature review of animal and human studies», *Rev Bras Psiquiatr.*, marzo de 2016; 38(1):65-72.

Capítulo 24. El papel de la curación espiritual en la atención médica moderna

1. Roberts, S. *et. al.*, «HPA Axis related genes and response to psychological therapies: genetics and epigenetics», *Depress Anxiety*, diciembre de 2015; 32(12):861-870.

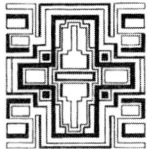

Índice analítico

A
AA. *Véase* Alcohólicos Anónimos (AA)
abuta (*Cissampelos pariera*), 125, 259
aceptación, 85, 94, 144, 145, 214, 251
adicción
    a las drogas, 174, 186
    al tabaco, 185
    medicamentos psicodélicos para la, 54
    pensamiento repetitivo, síntoma de, 53
    relación con la RND, 262
    tratamiento de la, 10, 42, 43, 54, 173-186
    y búsqueda del amor, 174
    y control del sistema límbico, 134, 174
Administración de Veteranos (VA), 85, 89
ADN, 199, 200, 207-210, 212
adrenalina, 84, 95, 96, 171
agente naranja, 84

agresión, 84, 196, 197
agua de Florida, 108
ajo sacha, 87, 164, 166, 168, 181, 220, 256, 259
Alcohólicos Anónimos (AA), 176, 182-184
alopatía, medicina alopática, 13, 36, 58, 106, 109, 170, 174, 225, 231, 248, 250
alprazolam, 237
alquimista, El, 235
Álvarez, Marcelo, 167, 256
Amaringo, Ricardo, 18, 29, 35, 80, 102, 253, 255
América Latina, 262
Amini, Fari, doctor, 131
Amnistía Internacional, 50
amor, 10, 11, 27, 90, 111, 114, 115, 124, 132, 135-137, 139-145, 154, 174, 203, 211, 214, 239, 241, 250, 251
    por uno mismo, 107, 114, 115, 137, 186, 204, 252

Andes, cultura de los, 100, 260
anestesia, 67
ansiedad
    causas de, 237
    de morir, 237
    medicamentos psicodélicos para la, 54, 237
    pensamiento repetitivo, síntoma de, 53
    pensamientos temerosos, causa de, 53, 236, 243
    relación con el TEPT, 233, 236, 264
    relación con la RND, 54, 236, 262
    tratamiento de la, 43, 54, 185
Apache, Nación, 44
apego, 132, 133
Arévalo, Julián, 107, 255
Arévalo, Olivia, 107, 255
artritis psoriática, 160
ascenso de Júpiter, El, 208
ashaninka, chamanismo, 102
asma, 60, 110, 117, 164
ATOP. *Véase Ayahuasca Treatment Outcome Project* (ATOP)
Avatar, 64
ayahuasca
    ceremonia sagrada de, shipibos, 18, 22, 24-29, 52, 57, 107
    como alucinógeno de la *new age*, 103
    como espíritu sanador de la naturaleza, 28
    como herramienta espiritual, 23
    cuerpo emocional y, presencia de, 20, 95, 97, 115, 117, 127-129, 135, 215, 249
    dosis de, 25, 28, 74, 89, 112, 126, 141-143, 164, 177, 191, 198, 241, 242
    efectos desestabilizadores a nivel mental, 77
    experiencia de dos mundos, 63-67
    experiencia mística causada por, 55, 137, 143, 180, 184-186
    manejo de las pesadillas, 52
    mareación, efectos de, 26, 64, 76, 113, 141, 144, 198, 262
    nombres alternativos, 22
    preparada en Nihue Rao, 140
    relación con la RND, 54, 55, 77, 97, 127, 128
    síntomas de, 112, 141
    tratamiento para la adicción, 54, 173, 174, 180, 185, 186
    tratamiento para la depresión, 54, 174
    visiones, 17, 22, 25-29, 38, 47, 63-67, 69, 70, 73, 75, 76, 87, 90, 91, 100, 103-105, 107, 108, 110, 113, 121, 124-127, 135, 141, 143, 144, 148-150, 153, 155, 156, 164, 167, 188-191, 194, 199, 200, 205, 215-223, 230, 236, 239-241, 244, 260
        aterradoras, manejo de, 52, 53
        trascendentales causadas por, 57
        y sentidos humanos, 52-54, 74, 82, 126, 200, 240
Ayahuasca Test Pilots Handbook, The, 159
Ayahuasca Treatment Outcome Project (ATOP), 173
ayahuasquera, 23, 148, 215, 261
ayahuasquero, 18, 20, 23, 26, 76, 113, 120, 142, 149-151, 153, 156, 215, 216, 219, 259, 261
ayahuma, 215-219, 256, 260

Ayurveda, 95, 162, 260
azucena, 25, 168, 260

B

Banisteriopsis caapi, 22, 259
baños florales, 87
benzodiacepinas, 237
Big Trouble in Little China, 190
boa huasca (*Monstera spp.*), 125, 166, 260
bobinsana (*Calliandra angustifolia*), 187-189, 191, 194, 216, 256, 260
Body Bears the Burden, The, 79
bosquimanos, 50-52
botón del peyote, 40, 44, 48, 68, 230, 262
Brody, Howard, doctor, 109
Brosimum acutifolium, 87
brujería, 216, 217
Buda, 195
Buhner, Stephen, 19
bupropion, 85, 86

C

Cabo San Lucas, 48
Cafergot, 196
Caminata del Espíritu, 39, 44, 45
Camino del Peyote, 39-48, 50, 51
Campbell, Rebecca, 31
cantar, 29, 52, 81, 82, 112, 113, 153, 155-157, 159, 179, 188, 192, 193, 198-201, 217, 220-222, 231, 239, 241
carga alostática, 170-172, 196, 205, 210, 251, 260
«casa grande», 24
Castaneda, Carlos, 39, 99

Centro Scripps de Medicina Integrativa, 257
chacruna, 24, 66, 140, 164, 256, 260
Che Guevara, 21
chiric sanango *(Brunfelsia grandiflora)*, 124, 125, 260
citalopram, 37, 38, 42
club de la buena estrella, El, 119
coca, 80, 82, 99, 100, 103, 105, 120, 147, 175, 256, 260
cocaína, 100, 174-176, 181-183, 186
Cocteau, Jean, 187
Coelho, Paulo, 235
colonialismo español, 72
conciencia
    estado místico de, 249
    estados alterados de, 19, 126, 184, 214
conexiones familiares, 67-72
conferencia Tukuymanta, 72, 79, 94
copaiba *(Copaifera officinalis),* aceite de, 162
Corte Suprema de Estados Unidos, 40
cortisol, 95, 96, 171
Cosmic Serpent, The, 22
Coyote Medicine: Lessons from Native American Healing, 147
cremas corticoides (esteroideas), 161
cromatina, 199, 200, 212
Cuando el cuerpo dice que no: El precio del estrés, 159
cuerpo emocional, 93-97. *Véase también* Red Neuronal por Defecto (RND)
    ayahuasca, presencia de, 20, 95, 97, 115, 117, 127-129, 135, 215, 249
    elementos esenciales de, 96
    enfermedad espiritual manifestada en, 96, 136, 174, 251

huellas epigenéticas, impacto en, 212, 213
limpieza de, 90
negligencia de, 249
psoriasis, relación con, 160-170
red psiconeuroendocrino inmunológica (PNEI), relación con, 172, 209, 261
TEPT, papel en, 95-97, 136, 172, 174, 209, 250
cuerpo físico, 19, 95, 124, 169, 214, 260
Cuestionario de la Experiencia Mística, 185
curanderismo
    amazónico, 18, 60, 67, 72, 142
    ashaninka, 102
    de la ayahuasca, 61, 101
    kamsá, 102
    mazateca, 41
    mestizo, 102
curare, 66, 67, 69, 71, 72, 261

D

Daley, doctora Sandra, 58, 257
dardos envenenados, 66
Davis, Wade, 68, 70
de Saint-Exupéry, Antoine, 45
DEA. *Véase* Drug Enforcement Agency (DEA)
Del peyote al LSD: la odisea psicodélica, 68
desensibilización y reprocesamiento por movimientos oculares (EMDR), 85
deshumanización, 35, 161
dieta
    de aprendizaje, 91, 99, 100, 187
    de la luz divina, 148
    de los shipibos, 25, 62
    vegetalista, 25, 35, 36, 80, 86, 87, 123, 125, 126, 135-140, 165, 198, 202, 211, 215, 229, 232, 238
dimetiltriptamina (DMT), 24, 260, 261
dioses deben estar locos, Los, 50
Discovery Channel, 68
Disneyworld, 79
DMT. *Véase* dimetiltriptamina (DMT)
DMT: The Spirit Molecule, 22, 57
dolores
    de cabeza. *Véase* migrañas
    psicosomáticos, 132, 250
dosis de la ayahuasca, 25, 28, 74, 89, 112, 126, 141-143, 164, 177, 191, 198, 241, 242
dragón negro, 199, 200, 205, 208, 209
Drassl, Markus, 104, 255
Drassl, Martina, 255
drogas
    adicción a las, 174, 186
    alucinógenas, 40, 142
    alucinógenas de la *new age*, 103
Drug Enforcement Agency (DEA), 42

E

ECA. *Véase* enfermedad coronaria arterial (ECA)
Ecstasy, 38, 40, 42
efecto placebo, 109, 116
Egg Shen, 190
ego, 35, 45, 62, 75, 77, 82, 148
EII. *Véase* enfermedad intestinal inflamatoria (EII)
eje hipotalámico-pituitario-adrenal (eje HPA), 174, 227, 236, 261, 263

EMDR. *Véase* desensibilización y reprocesamiento por movimientos oculares (EMDR)
emociones, carácter social de, 133
energía
    acumulada, 90, 96, 170, 171, 251
    de traumas infantiles, 209, 212
    dragón negro, 199, 200, 205, 208, 209
    oscura, 90, 149, 165, 187, 201, 216
    técnicas espirituales para limpiarla, 251
    tormenta oscura, 208
    verde, 193
enfermedad
    cardiovascular, 58, 85, 140, 160
    coronaria arterial (ECA), 84, 85
    de Crohn, 19, 160, 223, 225-234
    de Parkinson, 199, 240, 261
    intestinal inflamatoria (EII), 226, 227, 250
enseñanzas de Don Juan, Las, 40
enseñanzas de Don Juan: una forma yaqui de conocimiento, Las, 99
epigenética, 12, 20, 199, 200, 207-214
ergotaminas, 196
Erythroxylum coca, 80, 260
esquizofrenia, 77
estar muy cargado, 210
estrés, 11, 12, 54, 55, 84, 86, 95, 96, 116, 125, 133, 134, 159, 160, 162, 167-174, 196, 197, 200, 204, 205, 207, 210, 211, 213, 214, 227, 232, 236, 237, 249, 251, 260, 261, 263
    excesivo, 197
    exposición repetida al, 171, 205, 210
    psicológico, 95, 160
    respuesta al, 261, 263
exorcismo, 180, 239
experiencia
    de dos mundos, 13, 63-67, 72, 243
    mística, 55, 137, 143, 180, 184-186, 252

F
Famished Road, The, 15
fibromialgia, 117
Ficus insipida, 25, 262
fisiología emocional, 95
Flora medicinal de Colombia, 60
fluoxetina, 85, 261
fobias, 236
fototerapia con ultravioleta B (UVB), 161
Francisco de Asís, san, 79
Freud, Sigmund, 247
Furia de Titanes, 47

G
García, Darío, 72
García Barriga, Hernando, 59-61, 70-72, 255
General Theory of Love, A, 131-135, 263
GI. *Véase* tracto gastrointestinal (GI)
glándula pituitaria, 96
glándulas adrenales, 96
Golfo, guerra del, 84
Grand Rounds, 89
Griffiths, doctor Roland, 184, 185
gringos, 76, 140

H
Harvard, Universidad de, 60, 68, 71
Helene, Zoe, 120, 257

heridas espirituales, 19, 111, 112, 222
hipersensibilidad, 117, 195, 202
hipotálamo, 96, 263
hippies, 41, 103, 175
History Channel, 68
Hoffman, Albert, 41, 69
Holocausto, 213
hongos, 38, 40, 42, 69, 175
    mágicos, 41
HPA. *Véase* eje hipotalámico-pituitario-adrenal (eje HPA)
huellas epigenéticas, 209, 212, 213, 251

I
ibuprofeno, 196
ícaro, 29, 64, 65, 82, 87, 105, 113, 155, 156, 179, 189, 191-194, 220, 221, 231, 239, 241, 261
identidad, 47, 75, 133
Iglesia de Dios del Camino del Peyote, 39, 40, 43
Imitrex, 196, 202
In the Realm of Hungry Ghosts: Close Encounters with Addiction, 174
incas, 100, 121, 261
Indiana Jones, 24
infecciones, 110, 160, 226, 261
inflamación. *Véase* inflamación neurogénica
inflamación neurogénica, 261
    y asma, 117
    y fibromialgia, 117
    y migrañas, 117, 205, 227
    y psoriasis, 117, 160, 169, 205, 227
    y rinitis alérgica, 117
    y tos crónica, 117, 205
inhibidor selectivo de la recaptación de serotonina (ISRS), 37, 42, 86, 261

investigación sobre medicina psicodélica, 20, 41-43, 96
Iquitos, 16-18, 21-24, 58, 61, 67, 79, 80, 94, 95, 99, 101-104, 110, 121, 123, 150, 177, 256
ira, 33, 34, 84, 126, 129, 136, 195, 201, 202, 218
ISRS. *Véase* inhibidor selectivo de la recaptación de serotonina (ISRS)

J
Johns Hopkins, Facultad de Medicina, 184
Jung, Carl, 90

K
Kalahari, desierto de, 50, 51
kamsá, curanderismo, 102
Kent, rabino Matthew, 44, 255
Kilham, Chris, 120, 159, 257
kiowas, uso del peyote, 69

L
lado oscuro del curanderismo, 101, 216, 219
Lannon, Richard, 131
Lewis, Thomas, 131
Libro tibetano de los vivos y los muertos, 247
Liliam spp., 25, 260
limpieza
    chamánica, 87, 89
    del cuerpo emocional, 90
    espiritual, 207
linfomas, 160
Llanchama, 104, 256
Lophophora williamsii, 262. *Véase también* peyote

LSD
    como medicamento psicodélico, 54, 261
    Hoffman, descubrimiento de, 41, 69
    para las migrañas, 196
    tratamiento para la depresión, 54
lugar lejano, 52, 53
Lyon, Amber, 120, 228, 257

M
Mabit, doctor Jacques, 174
Madre Ayahuasca, 21, 22, 28, 75, 143-145
malaria, 181, 219, 231, 243
malestar en la cultura, El, 247
maloca, 24-30, 62, 63, 65, 75, 81, 83, 90, 106, 110, 112, 115, 119, 120, 140, 141, 150, 155, 156, 187-189, 192, 198-201, 217, 219, 222, 261
Mamic, Cvita, 18, 104, 255
Mansoa alliacea, 87
mapacho, cigarrillo, 26, 29, 64, 108, 127, 150, 152, 168, 189, 240, 261
mareación 26, 64, 76, 113, 141, 144, 198, 262
María, proceso de curación de, 121-128, 131, 135, 136
marihuana, 42, 163, 166, 168, 175, 216
    de uso médico, 89, 164, 165, 228, 232
Maté, doctor Gabor, 13, 159, 173, 174, 256
mazateca, chamanismo, 41
MDMA (Ecstasy/Molly)/3,4-metilen-dioximetanfetamina, 38, 42, 97, 237, 262
medicamentos psicodélicos, 53, 54, 97, 237, 249, 261, 262

Drug Enforcement Agency, clasificación de, 42
    investigación sobre, 97, 249
    LSD como, 54, 261
    para el TEPT, 97
    para la adicción, 54
    para la ansiedad, 54, 237
    para la depresión, 54
    para los Trastornos Obsesivos Compulsivos (TOC), 54
    para traumas psicológicos, 97
    uso sacramental, 43-48
medicina
    alopática, 58, 106, 170, 174, 225, 250
    alternativa, 31, 32, 60, 161
    ayurvédica, 59, 95, 111, 162, 260
    chamánica de plantas, 69, 77, 93, 252
    china, 32, 50, 58, 59, 95, 162
    de hierbas, 59, 60, 125, 211, 259
    de plantas visionarias, 73, 148
    psicodélica, 16, 20, 41, 42, 93, 96, 136, 250
    tradicional de los pueblos nativos de Norteamérica, 40
Medicina Tradicional China (MTC), 162
Medicina Tradicional de Plantas del Amazonas (MTPA), 17, 20, 87, 89, 91, 123, 149, 169, 183, 197-205, 255, 262, 293
meditación, 12, 32, 41, 46, 54, 55, 59, 139, 162, 211, 238, 244, 251
    y epigenética, 211
    zen, 32
Medscape Physician Lifestyle, 34
Mehl-Madrona, doctor Lewis, 147
mescalina, 40, 41, 262

Metzner, Ralph, 21
Migergot, 196
migrañas, 10, 117, 171, 172, 195, 196, 198-205, 207, 209, 227, 249, 250
    causas de, 195
    e inflamación neurogénica, 117, 205, 227
    epigenética de, 200, 209
    estrés repetitivo, causa de, 196
    papel de la DMT, 196
    red PNEI, papel en, 205, 227
    tratamiento de, 196, 207
    y ciclo menstrual, 195, 199, 202
Mills, doctor Paul, 58, 61, 72, 94, 257
MTC. *Véase* Medicina Tradicional China (MTC)
MTPA. *Véase* Medicina Tradicional de Plantas del Amazonas (MTPA)
mundo de las visiones, 64, 189
Murayari, Rolando Tangoa, 61, 255

N

NAC. *Véase* Native American Church (NAC)
Nanay, río, 104
Narby, Jeremy, 22, 207, 208, 256, 257
National Institute of Drug Abuse (NIDA), 175
National Institute of Health (NIH), 58
Native American Church (NAC), 40
Nauta, 24
Nave Tierra, 79-81, 85-87, 89, 91, 94, 95, 97, 99-101, 104, 120, 257
neurotransmisores, 41, 42, 263
Nicotiana rustica, 26, 261
NIDA. *Véase* National Institute of Drug Abuse (NIDA)
NIH. *Véase* National Institute of Health (NIH)
nihue rao, árboles de, 120
Nihue Rao, Centro Espiritual, 12, 18-20, 23, 36, 89, 107, 108, 110, 111, 119-121, 123, 124, 126, 128, 131, 139, 140, 143, 147-151, 153, 160, 164, 166, 168, 176, 177, 180-182, 187, 192, 197, 198, 202-204, 216, 219, 223, 225, 227-230, 232, 233, 235-237, 239, 243, 244, 247, 255, 256
    comienzos del, 99-106

O

ojé, 25, 166, 168, 177, 198, 217, 229, 231, 262
Okri, Ben, 15
Onanya u onanyabo, 18, 25, 26, 28, 29, 35, 62, 63, 80, 96, 105, 107, 112, 125, 135, 136, 152, 156, 165, 167, 191, 200, 207, 233, 259, 262
One River, 68, 70, 71

P

Pacific College of Oriental Medicine (PCOM), 32
Palomares Bernal, José (Pepe), 59
parálisis temporal, 67
Parkinson, enfermedad de, 199, 240, 261
PCOM. *Véase* Pacific College of Oriental Medicine (PCOM)
Pegaso, 47
pensamiento
    cerrado, 54, 236, 250
    de mente abierta, 50, 54, 77, 167, 253

negativo, 36, 38, 39, 53, 265
pesimista, 53
repetitivo, 53, 54, 262
temeroso, 53
perdón, 88-91, 93, 94, 127, 129, 145, 166, 169, 181-183, 186, 200-205, 207, 211, 214, 230, 232, 251, 252
    de uno mismo, 89-91, 93, 145, 181-183, 186, 204
Personal Mastery Scale (Escala de Dominio Personal), 94
pesadillas, 51, 52, 208
pesimismo, 53, 54
peyote
    botón del, 40, 44, 48, 68, 262
    cactus de, 39, 43, 51, 262
    Caminata del Espíritu, 39, 44, 45
    camino del, 39-48
    Native American Church, uso de, 40
    nativos kiowa, uso de, 69
    tradiciones que usan, 39, 40, 62, 69
Phoenix Suns, 24, 29
piñón blanco (*Jatropha curcas*), 140, 151-154, 156, 168, 188, 204, 217, 238, 240-242, 256, 262
placebo, magia blanca, 108, 109
Placebo Effect, The, 109
plantas de los dioses, Las, 70
plantas maestras, 19, 25, 26, 69, 73, 77, 80, 87, 99, 100, 103, 124, 125, 135, 136, 140, 142, 148, 150, 151, 153, 164-166, 170, 177, 183, 186, 187, 198, 215-218, 223, 229, 240, 242, 249, 256, 260-262
PNEI. *Véase* red psiconeuroendocrino inmunológica (PNEI)
PNI. *Véase* psiconeuroinmunología (PNI)

presión arterial, 86, 95, 96
principito, El, 45
programación maladaptativa, 213, 215
Prozac, 42, 85, 86, 140, 261
psicodélicos, 42, 45, 53, 54, 69, 70, 77, 97, 180, 196, 212, 237, 249
psicofarmacología, 41
psiconeuroinmunología (PNI), 58
psicosomática
    dolencia, 116, 132, 250
    enfermedad, 116
    tos crónica, 19, 116, 117
psilocibina, 38, 41, 42, 54, 184, 185, 237
psiquiatría amazónica, 58
psoriasis
    definición, 160
    de placas, 160
    depresión asociada con, 160
    e inflamación neurogénica, 160, 205, 227
    factores ambientales de, 160, 170
    factores genéticos de, 160, 162, 166, 170
    hidroterapia de colon para, 165
    meditación para, 162
    red PNEI para, 160, 170, 174
    tratamientos alternativos para, 11, 159-172, 250
    trauma emocional relacionado con, 162
    y cuerpo emocional, 160-170
Psychotria poeppigiana, 66, 260
Psychotria viridis, 24, 260
purgas, 25, 89, 90, 229, 262
    emocionales, 90, 115, 165, 233, 241

R

Rao Shobo, 24

reconciliación, 88, 182, 186, 207, 222, 252

Red Neuronal por Defecto (RND), 53-55, 77, 97, 127, 128, 236, 250, 262. *Véase también* cuerpo emocional

red psiconeuroendocrino inmunológica (PNEI), 95, 96, 116, 117, 159, 160, 170, 172, 174, 205, 208, 209, 227, 248, 251, 261-263

    enfermedad de Crohn, papel en, 227

    migrañas, papel en, 172, 227

    TEPT, para la cura del, 95

    y el cuerpo emocional, 116, 159, 172, 174, 205, 209, 227, 248, 251, 261, 263

    y la psoriasis, 160, 170, 174, 227

regulación límbica, 134, 263

reino místico de los sueños, 189

Reserva del Cañón de Aravaipa, 44

Reserva Nacional Allpahuayo Mishana, 104

resonancia límbica, 134, 252, 263

respuesta de relajación, 211

revisión límbica, 134-136, 263

rinitis alérgica, 117

Rinpoche, Sogyal, 247

RND. *Véase* Red Neuronal por Defecto (RND)

Rolling Stones, 66

Rumi, 225

S

sabiduría, 11, 22, 71, 73, 120, 247

Sacred Vine of Spirits: Ayahuasca, 21

Saint Joseph, hospital de, 49

Salk, doctor Jonas, 215

san, pueblo de Sudáfrica, 50-54

sanación emocional, 170, 234

    espiritual en África Occidental, 32

sangre de grado (*Croton lechleri*), 162

santería afrocubana, 32

Schedule I Narcotics (Narcóticos de Categoría I), 42

Schultes, Richard Evans, 68-72

SCNM. *Véase* Southwestern College of Naturopathic Medicine (SCNM)

segunda guerra mundial, 48

ser humano

    derechos del, 50

    necesidades básicas del, 35

serotonina, 37, 41, 42, 86, 261, 263

SFC. *Véase* síndrome de fatiga crónica (SFC)

shipibos, 18, 22, 24-26, 35, 52, 57, 62, 66, 72, 82, 86, 87, 90, 96, 99, 100, 102, 103, 105, 107, 108, 112, 121, 124, 125, 136, 140, 141, 147, 148, 150, 152, 155, 156, 164, 165, 167, 170, 172, 189, 192, 205, 207, 212, 215, 216, 219, 240-242, 245, 255, 260-263

    curanderos, 18, 99, 102, 147, 212, 216, 262

    dieta de, 25, 62, 105, 147. *Véase también* dieta vegetalista

    ícaros, 26, 27, 29, 52, 62, 64, 65, 71, 81, 82, 87, 90, 102, 105, 107, 108, 112, 113, 125, 135, 143, 144, 147, 155, 156, 166, 179, 187, 189, 191-194, 200, 216, 219-221, 231, 239-242, 251, 261

    pesadillas, manejo de, 52

    tejidos, 141

    y Rao Shobo, 24

shitana, 165, 166, 217, 218, 263
sida, pacientes latinos, 32
síndrome
    de fatiga crónica (SFC), 171
    de intestino con filtración, 161
síntomas
    de la ayahuasca, 112, 141
    psicóticos, 77
sistema
    inmune, 11, 19, 58, 59, 95, 116, 159-161, 205, 262, 263
    límbico, 97, 116, 128, 131-136, 174, 209, 263
    nervioso autónomo, 11, 59, 116, 160, 205, 227, 236
    nervioso periférico, 227
sobriedad, 181, 183
Somé, doctor Malidoma, 35, 244, 257
«soplando la ayahuasca», 26
soplo, 26, 108, 127, 188, 189, 194, 240, 263
Southwestern College of Naturopathic Medicine (SCNM), 89
Spruce, Richard, 57, 69
Star Trek, 63, 229
Strassman, doctor Rick, 43, 57
sumatriptán, 196
susto, 127, 128, 233, 263

T

tabaco, 152, 168, 175, 185
tabaco negro del Amazonas (mapacho), 26, 29, 64, 108, 127, 150, 152, 168, 189, 240, 261
tamamuri, 87
Tan, Amy, 119
TCC. *Véase* terapia cognitiva conductual (TCC)
té de ayahuasca, 22, 24, 25, 73, 105, 142
TEPT. *Véase* trastorno de estrés postraumático (TEPT)
terapia cognitiva conductual (TCC), 85
tercer ojo, visión del, 108
TOC. *Véase* trastorno obsesivo compulsivo (TOC)
Tolle, Eckhart, 93, 96
tormenta oscura, 208
tos, 96, 111-117, 160, 243
    crónica, 19, 110, 111, 117, 132, 205, 250
tracto gastrointestinal (GI), 226
trastorno
    bipolar, 77
    de ansiedad social, 236
    de estrés postraumático (TEPT), 19, 43, 77, 84, 95, 237, 264
    obsesivo compulsivo (TOC), 53, 54, 264
tratamiento
    de la adicción, 43, 54, 173, 180, 185
    de la ansiedad, 43, 54, 185
    de la depresión, 43, 54
    de las migrañas, 195-205
    de los TEPT, 43
    de los TOC, 54
    del alcoholismo, 185
trauma
    ancestral, 212-214, 237
    de la infancia, 121, 126, 128, 166, 209, 212, 237, 249
        enfermedad de Crohn, 227
    emocional, 11, 19, 54, 95, 129, 132, 136, 151, 162, 165, 169-171, 205, 209, 212-214, 237, 251, 261

en el útero, 212, 237
psicológico, 42, 171
Trujillo, reverendo Immanuel, 39, 44, 257
turismo de la ayahuasca, 23, 68, 101-104

U
ubos (*Spondias mombin*), 125, 166
UCLA. *Véase* Universidad de California en Los Ángeles (UCLA)
UCSD. *Véase* Universidad de California en San Diego (UCSD)
UCSF. *Véase* Universidad de California en San Francisco (UCSF)
Universidad de California en Los Ángeles (UCLA), 16, 17, 22, 49, 50, 58, 257
    Centro de Medicina Oriente-Occidente, 50, 257
    residencia en Medicina Familiar, 257
Universidad de California en San Diego (UCSD), 32, 293
    Clínica para Estudiantes, 32
    facultad de medicina, 32, 33, 36
Universidad de California en San Francisco (UCSF), 131
Universidad de Emory, 213
Universidad de Nuevo México, 43
Universidad Maharishi, 59
UVB. *Véase* fototerapia con ultravioleta B (UVB)

V
Valium, 237
van Der Kolk, Bessel, 79
van der Post, Laurens, 49

Vía Láctea, 188
Vicks VapoRub™, 167
Vietnam, guerra de, 80, 83, 84, 88, 91, 133
Villegas, Francisco, 198
vipassana, 162
visión chamánica, 191, 216
visiones
    ayahuasca, 17, 22, 25-29, 38, 47, 63-67, 69, 70, 73, 75, 76, 87, 90, 91, 100, 103-105, 107, 108, 110, 113, 121, 124-127, 135, 141, 143, 144, 148-150, 153, 155, 156, 164, 167, 188, 191, 194, 199, 200, 205, 215-223, 230, 236, 239-241, 244, 260
    oscuras, manejo de, 76
    tercer ojo, 108
vomitivo, 25, 62, 80, 110, 140, 166, 168, 198, 229, 260
von Humboldt, Alexander, 57

W
Wellbutrin (bupropion), 85, 86
Wilder, 24

X
Xanax (alprazolam), 237, 238, 240

Y
yagé, 22, 60, 265

Z
Zapf, reverenda Anne, 43, 44, 255
zen, meditación, 32
Zungarococha, 104

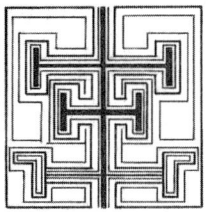

Acerca del autor

El doctor Joe Tafur nació en el seno de una familia colombiano-estadounidense y se crio en Phoenix (Arizona). A lo largo de toda su carrera ha promovido activamente la medicina integrativa. En su búsqueda de una atención médica holística, trabajó dos años como investigador en el laboratorio de medicina mente-cuerpo del departamento de psiquiatría de la Universidad de California en San Diego. Más tarde viajó al Amazonas peruano, donde vivió y trabajó durante un período de seis años en el centro de curación Nihue Rao Centro Espiritual. Allí se formó allí en la medicina tradicional de plantas amazónica bajo la guía de Ricardo Amaringo, de la etnia shipiba. Durante este período, participó en centenares de tratamientos tradicionales con pacientes de todo el mundo a través de las ceremonias de ayahuasca y las dietas con plantas nativas. Es tanto médico como curandero.

El doctor Tafur, en su trabajo, combina la curación con la educación. Está convencido de la necesidad de tender puentes entre la ciencia médica y la medicina espiritual, y dedica parte de su tiempo a pronunciar conferencias y difundir sus experiencias e investigaciones. Junto con su hermano Mario y otras personas, es cofundador de la ONG Modern Spirit, que busca realzar el valor de la sanación espiritual en la atención médica, entre otras, a través de programas educativos para profesionales de la salud. Si tiene interés en apoyar esta labor o en consultar con el doctor Tafur a nivel institucional, por favor, visite la página web modernspirit.org. El trabajo independiente del doctor Tafur se encuentra descrito con más detalle en su página web personal, drjoetafur.com.

Índice

Prólogo 9
La llamada del río 15
Habla la planta: «Si me ayudas, te ayudaré» 21
El curandero herido 31
El camino del peyote 39
Mente, sentimiento y fe 49
Tukuymanta 57
Por una práctica responsable 73
Tratando el TEPT en la Nave Tierra 79
El cuerpo emocional 93
Los comienzos del Centro Espiritual Nihue Rao 99
El efecto placebo y la tos inexplicable 107
Curar traumas escondidos 119
Ayahuasca, MTPA y curación límbica 131
¿Qué es el amor? 139
El camino hasta mi ícaro 147
Un tratamiento espiritual para la psoriasis 159
Curar la herida de la adicción 173
Plantas protectoras y nuevas canciones 187
La migraña de Lisa y el dragón negro 195
La epigenética, el estrés hereditario y su descarga
   a través de la curación espiritual 207
Visiones más potentes: una nueva iniciación 215
La enfermedad de Crohn de Nathan:
   reprogramación mística y la curación del corazón roto 225
La ansiedad de Adam y el sereno poder de la compasión 235
El papel de la curación espiritual en la atención médica moderna 247

Agradecimientos 255
Glosario 259
Referencias por capítulo 265
Índice analítico 279
Acerca del autor 295